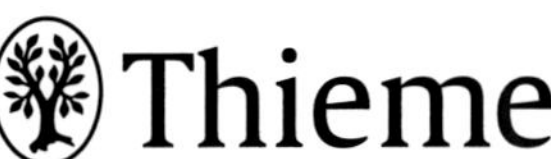

Autorenvorstellung

Kirsten Götz-Neumann

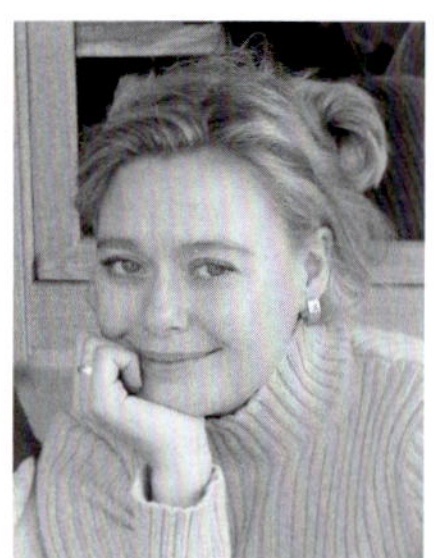

Kirsten Goetz-Neumann ist Physiotherapeutin, Ganganalyse-Instruktorin und Präsidentin der Observational Gait Instructor Group (O.G.I.G.), Lehrbeauftragte an der Hochschule für angewandte Wissenschaft & Kunst, Hildesheim, sowie an der Niigata University of Welfare and Health (Japan). Sie ist kassenanerkannte Instruktorin der internationalen PNF-Association sowie NLP-Lehrtrainerin im deutschen Verband für Neuro-Linguistisches Programmieren e. V.

Kirsten Götz-Neumann legte ihr Staatsexamen 1986 an der Orthopädischen Universitätsklinik in Köln ab. Anschließend arbeitete sie als PT in verschiedenen Krankenhäusern, Kliniken und Praxen. Von 1990 bis 2000 war sie als Dozentin für Physiotherapie an der Deutschen Angestellten Akademie Bonn/Leverkusen tätig. Sie war verantwortlich für den Unterricht spezieller physiotherapeutischer Methoden wie Neurologie, PNF, KG-Technik und Ganganalyse und erwarb sich neben ihrer Lehrtätigkeit 1994 ihre pädagogische Qualifikation an der Deutschen Zentrale für Volksgesundheitspflege. Ihre Studienarbeit hatte zum Thema »Die Physiologie des menschlichen Gangbildes«. Parallel dazu arbeitete sie selbständig als freiberuflich praktizierende Physiotherapeutin und PNF-Instruktorin.

Seit 2001 arbeitet die selbständige Physiotherapeutin als Ganganalyse-Expertin und Rehabilitations-Consultant an verschiedenen Instituten für Biomechanik (2001–04 an der Deutschen Sporthochschule Köln).

Frau Götz-Neumann ist Präsidentin der Observational Gait Instructor Group, O.G.I.G., einer in 1998 in Los Angeles gegründeten internationalen Vereinigung von Gang- und Bewegungsanalyse-Experten, unter anderem vom Rancho Los Amigos National Rehabilitation Center und der University of Southern California, USA.

Kirsten Götz-Neumann führt national wie international an renommierten Rehabilitationskliniken Beratungen und Supervisionen in der neuroorthopädischen Rehabilitation durch. Schwerpunkt dabei ist die Vermittlung der neuesten Erkenntnisse in der Gang- und Bewegungsanalyse, beim motorischen Lernen und der motorischen Kontrolle, bei den Neuro- und Bewegungswissenschaften in der Praxis sowie die Vermittlung der »Evidenced based Medicine« auch im interdisziplinären Austausch.

Sie arbeitet als Referentin der Hochschule für angewandte Wissenschaft & Kunst in Hildesheim im Bachelor- und Master-Studiengang, der Niigata University for Health and Sciences in Japan, der Göteburg University Schweden und der University of Southern California (USC) in Los Angeles. Dieses führte auch zur Mitarbeit an verschiedenen gegenwärtig laufenden wissenschaftlichen Projekten zum Thema Gangrehabilitation an den Universitäten von Niigata und Los Angeles.

Ihre Arbeit als Präsidentin der O.G.I.G. sowie ihre langjährige Expertise in der neuroorthopädischen Rehabilitation führte zur Anerkennung der Weiterbildung »Gehen verstehen – Gang- und Bewegungsanalyse« für die »Continued Medical Education« durch die Deutsche Gesellschaft zur Förderung der medizinischen Diagnostik e. V. (Ärztekammer Nordrhein).

Kirsten Götz-Neumann ist seit 2003 eine von fünf gewählten Zukunftsräten der Zukunftsinitiative Physiotherapie in Deutschland (ZIPT) und aktives Mitglied des Zentralverbandes für Physiotherapie und der North American Gait and Clinical Movement Analysis Society.

»Gehen verstehen« ist ein Standardwerk der Physiotherapie, das von Igaku-Shoin Ltd. ins Japanische übersetzt wurde und auch an japanischen Hochschulen ein begehrtes Lehrbuch ist.

Gehen verstehen

Ganganalyse in der Physiotherapie

Kirsten Götz-Neumann

4. Auflage

173 Abbildungen

Georg Thieme Verlag
Stuttgart • New York

Kirsten **Götz-Neumann**
Martinstr. 42
40223 Düsseldorf
Deutschland
Tel. 001-310-948-2300
www.gehen-verstehen.net oder
kirsten@gehen-verstehen.net

Bibliografische Information der Deutschen Nationalbibliothek
Die Deutsche Nationalbibliothek verzeichnet diese Publikation in der Deutschen Nationalbibliografie; detaillierte bibliografische Daten sind im Internet über http://dnb.d-nb.de abrufbar.

Wichtiger Hinweis: Wie jede Wissenschaft ist die Medizin ständigen Entwicklungen unterworfen. Forschung und klinische Erfahrung erweitern unsere Erkenntnisse, insbesondere was Behandlung und medikamentöse Therapie anbelangt. Soweit in diesem Werk eine Dosierung oder eine Applikation erwähnt wird, darf der Leser zwar darauf vertrauen, dass Autoren, Herausgeber und Verlag große Sorgfalt darauf verwandt haben, dass diese Angabe **dem Wissensstand bei Fertigstellung des Werkes** entspricht.
Für Angaben über Dosierungsanweisungen und Applikationsformen kann vom Verlag jedoch keine Gewähr übernommen werden. **Jeder Benutzer ist angehalten**, durch sorgfältige Prüfung der Beipackzettel der verwendeten Präparate und gegebenenfalls nach Konsultation eines Spezialisten festzustellen, ob die dort gegebene Empfehlung für Dosierungen oder die Beachtung von Kontraindikationen gegenüber der Angabe in diesem Buch abweicht. Eine solche Prüfung ist besonders wichtig bei selten verwendeten Präparaten oder solchen, die neu auf den Markt gebracht worden sind. **Jede Dosierung oder Applikation erfolgt auf eigene Gefahr des Benutzers.** Autoren und Verlag appellieren an jeden Benutzer, ihm etwa auffallende Ungenauigkeiten dem Verlag mitzuteilen.

Rüdigerstr. 14
70469 Stuttgart
Deutschland
www.thieme.de

1. Auflage 2003
1. japanische Ausflage 2005
2. Auflage 2006
3. Auflage 2011

Zeichnungen: Malgorzata & Piotr Gusta, Paris
Umschlaggestaltung: Thieme Verlagsgruppe
Umschlaggrafik: Martina Berge, Erbach
Fotos: Oskar Vogl, Affalterbach
Karikaturen: Martin Baltscheit, Sidney Harris
Satz: Druckhaus Götz GmbH, Ludwigsburg; gesetzt in 3B2, Version 9.1, Unicode
Druck: Grafisches Centrum Cuno, Calbe

ISBN 978-3-13-132374-3 4 5 6

Auch erhältlich als E-Book:
eISBN (PDF) 978-3-13-165554-7
eISBN (epub) 978-3-13-220994-7

Die abgebildeten Personen haben in keiner Weise etwas mit der Krankheit zu tun.

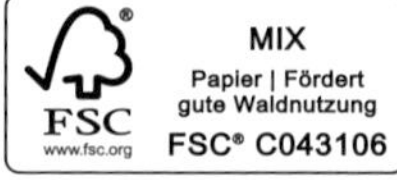

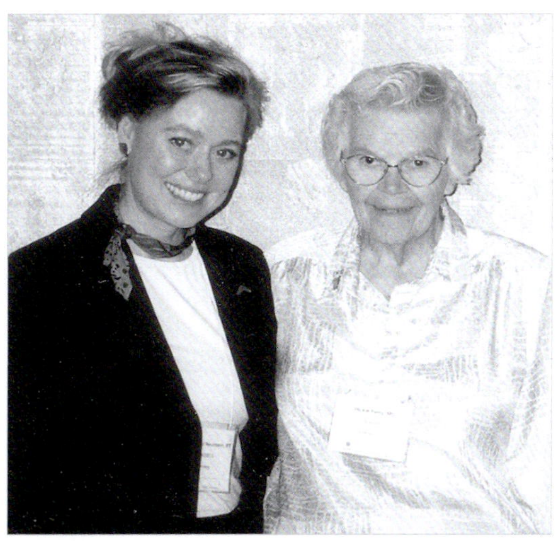

Preface

Walking is a complex interaction of joint mobility, selective muscle action, and position sensibility which enables the individual to progress in the desired direction at a chosen speed. Each of these elements of gait, however, can be disrupted by a wide variety of pathologies. Physiotherapists, as they seek ways of improving the walking ability of patients, are challenged to identify the mechanics of disability and devise a corrective plan.

In response to this need, a Rancho Los Amigos System for the analysis and interpretation of normal and pathological gait was designed by a group of physical therapist and myself. This evolved into a book, which included the scientific support for the recommended interpretation, that has been widely accepted within the clinical and research communities.

As both an experienced clinician and an instructor, Mrs. Kirsten Götz-Neumann, identified a significant limitation to the book. As a text written in the English language, it could not accurately convey the critical element to physiotherapists who formulate their concepts in German. To rectify this deficit, Mrs. Kirsten Götz-Neuman extended her knowledge of gait through multiple visits to Rancho. In addition, she refined her perspective by visiting other centers. Armed with this knowledge she has produced a comprehensive, yet focused gait book in German. While the Rancho System is the basis for her text. Her book is more than a direct translation. As an experienced physiotherapist, a scholar, and a German, Kirsten has modified the emphasis and scope of the material included.

Both observational and instrumented systems of gait analysis are described. This dual approach supplements the physiotherapist's proficiency in the clinical evaluation of patients' gait disabilities with an appreciation for the situations requiring more complex analysis by specialized instrumentation.

While targeted to physiotherapists, I am sure this volume will be welcomed by other clinicians and scientists desiring greater knowledge of gait.

Jacquelin Perry, M. D., Sc. D. (hon)
Professor emeritus, Orthopaedics,
University of Southern California
Professor emeritus,
Biokinesiology and Physical Therapy, USC
Chief emeritus, Pathokinesiology,
Rancho Los Amigos National Rehabilitation Center

Geleitwort

Gehen ist ein komplexes Zusammenspiel von Bewegungen der Gelenke, selektiv gesteuerter Aktivität der Muskeln und Positionswahrnehmung, die es einem Menschen ermöglichen, sich mit einer bestimmten Geschwindigkeit in eine von ihm gewählte Richtung zu bewegen. Es gibt eine Vielzahl von Erkrankungen und Behinderungen, die dieses Zusammenspiel stören können. Die Physiotherapeuten sind herausgefordert, die Art der Störung zu erkennen und ein Konzept zu entwickeln, um diese zu korrigieren. Zusammen mit einer Gruppe von Physiotherapeuten habe ich das »Rancho Los Amigos System« geschaffen, das die Analyse und Interpretation des normalen und pathologischen Gehens ermöglicht und wissenschaftlich interpretiert. Daraus entstand ein Buch, das bei klinischen Forschungsgemeinschaften große Zustimmung gefunden hat. Für Physiotherapeuten, die ihre Konzepte in deutscher Sprache entwickeln, war es jedoch schwierig, komplizierte Sachverhalte aus dem Englischen zu übertragen. Frau Kirsten Götz-Neumann hat diese Problematik als erfahrene Klinikerin und Lehrtherapeutin erkannt und ein Werk für die Bedürfnisse deutschsprachiger Kollegen geschaffen. Durch zahlreiche Besuche am Rancho und in anderen Zentren hat sie ihre eigenen Kenntnisse über das Gehen noch erweitert. Auf der Grundlage des Rancho-Systems hat Kirsten Götz-Neumann die Gewichtung und den Umfang des englischen Originals bearbeitet und damit mehr als eine direkte Übertragung geschaffen. Unter anderem wird sowohl das beobachtende als auch das instrumentierte System der Ganganalyse beschrieben. Dieses ermöglicht dem Physiotherapeuten die klinische Untersuchung von Patienten mit Gehbehinderungen insbesondere auch dann, wenn zur komplexeren Analyse Spezialinstrumente eingesetzt werden müssen. Wenngleich dieses Buch für Physiotherapeuten gedacht ist, bin ich überzeugt, dass es ebenso allen Klinikern und Wissenschaftlern willkommen ist, die nach umfangreichem Fachwissen über das Gehen verlangen.

Dr. Jacquelin Perry

Grußwort zur 2. Auflage

Eines der eindrucksvollsten historischen Dokumente der Menschwerdung sind die knapp 4 Millionen Jahre alten Fußabdrücke von Austrolopithecus afarensis in Ostafrika, an denen man nebeneinander die Abdrücke eines aufrecht gehenden Erwachsenen und eines an der Hand neben ihm geführten Kindes erkennt. Der aufrechte Gang beginnt vor etwa 4 Millionen Jahren mit den ersten Hominiden und ermöglichte es dem am Entstehen begriffenen Menschen nicht nur, den Blick weit in die Umgebung zu richten, sondern durch die von Fortbewegung entlasteten Arme eine weitere Entwicklung zum »Homo faber«.

In dieser Hinsicht fängt mit dem aufrechten Gang die Menschwerdung an. Manche Experten behaupten aber, dass die anatomische Ausstattung des Menschen trotz 4 Millionen Jahre Evolutionsgeschichte für den aufrechten Gang noch so insuffizient ist, dass Gangstörungen und andere Mobilitätsstörungen zu den häufigsten Problemen in der Rehabilitation und Therapie gehören. Aus diesem Grunde ist ein biomechanisches und klinisches Verständnis des normalen und insbesondere auch des gestörten Gehens eigentlich eine Selbstverständlichkeit für jeden Physiotherapeuten, der an der Erreichung optimaler funktioneller Ziele für seine Patienten interessiert ist.

Genau an dieser Stelle setzt das jetzt in der 2. Auflage vorliegende Buch von Kirsten Götz-Neumann ein. Mit hohem Sachverstand, viel Humor und einer verständlichen und präzisen Sprache gelingt es ihr in sehr überzeugender Form, nicht nur die Physiologie des normalen Gehens dem interessierten Publikum nahe zu bringen, sondern auch ein Gespür dafür zu entwickeln, wie man ohne Zuhilfenahme aufwendiger technischer Ganganalysesysteme, d.h. mit dem sprichwörtlichen »klinischen Blick«, sehr viel Information über normales und pathologisches Gehen gewinnen kann.

Durch die vielfältigen praxisnahen Beispiele und wertvollen Tipps wird eine unmittelbare Anwendung des Gelesenen für die täglich mit Gangproblemen umgehenden Kliniker ermöglicht.

Ich darf dem Buch eine weite Verbreitung, nicht zuletzt auch bei Ärzten, und viele froh gestimmte Leser wünschen.

Prof. Dr. Volker Hömberg
Secretary General World Federation
of Neuro-Rehabilitation
Neurologisches Therapiezentrum
an der Heinrich-Heine-Universität Düsseldorf
St. Mauritius Therapieklinik Meerbusch

Vorwort zur 1. Auflage

Ich bin gerne Physiotherapeutin. Ich durfte so unglaublich viel Glück und Freude bei der Arbeit mit meinen Patienten miterleben, immer wenn deren Eigenständigkeit und Unabhängigkeit wieder hergestellt werden konnte. Aber ebenso wie ich Freude erfahren habe, waren es Frust und Schmerz, wenn ich mir eingestehen musste, dass für den Patienten nichts wirklich verbessert werden konnte.

Mit zunehmender Erfahrung am Patienten und als Lehrtherapeutin bemerkte ich einen Mangel an Informationen, um Patienten – besonders mit Gehbehinderungen – noch besser helfen zu können. Verschiedene Gangschulen aus den unterschiedlichen Konzepten brachten mich zwar handwerklich weiter, aber mir wurde dennoch klar, dass ich nicht wirklich verstand, warum und wo ich eine therapeutische Maßnahme einzusetzen habe. Zudem wollte ich meinen Schülern und Teilnehmern faire und ehrliche Antworten geben und ihnen nichts erklären, was ich mir selber nicht erklären konnte. Alte überlieferte Ansichten wollte ich ebenfalls nicht ohne Überprüfung weitervermitteln.

Die Suche nach Antworten und Wegen, wirkungsvoll behandeln zu können, brachte mich in viele abenteuerliche Situationen, bescherte mir weite Reisen und sagenhaft segensreiche Begegnungen mit Menschen, die nun zu meinen engsten Freunden zählen. Ich habe aber auch erfahren, dass vor allem dann wirksam und effektiv geholfen werden kann, wenn die Ursachen von Schädigungen und Behinderungen eines Patienten präzise erkannt und gezielt behandelt werden.

Die sorgfältige und exakte Untersuchung wird somit zur unabdingbaren Voraussetzung aller sich anschließenden Maßnahmen. Dazu muss der Therapeut sowohl das notwendige Wissen über die – wenn auch äußerst komplexen – Zusammenhänge der normalen Bewegungen besitzen, als auch in der Lage sein, genaue Untersuchungen eigenständig durchführen zu können sowie die ermittelten Fakten relevant zu beurteilen. Sind die Hauptursachen erkannt und die Wünsche und Ziele des Patienten verstanden, kann der Therapeut wirkungsvoll intervenieren, indem er seine Maßnahmen gezielt einsetzt unter der Berücksichtigung, dass der Patient ein gleichermaßen physisches wie psychisches Wesen ist.

Die in der Behandlung zum Einsatz kommenden Techniken sind nur Mittel zum Zweck. Was zählt, ist lediglich ihre Wirksamkeit, die möglichst durch seriöse Studien belegt und dem aktuellen Stand der Wissenschaft entsprechen sollte. Auch überlieferte Techniken müssen auf ihre tatsächliche Wirksamkeit hin überprüft werden.

Auswahl und Anwendung aller Maßnahmen und Techniken haben unter dem Gesichtspunkt zu erfolgen, die funktionellen Fähigkeiten des Patienten zu verbessern. Kann dies nicht gewährleistet werden, sind unsere Bemühungen als Therapeuten ohne wirklichen Wert für den Patienten. Andersherum aber ist nichts mehr humanistisch (auf das Wohl des Menschen gerichtet), als durch objektiv geprüfte und belegte Maßnahmen dem Patienten besonders schnell und effektiv zu helfen. Überdies ist das auch ein erheblicher Beitrag zur Kosteneinsparung!

Das Buch, was Sie nun in Händen halten, will Ihnen hierfür die bestmöglichen Mittel zur Untersuchung und Beurteilung zur Verfügung stellen, um für die anstehenden Aufgaben adäquat gerüstet zu sein. Dazu liefert es Ihnen die objektiven Fakten der normalen Bewegungen und der Mechanik des Gehens. Es vermittelt genaue Vorgehensweisen bei der Untersuchung sowie die notwendigen Kriterien, die es Ihnen erlauben, die ermittelten Fakten zu interpretieren und richtig zu beurteilen. Es präsentiert eine Terminologie, die exakt wie auch verständlich alle Sachverhalte vermittelt, die sowohl interdisziplinär als auch international verstanden wird und sinnvollerweise von allen physiotherapeutischen »Gruppen« genutzt werden sollte! Darüber hinaus zeigt das Buch, dass die Seele des Patienten in vielen Fällen mit behandelt werden muss, welche Wege dabei hilfreich sind und mit welchem Ergebnis Sie dann rechnen dürfen.

Großen Wert und Sorgfalt habe ich darauf gelegt, dass alle Informationen gut nachvollziehbar und wissenschaftlich belegt sind sowie dem aktuellen Stand der Wissenschaft entsprechen; den Menschen aber mit seiner Fähigkeit, vielschichtig wahrzunehmen, mit einbeziehen.

Wieder aufrecht auf zwei Beinen selbständig und schmerzfrei gehen zu können ist wohl der mit am häufigsten genannte Wunsch unserer uns anvertrauten Patienten. Was aus der umfangreichen Erfahrung und dem Wissen so vieler großartiger Wissenschaftler und Kliniker wie J. Perry, D. Sutherland, V. T. Inman, D. A. Winter und vielen anderen wird, die ihr Lebenswerk dem aufrechten menschlichen Gang gewidmet haben, und ob es gelingt, diese Ressourcen sinnvoll zu nutzen, liegt auch mit in Ihrer Hand! Wenn es unsere freiwillig eingegangene Verpflichtung als Therapeuten ist, Patienten wirksam helfen zu wollen, dann sollte das zur Verfügung stehende Potenzial genutzt und zum Wohle unserer Patienten angewendet werden, denn nur um diese geht es.

Tragen sie mit dazu bei, dass die auf sachlicher Grundlage beruhende Ganganalyse nicht länger Spezialwissen einer kleinen elitären Gruppe von Personen bleibt, sondern zukünftig zum *Standard der physiotherapeutischen Untersuchungen* gehört. Sie ist vollständig unabhängig von Behandlungstechniken und Methoden und beruht ausschließlich auf vielfach belegten und wissenschaftlich geprüften Sachverhalten. Sie ist daher offen und objektiv. Besonders Lehrer an physiotherapeutischen Schulen können dazu beitragen, dieses elementare Grundlagenwissen den zukünftigen Generationen von Physiotherapeuten angemessen zu vermitteln und damit ihnen sowie der Physiotherapie neue Möglichkeiten erschließen.

Es gibt viele sehr unterschiedliche Interventionsmöglichkeiten. Welche dieser Maßnahmen sinnvoll ist, bestimmt sich alleine durch ihre Wirksamkeit am Patienten in der spezifischen Situation. Dabei sollte es keine Rolle spielen, welcher Methode die Intervention angehört. Wesentlich ist aber ihre Effizienz und vor allem die richtige Adressierung an das jeweilige Hauptproblem. Dann ist Physiotherapie hoch wirksam, sanft und natürlich sowie kostensparend!

In Zukunft kann die Physiotherapie nur dann Patienten weiterhin Hoffnung und echte Hilfe bieten, wenn sie für sich selbst die Verpflichtung eingeht, offen und sachlich zu bleiben und sie ihren Therapeuten objektive Sachverhalte und belegte Erfahrungen zur Verfügung stellt. Natürlich verlangt es von jedem von uns eine kleine Portion Mut, sich wirklich darauf einzulassen, denn das kann bedeuten, bisher Geglaubtes aufgeben und sich mit neuen Fragen und Antworten auseinandersetzen zu müssen. Alle, die davor keine Angst haben, werden bei der Lektüre dieses Buches sicher vielen interessanten Dingen begegnen.

Ein ganz besonderes Dankeschön an Sie, liebe Leserin oder Leser, sowie an alle Teilnehmer der O.G.I.G.-Ganganalysekurse. Die Vision, dass Gang- bzw. Bewegungsanalyse zur Standarduntersuchung in der Physiotherapie wird, kann nur durch diejenigen Realität werden, die mitmachen und Erlerntes in der Praxis anwenden.

Daher möchte ich mit Freude und Dankbarkeit allen Kollegen, PT-Schülern, Patienten und Interessierten dieses Buch widmen, um das Gehen besser zu verstehen. Es ist das Konzentrat eines faszinierenden und hoch komplexen Themas, das noch lange spannend bleiben wird!

Ich wünsche Ihnen viel Erfolg bei Ihrer Arbeit und allen Patienten einen verkürzten Leidensweg. Vielleicht sieht man sich ja mal. Bis dahin und lassen Sie es sich **gut gehen**!

Kirsten Götz-Neumann

P.S.: Das ist das Schöne am Internet-Zeitalter – die Buchautorin ist nur einen Mausklick von Ihnen entfernt! Sie würde sich freuen, von Ihnen zu hören!

www.gehen-verstehen.net oder
kirsten@gehen-verstehen.net

Bilder sagen mehr als 1000 Worte ... anstatt eines Vorwortes zur 2. Auflage

»Man ist immer dann ein glücklicher Mensch, wenn man selber Glück und Freude anderen Menschen schenkt«, so der große Komponist

Ludwig van Beethoven

Arbeit mit einer Patientin während einer klinischen Studie an der Niigata University for Welfare and Health in Japan.

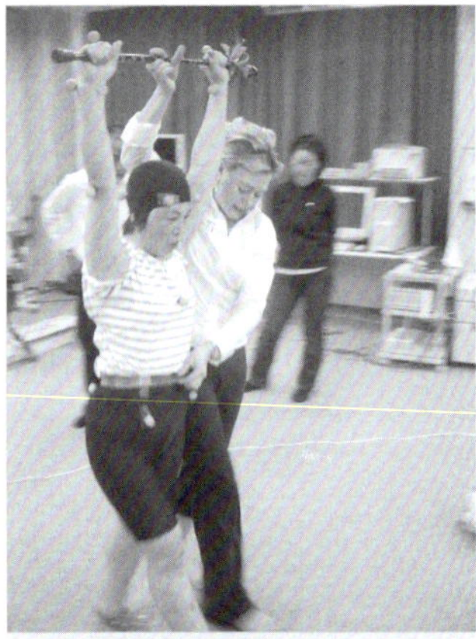

Gemeinsam gehen wir ein Stück den neuen Weg.

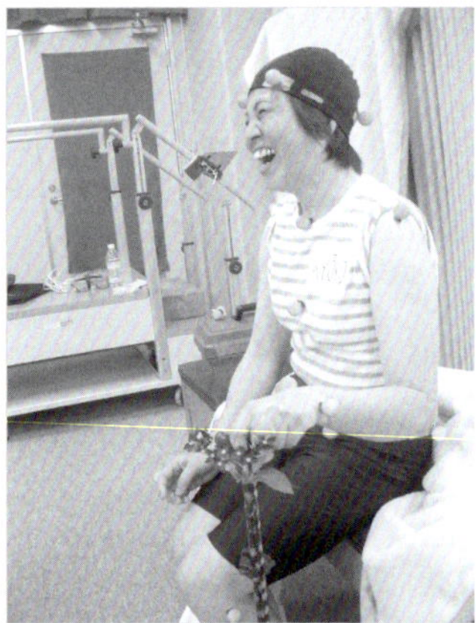

Geschafft, aber wahrhaft glücklich.

Ganganalyse und Rehabilitation mit Kindern. Die O.G.I.G. kümmert sich mit ihrem speziellen Gang-diagnostik- und Therapieprogramm von Gehen verstehen auch um die jüngsten Patienten.

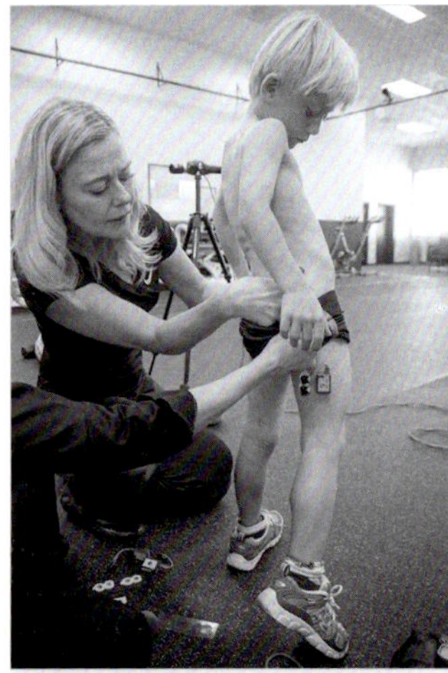

Einsatz moderner Biofeedback-Verfahren zur PT-Diagnostik.

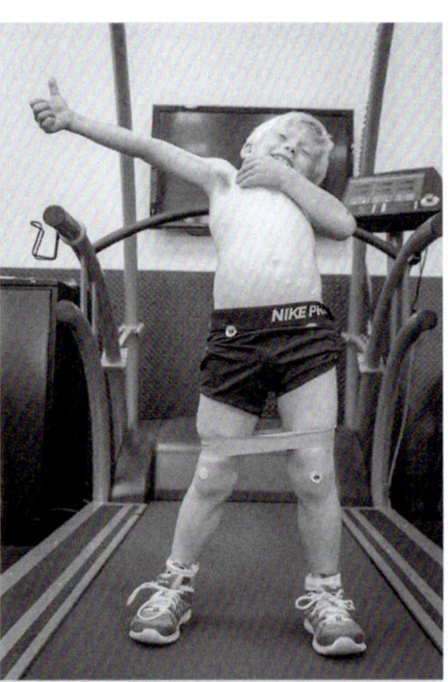

Schafft Spaß und lässt Schweres doch gelingen.

Der Transfer des Wissens in die tägliche Praxis erfordert exzellentes Wissen und auch ein wenig Mut, ganz neue Wege zu gehen ...

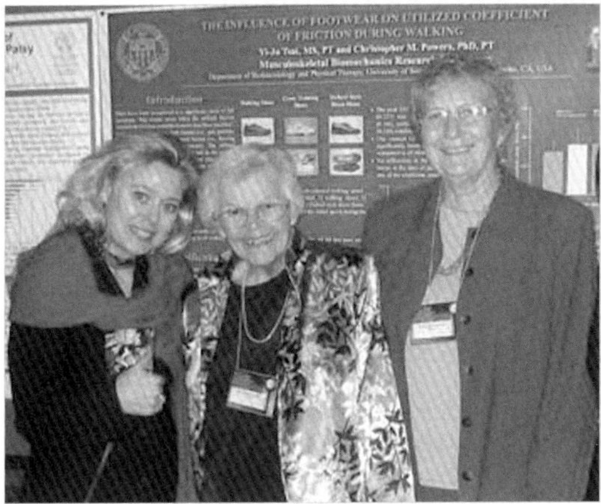

Immer wieder stecken wir die Köpfe zusammen und freuen uns über gemeinsame Projekte.
Gait & Clinical Movement Analysis Society Congress 2004, Lexington/USA. Mitte: Dr. Jacquelin Perry, rechts: JoAnne K. Gronley, links: Kirsten Götz-Neumann.

»... und wenn nur ein Mensch leichter durch sein Leben gehen konnte, weil Du gelebt hast ...« so sinngemäß der Philosoph Ralph Waldo Emerson »... ist dies Glück und auch echter Erfolg«.

Klinische Studie am Niigata Biomechanic Research Laboratory in Japan.

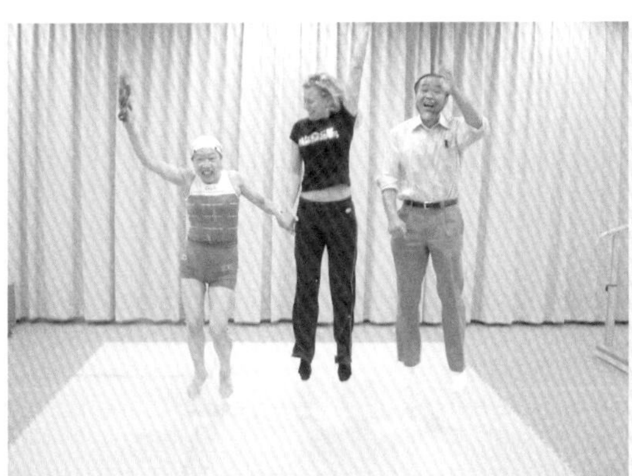

Gemeinsam im qualifizierten interdisziplinären Team der O.G.I.G. sind wir stark! Kirsten Götz-Neumann (Mitte), Yoshihiro Ehara, Prof. der Biomechanik (rechts).

Glück und echter Erfolg – in Bezug auf die wieder erlangte Fähigkeit des Aufstehens und Gehens – das ist es, was ich Ihnen und den ihnen anvertrauten Patienten so sehr wünsche. Qualifizierte Ganganalyse und Rehabilitation sind ein maßgeblicher Beitrag dazu. Das Schönste daran ist: es funktioniert sehr gut! In vielen Kliniken weltweit, in denen ich arbeiten durfte habe, ich dieses gesehen und die Freude der Kollegen und Patienten über die Behandlungserfolge miterlebt.

Düsseldorf den 14. Februar 2006
Kirsten Götz-Neumann

Die Autorin ist nur einen Mausklick von Ihnen entfernt: www.gehen-verstehen.de und kirsten@gehen-verstehen.net

Danke!

Danke an meine geliebten Eltern Heinz und Anneliese Götz. Mut und Ausdauer konnte ich von euch lernen und ihr habt mir gezeigt, dass Glück kein Zufall ist, sondern das Produkt ausdauernder Arbeit! Ihr ließt mich einen wunderbaren kreativen Beruf erlernen, der es mir ermöglicht, Menschen – im wahrsten Sinne des Wortes – wieder auf die Beine zu stellen. Ich bin euch immer in Liebe verbunden! Danke auch an meine Schwester Gundhild, meine Patin Gaby sowie Inge und Jürgen und viele andere Familienmitglieder, die lange ohne mich auskommen mussten und mich trotzdem immer unterstützt haben. Ingo, herzlichen Dank für deine Hilfe, wann immer der Computer sich nicht auf meine Vorgaben einlassen wollte; Rolf, herzlichen Dank für deinen Beistand als Mensch und deine Arbeit, das Recht auf die richtige Seite zu bekommen.

Ohne eine besondere Persönlichkeit jedoch, die ihr Lebenswerk dem aufrechten menschlichen Gang gewidmet hat, wäre dieses Buch wohl gar nicht erst entstanden. Frau Dr. Jacquelin Perry gilt mein tiefer aufrichtiger Dank und Respekt! Als meine Mentorin hat sie mich zusammen mit dem Rancho Pathokinesiology Laboratory Team trainiert, gefordert und mich durch unzählige Anregungen unterstützt. Herzlichen Dank auch an das Team, besonders an Dr. Sara Mulroy, JoAnne K. Gronley, Walt Weiss, Lara Boyd, Judy Burnfield, Ernest Bontrager und Charles Whitehead, die mich alle an ihrem Wissen immer haben großzügig teilhaben lassen.

Dank auch an die Kollegen der Observational Gait Instructor Group (O.G.I.G.) und der Gait and Clinical Movement Analysis Society u. a. Dr. Sutherland, für die andauernde Unterstützung und anregenden Diskussionen.

Dr. Christopher M. Powers, meinem Kollegen und Wissenschaftler der O.G.I.G., möchte ich für die gemeinsame Arbeit und die Freude, die wir in den (legendären) Lehrgängen der O.G.I.G. haben, besonders danken. Nicht nur für seine vielen wunderbaren Tipps, sondern vor allem für unsere Freundschaft. Das Ausbildungskonzept der O.G.I.G. wird sicher greifen! »Chris, we will rock ...!«

Bei der Deutschen Gesellschaft zur Förderung der medizinischen Diagnostik e.V. möchte ich mich für die Zertifizierung meiner Weiterbildung »Gehen verstehen« durch Continued-medical-Education-Punkte (CME) der Ärztekammer NRW bedanken. Insbesondere bei Herrn Gerd Fischer, dem Generalsekretär der Medica bedanke ich mich sehr herzlich für den Mut, den Sie mir auch politisch machen. Bei den Herren E. Böhle, J. Querbach sowie Heinz von der Stein bedanke ich mich für den Respekt, den sie mir bzw. dem so bedeutsamen Thema durch ihre Unterstützung zukommen lassen. Zum Wohle der Physiotherapie in Deutschland wünschte ich mir für die Zukunft noch mehr verbandsübergreifende Zusammenarbeit, meine Damen und Herren!

Herzlichen Dank auch an alle Mitarbeiter des Thieme Verlags Stuttgart, die an diesem Buch mitgewirkt haben, wie Frau Dagmar Kleemann und Frau Margit Gehrig und besonders Frau Rosi Haarer-Becker. Rosi, du weißt, wie glücklich ich bin, dass du mich betreust. Danke für deine Geduld, Hilfe und darüber hinaus auch Freundschaft.

Mein Dank für Unterstützung, Beratung und konstruktive Kritik geht an viele Freunde, Kollegen, Wegbegleiter und großartige Menschen wie Beate Selker, Betty Bruchhausen, Susanne Gessner, Prof. G.-P. Brüggemann, Dr. Mathias Bankay, Dr. Yoshihiro Ehara, Dr. Peter Frommelt, Ronny Wöstmann, Heidi Singleton, Catherine Luckett, Maria Braun, Carsten Schäfer, Biggi Meyer, Math Buck, Angelia Nöll-Seeger, Margaret Oechsner, Linda Lackner, Catrin Haufe, Nicole Anton-Prass, Sabine Weratschnig, Elly Hengeveld, Antonio Stricagnoli, TM Stevens, Bruce & Bea Swedien und Fats Domino für den Song »I'm walking, yes indeed!«

Miriam Brown. Unsere Freundschaft ist etwas Kostbares – danke, dass du immer für mich da bist! Ich schätze dich so sehr. Martin Baltscheit ... Martin, deine Karikaturen sind wunderbar und haben mich seit 1994 begleitet. Möge unsere Freundschaft niemals enden.

Alexander Meyer, herzlichen Dank an dich, dass du seinerzeit meine Studienarbeit »Die Physiologie des menschlichen Gangbildes« (der Grundstein zu »Gehen verstehen«) an Rosi weitergegeben hattest.

Lieben Dank auch an die vielen Mitwirkenden, die nicht weiter namentlich genannt werden, aber die durch ihre Unterstützung und Hilfe zum Zustandekommen dieses Buches mit beigetragen haben!

Schließlich und nicht zuletzt gilt mein Dank meinem Ehemann Gerald. Wie viel mir dieses Buch tatsächlich bedeutet und was es mir und auch allen um mich herum abverlangt hat, wirst wohl nur du als Einziger wissen. Ich danke dir dafür, dass du mir Mut machtest, zu beginnen und mir die Kraft gabst, bis zum Schluss durchzuhalten.

Widmung

Gewidmet »dem Peter« sowie allen Patienten, die sich uns anvertrauen.

Inhaltsverzeichnis

1 Abenteuer Evolution – Geschichte des aufrechten Gehens

Die aufrechte Haltung und die obligatorische Bipedie des Homo sapiens ist sowohl unter den Säugetieren als auch den anderen gegenwärtig lebenden Primaten einzigartig. Dabei sind aufrechte Haltung und bipeder Gang keineswegs neue Errungenschaften unserer Abstammungslinie, sondern schon etliche Millionen Jahre alte Merkmale (Keki 1999).

Wissenschaftler auf der gesamten Welt arbeiten an der Frage, wie es dazu kam, dass sich der Mensch eines Tages aufrichtete. Es gibt eine Vielzahl unterschiedlichster Theorien, von denen einige heftig umstritten sind. Besonderer Streitpunkt dabei ist die Art der verwandtschaftlichen Beziehung zwischen dem Menschen und den heute lebenden Menschenaffen. Es führte jedoch zu weit, an dieser Stelle hierauf genauer einzugehen (▶ Abb. 1.1).

Gesichert erscheint derzeit die Annahme, dass sich die menschlichen Vorfahren im Laufe ihrer Entwicklungsgeschichte aus einer waagerechten zunächst in eine schräge und letztlich in die senkrechte Haltung aufrichteten. Dafür musste die Körperstruktur wesentlich verändert werden. Bei Betrachtung der verschiedenen Schädelformen und der sich daraus ergebenden Lage der Nackenmuskulatur lässt sich Folgendes erkennen: Im Homonisationsprozess näherte sich der Schwerpunkt des Schädels (▶ Abb. 1.2, Pfeil) der okzipitalen Gelenköffnung (▶ Abb. 1.2, Dreieck), welche die Verbindung des Schädels mit der Wirbelsäule darstellt.

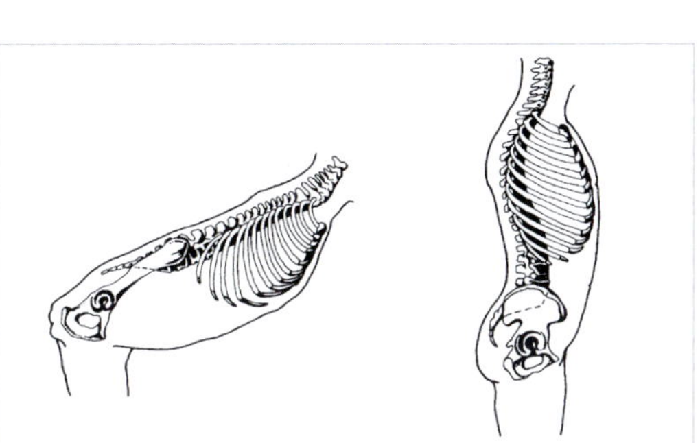

Abb. 1.1 Affe und Mensch.

Ein bedeutender Schritt in der Entwicklung des Menschen ist die Anpassung des gesamten Körperbaus an die Fähigkeit, aufrecht auf 2 Beinen zu gehen. Dabei wird oft behauptet, diese Anpassung habe bei den Füßen begonnen und der Homonisationsprozess solle dadurch eingeleitet worden sein.

Die aufrechte Körperhaltung bedingte weiterhin auch eine Umformung des Gebisses. Im Pliozän passte es sich einer körner- und allesfressenden Ernährungsweise an. Es wird davon ausgegangen, dass der aufrechte Gang auf die Vorgänger der Menschenaffenlinie zurückzuführen ist, d. h. Primaten ohne Züge brachiatorischer Spezialisation. Die Brachiatoren hingegen benutzten – angepasst an ein Leben auf den Bäumen – die vorderen Gliedmaßen zum Schwinghangeln. Nach Facchini (1991) stellt dies eine Spezifizierung dar, die keine Rückentwicklung mehr zuließ.

Dem heutigen Wissen nach waren die Vorfahren der Homoniden weder auf dem Boden lebende Vierfüßler noch Brachiatoren. Ihr Bewegungsapparat gestattete die Fortbewegung auf Bäumen ebenso wie auf dem Boden. Zudem besaßen sie die Fähigkeit, sich kurzzeitig aufzurichten bzw. sich halb

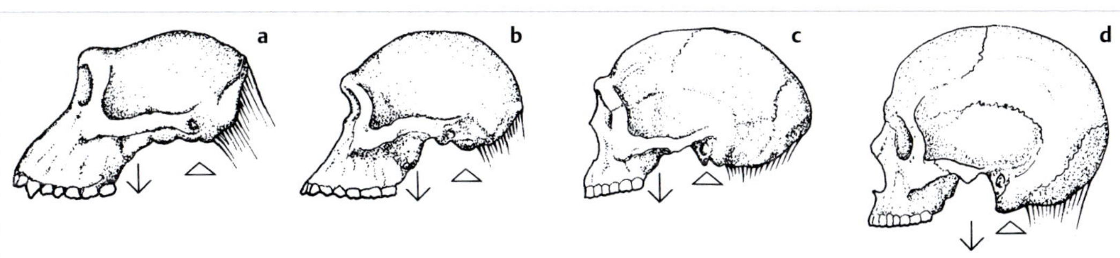

Abb. 1.2 Schädel und Nackenmuskeln.
a Gorilla. **b** Australopithecus. **c** Homo erectus. **d** Homo sapiens.

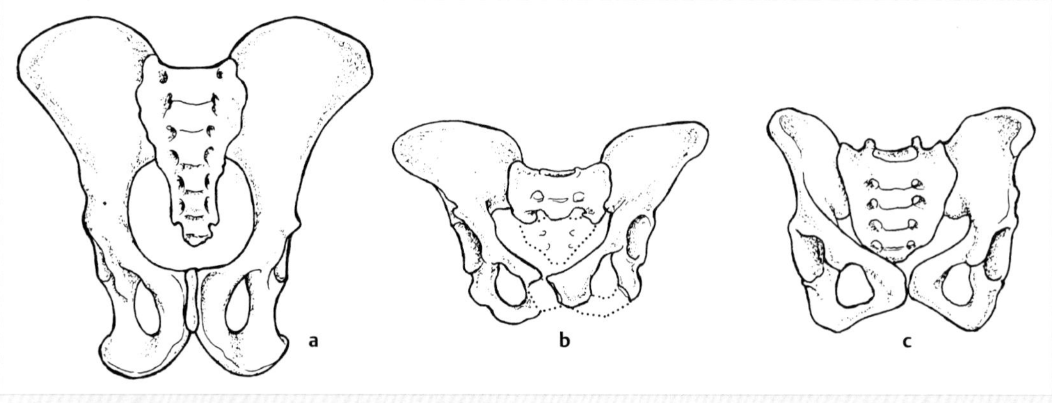

Abb. 1.3 Becken.
a Schimpanse. **b** Australopithecus. **c** Buschmann.

aufrecht zu halten. Die notwendige Voranpassung entstand durch ein Aufrichten der Wirbelsäule sowie durch die Erweiterung und Vorwärtsdrehung des Beckens (▶ Abb. 1.3). Diese Veränderungen entstanden jedoch nicht zur selben Zeit.

Fossilienfunde belegen Zwischenformen wie die des archaischen Australopithecinen. Sie waren zur aufrechten Haltung fähig und hatten zum Klettern geeignete, lange vordere Gliedmaßen, mit denen sie leicht (z. B. bei Gefahr) Schutz auf Bäumen suchen konnten. Damit wurde die für die Bipedie noch unvollkommene Körperstruktur ausgeglichen.

Letztendlich setzte sich die Bipedie durch. Nach Facchini (1991) brachte sie die meisten Vorteile. Sich zum Gehen auf den hinteren Gliedmaßen aufrichtende Primaten hatten in einer offenen – oder zumindest nur spärlich bewaldeten – Umgebung eine Reihe von bedeutenden Vorteilen. Das Sichtfeld erweiterte sich erheblich und ermöglichte so eine frühzeitige Warnung vor gefährlichen Raubtieren. Gleichzeitig ließ sich das Rudel bzw. die Gruppe besser überblicken. Die Hände, die bisher zur Auflage und zur Stütze dienten, waren nun frei geworden und konnten zu Verteidigungs- und Jagdzwecken genutzt werden (z. B. Stöcke schwingen, Steine werfen). Zu dieser Zeit verlernten die Arme das Gehen.

Die Bipedie förderte die sozialen und familiären Bindungen. Es wurde möglich, Nahrung zu sammeln und ins Lager zu transportieren. Frau und Mann teilten sich die Nahrung, wobei der Mann die Aufgabe der Nahrungsbeschaffung übernahm und die Frau sich um den Nachwuchs kümmerte. Dieser musste zunächst einmal das aufrechte Gehen mithilfe der Eltern erlernen, was die sozialen und familiären Bindungen vertiefte. Bis auch die Hand planmäßig zur Herstellung von Werkzeugen eingesetzt wurde, verging noch viel Zeit. Erst nach und nach entstand so Kultur und mit ihr höhere Stufen in der Entwicklungsgeschichte des Menschen. Die Vorteile der aufrechten Körperhaltung und der Bipedie fordern jedoch ihren Tribut. Die hohe Belastung der Wirbelsäule führt zu einer Abnutzung, die heutzutage bei vielen Menschen früher oder später Rückenschmerzen verursacht.

Wann genau die bipede Fortbewegung entstand, kann die Wissenschaft derzeit nicht genau sagen. Bislang hatte der Australopithecus afarensis (ein bipedes Wesen) als »erster Mensch« gegolten. Seine berühmteste Vertreterin heißt *Lucy* und lebte ca. 3,6 Millionen Jahre vor unserer Zeit. Ihre Knochen wurden 1974 in der *Afar-Region* Äthiopiens gefunden. Die Spuren von *Laetoli*, die Mary Leakey 1978 in Tansania entdeckte, werden ebenfalls dem Australopithecus zugesprochen.

Fußabdrücke dieser dem Menschen ähnlichen Individuen wurden im Vulkantuff entdeckt. Die Spuren sind unterschiedlich groß und zeigen eine gute Fußsohlenwölbung. Die große Zehe liegt in einer Reihe mit den übrigen Zehen und hinterließ einen tiefen Abdruck, wie er typisch für das Abrollen des Fußes beim zweibeinigen Gehen des Menschen ist. Bei einer fotogrammetrischen Analyse der Fußabdrücke zeigte sich außerdem, dass das Muster der Gewichts- und Kraftübertragung über den Fuß jenem Muster sehr ähnlich ist, das den bipeden Gang des modernen Menschen kennzeichnet (Day u. Wickens 1989).

Vor einigen Jahren entdeckte ein internationales Forscherteam in der Nähe des Dorfes *Aramis* nordöstlich der äthiopischen Hauptstadt Addis Abeba die zur Zeit ältesten Knochen menschlicher Vorfahren. Die Fossilien sind mit etwa 4,4 Millionen Jahren 800 000 Jahre älter als die Überreste von *Lucy*. So lässt sich die Geschichte des aufrechten Gehens um viele Jahrtausende weiter zurückverfolgen als bisher. Die Wissenschaftler gaben der neu gefundenen Art den Namen *Australopithecus ramidus*. Dieser Urahn der Menschheit lebte einst in bewaldeten Gebieten, ging bereits aufrecht, schlief aber auf Bäumen. Forscher berichten, dass der Körperbau eine größere Ähnlichkeit mit dem der Schimpansen aufweist als mit dem von *Lucy* (WZ 23. 9. 1994).

Durch die vielen Funde scheint heute erwiesen, dass unsere Urahnen schon vor mindestens 3,5–4 Millionen Jahren unmissverständliche Anpassungsmerkmale an die Bipedie besaßen. Wann aber hat die Entwicklung der Bipedie tatsächlich begonnen? Wenn sie wirklich schon vor fast 4 Millionen Jahren so spezialisiert war, wie es die Fußabdrücke von Laetoli nahe legen, muss davon ausgegangen werden, dass der eigentliche Beginn ihrer Entwicklung schon vor 5–10 Millionen Jahren stattgefunden hat, d. h. im späten Miozän (Jablonski u. Chaplin 1993). Damit ist sie älter als die Verwendung von Steinwerkzeugen oder die Entwicklung eines großen Gehirns.

Bei den Gründen für die Evolution der Bipedie spielten möglicherweise globale klimatische Veränderungen im späten Miozän eine Rolle. In dieser Zeit kam es zu einem Rückgang des tropischen Regenwaldes in Ostafrika, der Region mit den meisten Fundstätten früher Hominoiden. Dadurch entstanden verschiedene neue Lebensräume von Wald und Baumland bis hin zu Grasland mit vereinzelten Bäumen. Die Anpassung an diese neuen Lebensräume könnte die antreibende Kraft sowohl für die Entwicklung der Bipedie als auch für die weitere Spezifizierung gewesen sein (Keki 1999).

Aber auch die Entwicklung des bipeden Gehens selbst hat wahrscheinlich weitere wesentliche Entwicklungen ermöglicht oder sogar hervorgerufen. Der Wissenschaftler und Psychologe Robert Provine von der University of Maryland-Baltimore County (USA) hat aufgrund der bisherigen Erkenntnisse über die Entwicklung des Gehens folgende interessante These entwickelt: »[…] Erst die Evolution des aufrechten Gehens ermöglichte die Entwicklung der Sprachfähigkeit […]« (Vaas, Bild der Wissenschaft 4/2000).

Vereinfacht gesagt behauptet er, dass unsere Vorfahren die Fähigkeit zu sprechen erst erlangten, nachdem sie aufrecht gehen konnten. Erklärt wird dies anhand der Art und Weise, wie der Mensch im Unterschied zum Affen lacht. Provine nennt seine Annahmen die *Walkie-talkie-Theorie* (Gehen-Sprechen-Theorie). Menschliches Lachen besteht aus wiederholten Schallstößen, gebildet aus vielen zerhackten Teilen eines einzigen Ausatmungsvorgangs. Dabei laufen kurze vokalähnliche Laute in regelmäßigen Intervallen durch den Vokaltrakt.

Hingegen hören sich lachende Schimpansen an wie das »Geräusch einer Handsäge, die Holz sägt«, das durch rasches Ein- und Ausatmen entsteht. Die Anatomie des Schimpansen verhindert eine Nutzung von Atmung und Vokaltrakt zur Erzeugung komplexer Laute. Der Grund liegt laut Provine in der Tatsache, dass Schimpansen fast ständig auf allen Vieren laufen. Ursprünglich waren Atemrhythmus und Fortbewegung korreliert. Die Lungen waren voll Luft, wenn die vorderen Gliedmaßen auf den Boden trafen. Erst das aufrechte Gehen ermöglichte eine von der Fortbewegung unabhängige Tätigkeit der Lunge.

Der Gang auf 2 Beinen muss also entstanden sein, bevor Lachen und komplexe Sprache möglich waren, die einem von der Fortbewegung unabhängigen lautlichen Rhythmus gehorchen konnten. Die Schätzungen für den Ursprung der Lautsprache reichen von wenigen 10 000 bis hin zu vielen 100 000 Jahren.

Michael Arbib von der University of Southern California, USA, ist ebenfalls der Auffassung, dass ein Zusammenhang zwischen Sprachentwicklung und aufrechtem Gang existiert (Vaas, Bild der Wissenschaft 4/2000). Er vertritt jedoch die Ansicht, dass die Rolle des Lachens als universale Form der lautlichen Kommunikation dabei nebensächlich gewesen sei. »Es war die Freiheit der Hände, die es den Menschen zunächst ermöglichte, sich auf eine komplexere Weise zu verständigen. Die Vokalisation folgte der Gestik, um die Bedeutung der Handsignale zu verstärken. Wären wir immer noch Vierbeiner, würde es uns schwer fallen, die Hände ausreichend zur Kommunikation zu nutzen« (Rüdiger Vaas, Bild der Wissenschaft 4/2000).

Die Evolution des Menschen zeigt Zusammenhänge zwischen Haltung, Bewegung, aufrechtem Gang, Kommunikation, Sprache und Kultur. Verändern sich Lebensräume und/oder Lebensweisen, findet automatisch eine Adaption an die neue Situation und somit eine entsprechende Veränderung des Bestehenden statt. Auch gegenwärtig verändert sich der Mensch im Sinne einer Adaption an die aktuellen Lebensumstände. Größenwachstum, Bewegungsarmut und Gewichtszunahme sind nur einige Beispiele.

Wie wird der Mensch aber in 10 000 Jahren gehen? Wie wird der normale Körper zu dieser Zeit ausgebildet sein? Wird sich die Biomechanik verändern? Sicher scheint nur, dass sich alles stetig verändert. Dies ist ein Prinzip des Kosmos, in dem wir Menschen leben und von dem wir lernen können.

2 So geht's! – Physiologie des menschlichen Gangbildes

2.1 Voraussetzungen des »normalen« Gehens

Die Erscheinung des menschlichen Gangbildes ist individuell sehr verschieden. Dies liegt an körperlichen Gegebenheiten, den jeweiligen Lebensumständen und Verhaltensweisen sowie an der Ausprägung einer Reihe grundlegender Fähigkeiten, die zusammen mit der kognitiven und motorischen Entwicklung ausgebildet werden. Daher ist ein einheitliches Erscheinungsbild des Gehens kaum festzulegen.

Studien beweisen jedoch, dass immer dieselben Voraussetzungen und Fähigkeiten Grundlage eines harmonisch fließenden Gangbildes (bzw. Bewegungsablaufs) sind. Diese ermöglichen dem Körper, sich sinnvoll (bezogen auf die jeweilige Aufgabe und Umgebung) und entsprechend physiologisch sowie kraftsparend zu bewegen. Nachfolgend sind einige Voraussetzungen aufgezählt, die physiologisches Gehen ermöglichen. Dabei beziehen sich die Punkte 1–6 auf körperlich-psychische Voraussetzungen, die Punkte 7–13 auf notwendige Fähigkeiten (Arend u. Higgins 1976, Hedin-Anden 1994).

1a. Gesunde Energieversorgung: funktionierender Stoffwechsel der Muskulatur, intaktes respiratorisches und kardiovaskuläres System.

1b. Gesunde biochemische Abläufe und Stoffwechselvorgänge im Gehirn: funktionierende Aktivierung und Hemmung von Nervenzellen durch ausgewogene Ausschüttung von Neurotransmittern, wie z. B. das stimulierende Azetylcholin und die dämpfende Gammaaminobuttersäure (-acid, GABA).

2. Gesunde Gelenke: intakte Knochen, Knorpel, Gelenkkapseln und Bänder.

3. Zentrale motorische Programme, spinaler Schrittmustergenerator (Atwood u. MacKay 1993): Der Schrittzyklus ist innerhalb der Intermediärzone (Spinalmark) durch ein oszillierendes Netz von Interneuronen programmiert, den zentralen Mustergeneratoren (ZMG oder CPG, central pattern generator). Dieses Netzwerk ist in der Lage, alternierende Schwung- und Standphasen zu erzeugen. Auf die ZMG einwirkende starke sensorische Signale und Reflexe generieren Ausgangssignale, die eine Phasenkopplung zwischen beiden Beinen sowie dem übrigen Körper herstellen.

Am ZMG ist eine reziproke Innervation beteiligt. Durch Kontakt der Ferse mit dem Boden wird die Extensorenaktivität initiiert. Der Achillessehnenreflex initiiert das Ende der Standphase. Erst wenn der Fuß nicht mehr belastet wird und das Hüftgelenk in Extension ist, hat der kontralaterale Fuß das Körpergewicht übernommen und die Flexionsphase kann beginnen. Dabei besteht eine feste Phasenkopplung der Bewegungen zwischen beiden Extremitäten. Die automatisch auf spinaler Ebene ausgelösten Schritte sind primitiv und sehen abgehackt und »robotermäßig« aus. Ihnen fehlen die sanften Modulationen des normalen Gehens.

In Querschnittzentren (z. B. in Berlin unter der Leitung von PD Dr. Hesse) werden die auf Rückenmarksebene laufenden Prozesse mithilfe eines mechanischen Gangtrainers erhalten. Der Patient bleibt jedoch von der Aufhängung seines Rumpfes im Trainingsgerät und zusätzlicher therapeutischer Hilfe abhängig. Auch wenn es sich hierbei nicht um selbständige Fortbewegung handelt, kann der psychologische Gewinn für den Patienten groß sein. Von weiterem Nutzen sind funktionierende ZMG für den Fall, dass die Wissenschaft in der Lage ist, auch beim Menschen (nicht nur bei Ratten und Katzen) Querschnittverletzungen wieder rückgängig zu machen.

4. Optisches System: Augen, Sehnerven und -zentrum im Gehirn sind funktionstüchtig. Die Beeinträchtigung des Gehens ist erheblich, wenn der Patient schlecht sieht.

5. Gesundes neuromuskuläres System: Motorische Einheit, Muskulatur, Tonus und Sensibilität sind intakt.

6. Motivation: Eine elementare Voraussetzung für das Gehen! Der Patient muss aus eigenem Willen heraus aufstehen und gehen wollen. Zwar ist allgemein bekannt, dass Gefühle das Verhalten der Patienten beeinflussen, man wusste jedoch bislang wenig darüber, wie stark dieser Einfluss auf Erfolg und Misserfolg bei funktionellen Aktivitäten ist. Bis vor Kurzem glaubten Neurophysiologen, das limbische System beeinflusse das motorische System nur indirekt. Neue Forschungen hingegen zeigen, dass limbische Nervenbahnen auf spinaler

Ebene direkt in das motorische System eingreifen. Die Verbindung beider Systeme ist hochgradig komplex. So spielen Gefühle eine wichtige Rolle bei der Therapie.

»Meistertherapeuten wissen um die hohe Bedeutung dieses Faktors«, behauptet unter anderen die Physiotherapeutin und Neurophysiologin Prof. Darcy A. Umphred, die auch den Begriff *M.O.V.E. – das limbische System bewegt uns* geprägt hat (Umphred 2000). M.O.V.E. steht für die verschiedenen Funktionen des limbischen Systems:

M = Motivation und Gedächtnis:

- Motivation: Wunsch etwas zu lernen bzw. zu versuchen oder Umstände zu nutzen;
- Gedächtnis: Aufmerksamkeit und Erinnern.

O = Olfaktion (Riechen): Den Einfluss von Gerüchen auf das Verhalten zeigen z. B. Redewendungen wie *den kann ich nicht riechen* oder das Phänomen der milliardenschweren Parfümindustrie.

V = viszeraler Bereich (Triebe: Durst, Hunger, Temperaturregulierung, endokrine Funktionen):

- sympathische und parasympathische Reaktionen
- Reaktionen des peripheren vegetativen (autonomen) Nervensystems, die die limbischen Funktionen widerspiegeln

E = emotionaler Bereich (Gefühle und Einstellungen):

- Selbstbild und Selbstwertgefühl
- emotionales Körperbild
- tonische Reaktionen des motorischen Systems
- Einstellungen, soziale Fähigkeiten, Meinungen

Anatomischer Exkurs

Das limbische System ist ein besonderes System von Nervenzellverbindungen im Gehirn, das verschiedene Areale miteinander verknüpft. Es wird als Ausgangspunkt für Emotionen angesehen. Zu ihm gehören Strukturen an der Innenseite der Großhirnhemisphären, die sich wie ein Saum (Limbus) um den 2. Ventrikel und Balken herumschlingen. Dazu zählen die Hippocampusformation, Gyrus cinguli und Fornix, Nervenzellgebiete des Lobus temporalis, Mandelkern (Corpus amygdaloideum) sowie der endorhinale Kortex. Alle Anteile haben enge Verbindung mit dem Hypothalamus. Durch die Vielzahl der Verbindungen können in sich rückläufige Neuronenkreise geschaltet und damit vielseitige vitale Reaktionen ausgelöst werden.

Oft macht das Herz (Gefühl) einen Strich durch die Rechnung des Kopfes! (Beispiel: Erkennt der Therapeut nicht, dass sein Patient Angst vor dem Hinfallen hat – und geht nach dem Gefühl des Patienten ungenügend darauf ein –, wird auch ein funktionell richtiges Behandlungskonzept nicht richtig greifen!)

7. Posturale Kontrolle: Fähigkeit, Körper und Gliedmaßen in geeigneter Weise sowohl zu stabilisieren als auch für den Transport auszurichten (Haltungskontrolle).

8. Dynamisches Equilibrium: Fähigkeit, jederzeit das Gleichgewicht halten zu können, sowohl während des Gehens, beim Losgehen als auch beim Anhalten.

9. Prüfende Bewegungen: Fähigkeit, zusätzliche Informationen über die umgebende physikalische Welt zu erhalten. Die dazu notwendigen Bewegungen sind im Bewegungsablauf integriert und unterstützen den Prozess der Perzeption.

10a. Unabhängiger Gebrauch der Arme: Fähigkeit, 2 Aufgaben simultan und unabhängig voneinander ausführen zu können, hier bezogen auf das Gehen und den unabhängigen Gebrauch des Arm-Hand-Komplexes (dual task). Dabei können die Arme entweder zur Unterstützung der Fortbewegung eingesetzt werden (z. B. Armschwingen und Gebrauch von Gehhilfen) oder einem anderen Zweck dienen (zum Auto gehen und gleichzeitig Einkaufstüten und Handtasche tragen).

10b. Symmetrischer sowie asymmetrischer Einsatz von Körper und/oder Gliedmaßen: Fähigkeit, je nach Aufgabe einen reziproken und symmetrischen Armschwung zu erzeugen oder auch asymmetrischer Armeinsatz, z. B. beim Tragen eines Gegenstands.

11. Selektive Entspannung: Fähigkeit, Muskelspannung effizient zur Bewegungserzeugung zu nutzen. Gemeint ist hier die Steuerung der An- und Abwesenheit von Muskelspannung.

12. Ausnutzen von Schwung: Fähigkeit, vorhandene interne oder externe Kräfte aus einer Bewegung für weitere Bewegungen zu nutzen und in diese zu integrieren. Dadurch kann die Energieanforderung der Muskeln deutlich reduziert werden.

13a. Generieren von Kraft: Fähigkeit einzuschätzen, wie viel Kraft eine Aufgabe benötigt und welche Voraussetzungen nötig sind, um diese Kraft erbringen zu können.

13b. Absorbieren von Kraft: Fähigkeit, intern oder extern entstehende Kräfte zu absorbieren, z. B. beim Hinabsteigen einer Treppe.

2.2 Was ist schon »normal«?

Die Menge an Informationen über das Gehen ist heute schon enorm groß und unzählige Studien haben sich bisher mit diesem Thema beschäftigt. Der rasante Zuwachs an Ganganalyselabors lässt annehmen, dass die Erkenntnisse auch in Zukunft weiter rasant steigen werden.

Doch welche sind zur Befundung und Therapie relevant? Wie und woran kann sich der Therapeut im Dschungel der vielen Informationen orientieren?

Frau Dr. Jacquelin Perry und ihr Team vom Pathokinesiologischen Labor des Rancho Los Amigos National Rehabilitation Centers, Los Angeles, beschreiben in ihrer Arbeit (Perry 1992) die Funktionsweisen des menschlichen Gehens, die als »normal« (d. h. typisch für den durchschnittlichen Menschen) angesehen werden können. Dazu untersuchten sie den freien Gang auf festem glattem Boden an 420 gesunden Personen beiderlei Geschlechts. Das Alter der in der westlichen zivilisierten Welt lebenden Personen lag bei 6–87 Jahren. Die Untersuchungsergebnisse repräsentieren keine festen Werte für die einzelnen Parameter des Gehens, sondern nach 4 Altersgruppen aufgeteilte Normbereiche.

Die im Folgenden verwendeten Angaben über die Charakteristika des Gehens, wie Geschwindigkeit (m/min), Länge des Gangzyklus (m) und Kadenz (Schritte pro Minute) sowie Gelenkwinkel, Drehmomentanforderungen, Muskelaktivitäten und deren normales Timing beruhen – wenn nicht anders angegeben – größtenteils auf den Untersuchungsergebnissen von Perry (1992) und stellen den Durchschnittswert der Normbereiche dar.

Natürlich beinhaltet das Gehen weit mehr als nur biomechanische Aspekte, die durch kinematische und kinetische Fakten dargestellt und erklärt werden können. Zusätzlich wird der aufrechte menschliche Gang von einer Reihe weiterer Faktoren beeinflusst, auf die vorab noch kurz eingegangen wird.

Bei genauerer Beobachtung ist leicht zu erkennen, dass viele Menschen etwas anders gehen als es die ermittelte »Norm« beschreibt! Daher sollte der Therapeut nach Durchführung einer Ganganalyse auch vermeiden, seinen Patienten in der Therapie genau vorzuschreiben, wie sie der »Norm« nach zu gehen haben, weil für den Gang jedes individuellen Patienten multiple einflussnehmende Faktoren berücksichtigt werden müssen. Dabei sollte als normal angesehen werden, was für den jeweiligen Patienten individuell angemessen ist. So wird niemand einem Massai sagen, er möge seine Kniegelenke nicht so stark gebeugt halten. Für die in der Steppe Afrikas lebenden Menschen ist es nicht nur normal, sondern sogar sehr wichtig, mit anhaltender Kniegelenkflexion zu gehen, da die Bodenverhältnisse diese besondere Anpassung der Lokomotion erfordern.

Menschen gehen also unterschiedlich, da sich der Gang an die gegebenen Verhältnisse adaptiert (Mulder 2001). Gehen beschränkt sich nicht auf die reine Aktion der Beine, sondern stellt eine gesamtkörperliche Antwort auf Umgebung und Zweck dar. Unterschiede ergeben sich unter anderem aus folgenden Faktoren:

- *Alter und Geschlecht:* Kinder (ca. 1. Lebensjahr) haben den *plantigraden Gang* (auf dem Fußballen gehend), ältere Menschen zeigen vielfach eine mehr oder weniger gebeugte Haltung und oft auch eingeschränkte Extensionsfähigkeit des Hüftgelenks. Die durchschnittliche Geschwindigkeit beim Gehen variiert zwischen ca. 74 m/min (Frauen) und ca. 82 m/min (Männer).
- *Körpergröße, Körperbau, Gewicht* und *Masseverteilung.*
- *Bodenbeschaffenheit:* Gehen auf harten (Beton, Bürgersteig) oder weichen Böden (Waldboden, Sandstrand).
- *Schuhwerk:* hochhackige Pumps, »Gesundheitslatschen«, Turnschuhe.
- *Lebensumstände:* schwere körperliche Arbeit, sitzende Tätigkeit, Sportler.
- *Umgebung:* vertraute Umgebung zu Hause, hektische Umgebung im Kaufhaus beim Schlussverkauf, bei der Therapie im Krankengymnastikraum.
- *Psychische Verfassung und momentane Stimmung:* Zahnarzttermin oder Verabredung mit dem/der Liebsten, psychische Last.
- *Angesagte Mode:* Stoffhemmung (z. B. knallenge Jeans), Hosen mit dem Schritt in Kniegelenkhöhe, weite Kleider.
- *Gruppen-/Klassenzugehörigkeit und Ausdruck der Persönlichkeit:* Hipp-Hopper mit starken »Luxus-« und übertriebenen Rumpfbewegungen (wie bei beginnendem Duchenne-Hinken), marschierende Soldaten mit vom Körper weit weg schwingenden Armen, besonders zielgerichtet.
- *Aufgabe und Ziel des Gehens/Aufgabenanalyse:* Der Gang wird je nach gestellter Aufgabe variieren, z. B. beim Schaufensterbummel, beim Tragen

von Gegenständen oder bei den zügigen Schritten zur Arbeitsstelle, wenn man spät dran ist.

- *Komplexität der Aufgabenstellung während des Gehens:* Der Gang ist eine Möglichkeit, von einem Ort zu einem anderen zu gelangen, wird aber gleichzeitig von Art und Absicht eventuell *zusätzlich* gestellter Aufgaben stark beeinflusst. Der Arm-Hand-Komplex spielt dabei eine besondere Rolle. Sind Arme und Hände frei von Aufgaben, kann durch Armschwingen das Gehen unterstützt werden, z. B., um zügig von Punkt A nach B zu gelangen. Sind Arme und Hände mit eigenen Aufgaben betraut, kann das sehr unterschiedliche Auswirkungen auf den Gang haben, z. B. beim Transport eines schweren Kastens mit beiden Händen, der sogar noch gegen die Oberschenkel drückt oder beim Tragen einer Tasse heißen Kaffees zum Tisch.

Praxistipp

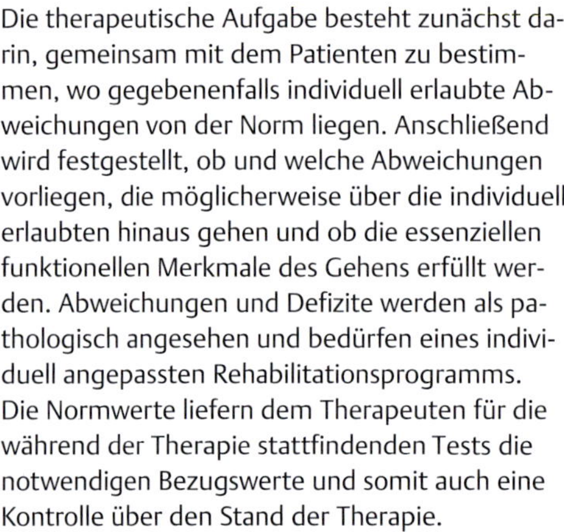

Die therapeutische Aufgabe besteht zunächst darin, gemeinsam mit dem Patienten zu bestimmen, wo gegebenenfalls individuell erlaubte Abweichungen von der Norm liegen. Anschließend wird festgestellt, ob und welche Abweichungen vorliegen, die möglicherweise über die individuell erlaubten hinaus gehen und ob die essenziellen funktionellen Merkmale des Gehens erfüllt werden. Abweichungen und Defizite werden als pathologisch angesehen und bedürfen eines individuell angepassten Rehabilitationsprogramms. Die Normwerte liefern dem Therapeuten für die während der Therapie stattfindenden Tests die notwendigen Bezugswerte und somit auch eine Kontrolle über den Stand der Therapie.

Zusammenfassend lässt sich sagen, dass die Kenntnis der Normwerte dem Therapeuten erstens ermöglicht, eine sachlich richtige Befundung durchzuführen, zweitens, eine individuelle Therapie zu entwickeln und drittens, den Erfolg der Behandlung auch anhand von Fakten und Daten darzustellen.

Aus diesen Punkten ergibt sich eine große Variabilität des normalen Gehens, weshalb dem Patienten von der Norm abweichende Freiheitsgrade gewährt werden müssen. Die Aufgabe des Therapeuten besteht darin, eine eventuell bestehende Pathologie zu erkennen und auf die individuelle Norm des Patienten zurückzuführen.

Wenn aber alles so unterschiedlich ist, wozu dann überhaupt die Normwerte lernen? Die Normwerte beschreiben den funktionellen Vorgang des Gehens und benennen die mechanischen Voraussetzungen. Darüber hinaus liefern sie die für jeden Moment des Gehens anfallenden »Normwerte« z. B. für Drehmomente, Winkel, Beschleunigungen und Belastungen. Weiterhin existiert eine Reihe von essenziellen Merkmalen des Gehens. Sie sind die für den Erfolg entscheidenden Aspekte der beobachtbaren Bewegung und daher am wenigsten modifizierbar. Im Verlauf des Buches werden alle Merkmale einzeln genannt und genau beschrieben.

An dieser Stelle soll noch etwas näher auf die Entwicklung der individuellen Therapie und deren Aufgabe eingegangen werden. Bewegungs- bzw. Neurowissenschaftler, wie z. B. J. und S. Higgins (1995), Winstein (1995), Umphred (1995) und Mulder (2001) kommen in ihren Arbeiten über das motorische Lernen immer wieder zu vergleichbaren Aussagen.

Anstatt dem Patienten als Lösung eine vorgefertigte Therapie aufzuzwingen, sollte eine umfassende Aufgabenanalyse (z. B. Bewegungs- und Ganganalyse) unter Miteinbeziehung einer Patientenbeurteilung erstellt werden. Außerdem sollte der Therapeut lediglich das Ziel der Therapie in Abstimmung mit dem Patienten herausarbeiten, dabei relevante und entscheidende Umweltaspekte mit einbeziehen und die Aufgaben für den Patienten strukturieren, nicht aber die Details einer Bewegung oder einer Bewegungslösung vorgeben. Diese sollte der Patient unter der Betreuung des Therapeuten selbständig erarbeiten, zum Teil auch durch Ausprobieren und Lernen aus Fehlern.

Durch die strukturierte und sorgfältige Behandlung werden sich die Bewegungsmuster in dem Maß verbessern, in dem der Patient seine neu erlernten Strategien und hinzugewonnenen Kenntnisse anwendet. Der Therapeut verwandelt sozusagen den Patienten in einen lernenden und aktiven Entdecker seines eigenen Körpers in Bezug auf die Bewegung, die Umgebung und die Lösung der geforderten Aufgabe.

Persönliche Erfahrungen in der Praxis mit den Patienten bestätigen die Bedeutung der beschriebenen Methoden.

2.3 Gangzyklus und seine Phasen

2.3.1 Gangzyklus, Schrittlänge und Spurbreite

Der Begriff *Gangzyklus* ist durch den Zeitraum definiert, der zwischen 2 aufeinanderfolgenden initialen Bodenkontakten desselben Fußes liegt. Auch andere sich wiederholende eindeutige Ereignisse des Gehens könnten zur Begriffsdefinition herangezogen werden. Da sich aber der initiale Fußkontakt mit dem Boden eindeutig beobachten lässt, wird allgemein der Beginn eines Gangzyklus durch dieses Ereignis festgelegt.

Der Bodenkontakt zu Beginn des Gangzyklus ist der Moment, der als Anfang und damit als *0%-Punkt* des Gangzyklus bezeichnet wird. Der Moment des nächsten Bodenkontakts desselben Fußes (Referenzbein) markiert das Ende des Gangzyklus. Der Zeitpunkt unmittelbar davor wird auch der *100%-Punkt* genannt. Gleichzeitig vollzieht das andere Bein (kontralaterales Bein) die gleichen Bewegungsabläufe wie das Referenzbein, allerdings um den Ablauf eines halben Gangzyklus verschoben. In der Literatur findet sich oft auch der Begriff *Stride* als Synonym für Gangzyklus. Dagegen ist *Step* (Schritt) falsch!

Es wird zwischen Gangzyklus und *Schrittlänge* unterschieden. Letztere zeigt die Distanz zwischen den Kontaktstellen der beiden Füße an. Sie beginnt mit dem Fersenkontakt des einen Fußes, dauert aber nur bis zum Fersenkontakt des kontralateralen Fußes an. Die Seitenzugehörigkeit (links oder rechts) einer Schrittlänge bezieht sich immer auf das Bein, das nach Abschluss seiner Schwungphase initialen Bodenkontakt hat. Ein eventuell asymmetrischer Weggewinn der beiden Beine kann nur durch die Schrittlänge erkannt werden.

Der Begriff *Spurbreite* (step width) ist durch die Distanz zwischen den beiden Fersenzentren definiert. Die Entfernung (beim Gehen) wird senkrecht zur Fortbewegungslinie gemessen und liegt normalerweise im Bereich von 5–13 cm (▶ Abb. 2.1; Whittle 2001). Während des ruhigen Standes ist die Fußlängsachse bezogen auf die Fortbewegungslinie jeweils um 7° außenrotiert. Diese leichte Außenrotation (Toe-out angle) des Fußes besteht auch während des Gehens.

2.3.2 Unterschiedlich und doch gleich: Terminologien, die man kennen sollte!

In diesem Buch wird die *Rancho-Los-Amigos-Terminologie* benutzt, die durch ihre Eindeutigkeit für gutes Verständnis und Klarheit sorgt – eine wichtige Voraussetzung für die Beschreibung normaler und pathologischer Gangbilder.

Beispiel B

Der Begriff *Fersenaufprall* (heel strike) als Bezeichnung der 1. Gangphase wird verwirrend, wenn nicht die Ferse, sondern der Vorfuß zuerst den Boden berührt. Die Bezeichnung *initialer Kontakt* (Initial contact) benennt diese Gangphase neutral und kann daher gleichermaßen für normale und pathologische Gangbilder verwendet werden.

Im Unterschied zur herkömmlichen Terminologie benutzt das RLANRC-System neutrale Begriffe, wie z. B. ***initiale, mittlere*** und ***terminale Phase*** zur Benennung der Gangphasen. Zusätzlich werden 2 funktionell wichtige Momente des Gangzyklus mit eigenen Namen benannt (*Stoßdämpfungs-* und *Vorschwungphase*). Zur genauen Orientierung sind

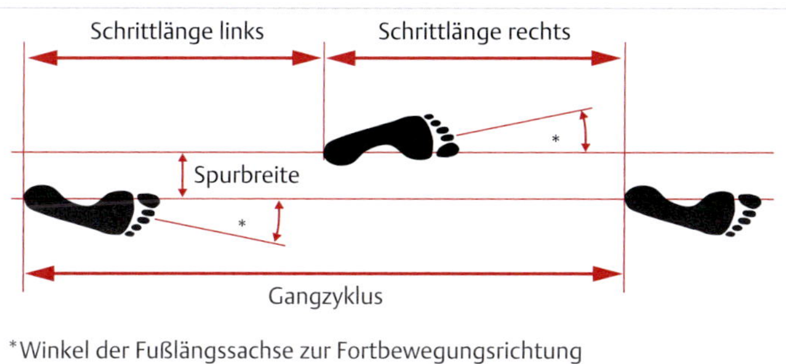

Abb. 2.1 Gangzyklus, Schrittlänge und Spurbreite.

Tab. 2.1 Vergleich traditionelles und Rancho-Los-Amigos-System

traditionelles System	Rancho-Los- Amigos-System
Heel strike – *Fersenaufprall*	Initial contact – *initialer Kontakt*
Foot flat – Fußsohlenbodenkontakt	Loading response – *(Teil der) Stoßdämpfungsphase*
Mid stance – mittlere Standphase	Mid stance – *(Teil der) mittleren Standphase*
Heel-off – Fersenanhebung	Terminal stance – *(Teil der) terminalen Standphase*
Toe-off – Zehen abgehoben	(End of) Pre-swing, (start) Initial swing – *Ende Vorschwungphase und Beginn initialer Standphase*
Acceleration – Beschleunigungsphase	(Part of) Initial and Mid swing – *Teil der initialen und mittleren Schwungphase*
Mid swing – mittlere Schwungphase	(Part of) Mid and Terminal swing – *Teil der mittleren und terminalen Schwungphase*
Deceleration – Abbremsphase	(Part of) Terminal swing – *Teil der terminalen Schwungphase*

Tab. 2.2 Wichtige Abkürzungen

Abkürzung	englischer Begriff	deutscher Begriff
IC	Initial contact	initialer Kontakt
LR	Loading response	Stoßdämpfungsphase
MSt	Mid stance	mittlere Standphase
TSt	Terminal stance	terminale Standphase
PSw	Pre-swing	Vorschwungphase
ISw	Initial swing	initiale Schwungphase
MSw	Mid swing	mittlere Schwungphase
TSw	Terminal swing	terminale Schwungphase

in ▸ Tab. 2.1 die traditionellen Begriffe einschließlich der Übersetzung denen des RLANRC-Systems gegenübergestellt.

Die Aufstellung ist deshalb so wichtig, weil in erster Linie Englisch die europäische und internationale Fachsprache ist. Auch die Hersteller von Ganganalysesystemen benutzen für ihre Software nahezu ausschließlich die englische Terminologie. ▸ Tab. 2.2 gibt eine Übersicht über die wichtigsten Abkürzungen.

2.3.3 Gangphasen, Eigenschaften und Aufgaben

Jeder Gangzyklus wird zunächst in eine Standphase und eine Schwungphase unterteilt.

- *Standphase (stance):*
  - Periode des Gangzyklus, in der der Fuß auf dem Boden ist;
  - sie beginnt mit Fersenkontakt (Initial contact) auf dem Boden.
- *Schwungphase (swing):*
  - Zeitraum, in dem der Fuß in der Luft ist und unter anderem der Schwung das Bein vorwärts bringt.
  - Sie beginnt mit dem initialen Schwung (Initial swing), dem Abheben des Fußes vom Boden (Toe-off, d. h. Zehen abgehoben).

Stand- und Schwungphase unterteilen sich in weitere Teilphasen. Dabei werden 5 Stand- und 3 Schwungphasen unterschieden, die gemeinsam folgende 3 funktionelle Aufgaben erfüllen (siehe Funktionelle Aufgaben des Gangzyklus (S. 31)):

- *Gewichtsübernahme*
- *Einbeinstand*
- *Vorwärtsbewegung des Schwungbeins*

Die Gewichtsübernahme geschieht in der Standphase. Der *initiale Kontakt* (Initial contact) und die *Stoßdämpfungsphase* (Loading response) übernehmen diese Aufgabe.

Die 2. Aufgabe der Standphase, der Einbeinstand, wird durch die *mittlere Standphase* (Mid stance), die *terminale Standphase* (Terminal stance) und die *Vorschwungphase* (Pre-swing) ausgeführt.

Die Vorfußphase nimmt eine Sonderstellung ein. Kontralateral beendet der Initial Contact den Einbeinstand, während sie die Schwungbeinvorwärtsbewegung einleitet. In der jetzt beginnenden Schwungphase sorgen die *initiale Schwungphase* (Initial swing), die *mittlere Schwungphase* (Mid swing) und die *terminale Schwungphase* (Terminal swing) für die nötige Schwungbeinvorwärtsbewegung.

Definition der 8 Gangphasen nach RLANRC (▶ Abb. 2.2)

Phase 1: Initialer Kontakt (Initial contact) – Zeitspanne: 0 % Gangzyklus (▶ Abb. 2.3)

- Beginn und Ende der Phase werden ausschließlich durch Initial contact markiert, d. h. den kurzen Moment, in dem die Ferse auf den Boden trifft. Die Gelenkpositionen zu diesem Zeitpunkt bestimmen das Stoßdämpfungsverhalten des Beines.
- *Gegenstand der Phase:* Das Bein ist so positioniert, dass die Standphase mit dem *Fersenrocker* (siehe Heel rocker (S. 45)) beginnen kann.

Phase 2: Stoßdämpfungsphase (Loading response) – Zeitspanne: 0–12 % Gangzyklus (▶ Abb. 2.4)

- *Beginn:* Mit initialem Bodenkontakt.
- *Ende:* Mit dem Abheben des kontralateralen Beines. Das Körpergewicht wird abrupt auf das ausgestreckte Bein transferiert.
- Dies ist die 1. doppelt unterstützte Standphase (Initial double limb support, IDLS).
- *Gegenstand der Phase*:
  - Stoßdämpfung.
  - Gewährleistung der Stabilität trotz Gewichtübernahme (auf das Bein).
  - Beibehalten der Vorwärtsbewegung.

Phase 3: Mittlere Standphase (Mid stance) – Zeitspanne: 12–31 % Gangzyklus (▶ Abb. 2.5)

- *Beginn:* Mit Abheben des kontralateralen Fußes (Toe-off).
- *Ende:* Mit der Fersenanhebung des Referenzbeins (der Körperschwerpunkt befindet sich senkrecht über dem Vorfuß).

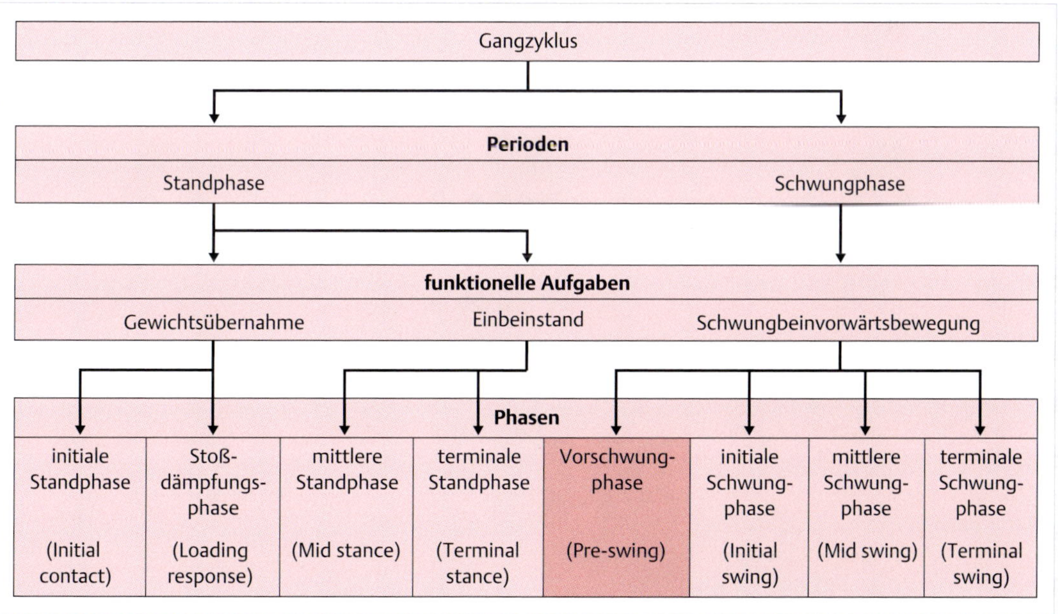

Abb. 2.2 Unterteilung des Gangzyklus.

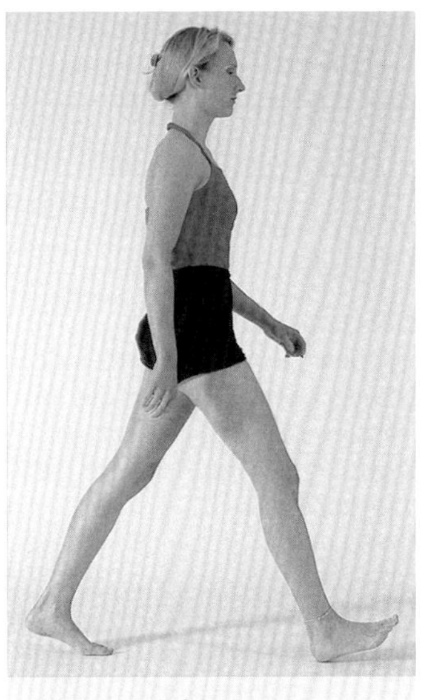

Abb. 2.3 Initial contact.

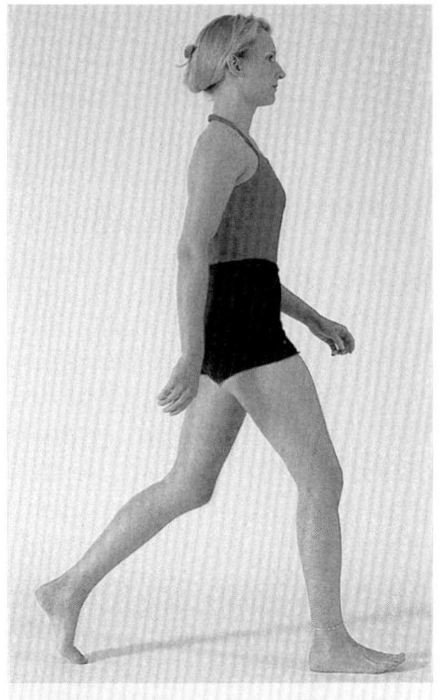

Abb. 2.4 Loading response.

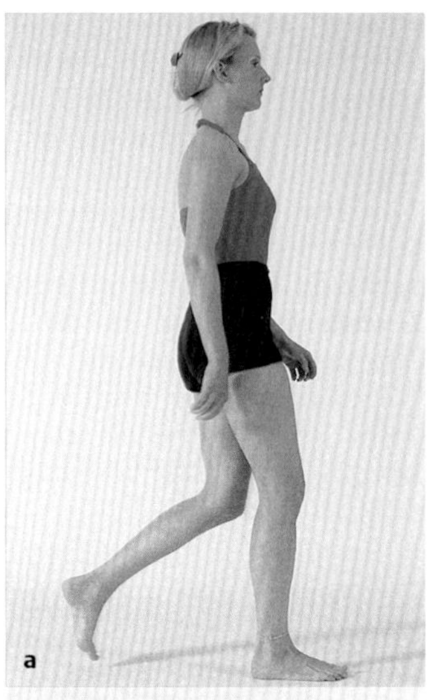

Abb. 2.5 Mid stance.
a Frühe Phase.

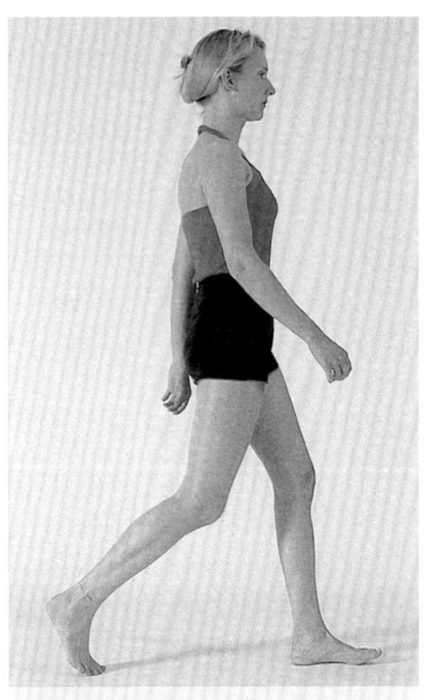

Abb. 2.7 Pre-swing.

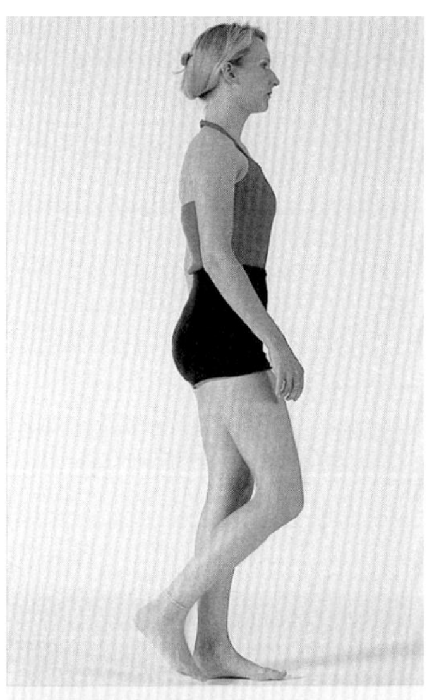

Abb. 2.8 Initial swing.

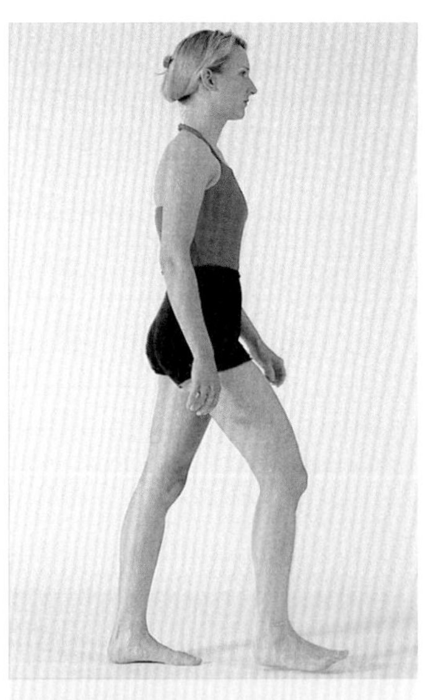

Abb. 2.9 Mid swing.

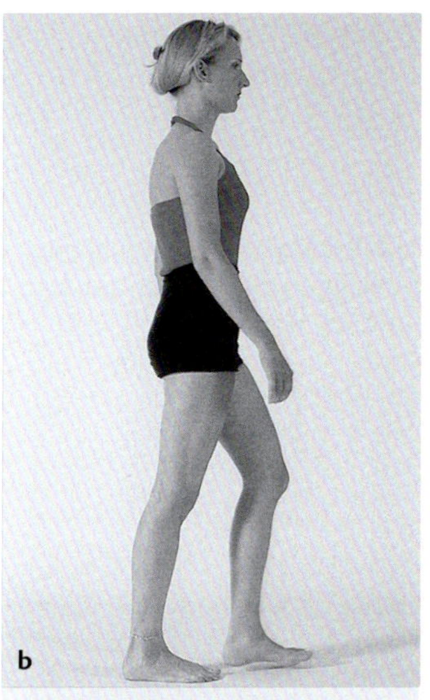

Abb. 2.5 Mid stance.
b Späte Phase.

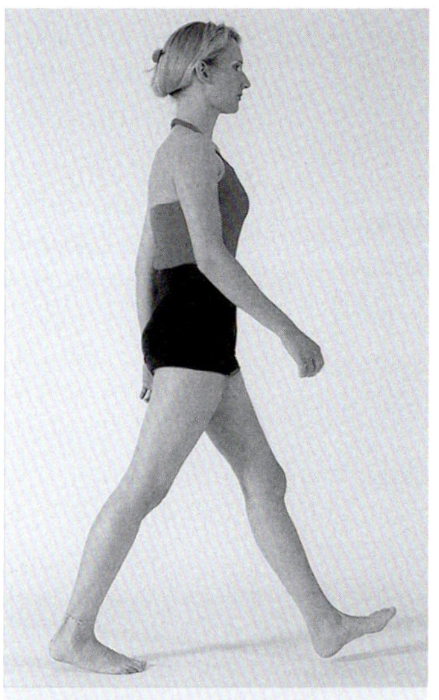

Abb. 2.6 Terminal stance.

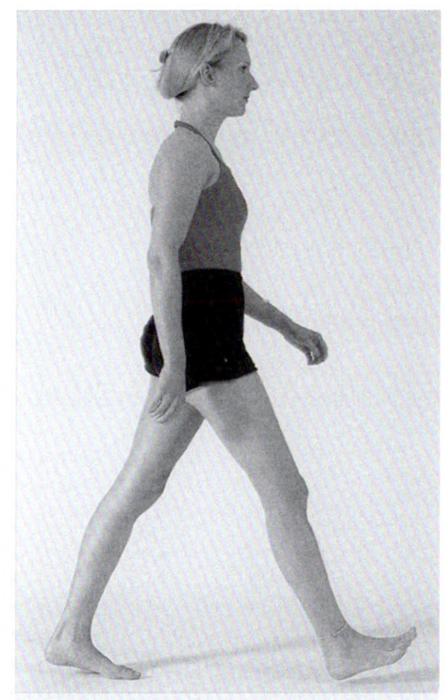

Abb. 2.10 Terminal swing.

Beachte **M!**

Die gezeigten Gangphasen beziehen sich auf das rechte Bein (Referenzbein)!

- *Gegenstand der Phase*:
  - Vorwärtsbewegung über einen feststehenden Fuß.
  - Erhalt der Bein- und Rumpfstabilität.

Phase 4: Terminale Standphase (Terminal stance) – Zeitspanne: 31–50 % Gangzyklus (▶ Abb. 2.6)

- *Beginn:* Mit Fersenanhebung des Referenzbeins.
- *Ende:* Mit Initial contact des kontralateralen Fußes.
  Diese Phase vollendet den Einbeinstand.
- Gegenstand der Phase: Der Körper wird bis über den unterstützenden Fuß hinaus transportiert.

Phase 5: Vorschwungphase (Pre-swing) – Zeitspanne: 50–62 % Gangzyklus (▶ Abb. 2.7)

- *Beginn:* Mit Initial contact der kontralateralen Seite.
- *Ende:* Durch das Abheben des Referenzbeins (Zehen abgehoben, Toe-off). Diese Standphase ist die 2. terminale, doppelt unterstützte Standphase (Terminal double limb stance).
- *Gegenstand der Phase:*
- Vorbereitung des Referenzbeins für Initial swing.

Beachte **M!**

Die abrupte Verlagerung des Körpergewichts vom Referenzbein auf das kontralaterale Bein veranlasst einige Ganganalyseautoren, in dieser Phase den Fokus auf den Gewichtstransfer und die -entlastung zu lenken. Der von Perry (RLANRC; Perry 1992) gefundene Terminus *Pre-swing* (Vorschwungphase) ist für die funktionelle Situation eher repräsentativ. Das nun unbelastete Referenzbein leistet keinen aktiven Beitrag zur Gewichtsverlagerung, sondern bereitet sich lediglich auf den bevorstehenden Schwung vor. Alle Muskelaktivitäten und Bewegungen zu diesem Zeitpunkt dienen diesem Zweck.

Phase 6: Initiale Schwungphase (Initial swing) – Zeitspanne: 62–75 % Gangzyklus (▶ Abb. 2.8)

- *Beginn:* Mit Abheben des Referenzbeins (Toe-off).
- *Ende:* Wenn sich das Sprunggelenk sowohl des Stand- als auch des Referenzbeins überkreuzen; sichtbar in der sagittalen Ebene.
- *Gegenstand der Phase:*
  - Fußablösung vom Boden.
  - Nachvornebringen des Referenzbeins.

Phase 7: Mittlere Schwungphase (Mid swing) – Zeitspanne: 75–87 % Gangzyklus (▶ Abb. 2.9)

- *Beginn:* Die Tibia des Standbeins überkreuzt sich mit der Tibia des Referenzbeins; sichtbar in der sagittalen Ebene.
- *Ende:* Die Tibia des Schwungbeins (Referenzbein) steht vertikal zum Boden.
- *Gegenstand der Phase:*
  - Das Referenzbein weiter nach vorne bringen.
  - Ausreichend Abstand zwischen Fuß und Boden zu gewährleisten (am Referenzbein).

Phase 8: Terminale Schwungphase (Terminal swing) – Zeitspanne: 87–100 % Gangzyklus (▶ Abb. 2.10)

- *Beginn:* Die Tibia des Referenzbeins steht vertikal zum Boden.
- *Ende:* Wenn der Fuß des Referenzbeins den Boden berührt (Initial contact).
- Gegenstand der Phase:
  - Abschluss des Nachvornebringens des Referenzbeins.
  - Vorbereitung des Referenzbeins für den Stand.

Einfach und doppelt unterstützte Phasen

Haben beide Füße Bodenkontakt, handelt es sich um die *doppelt unterstützte Standphase*. Hat nur ein Fuß Kontakt zum Boden, bezeichnet dies die *einfach unterstützte Standphase* (▸ Tab. 2.3).

Innerhalb der Standphase gibt es einen ständigen Wechsel zwischen einfach und doppelt unterstützten Phasen. Die Standphase wird – entsprechend der Art ihrer Unterstützung – in folgende 3 Abschnitte unterteilt (▸ Abb. 2.11):

- *Initiale doppelt unterstützte Standphase* (Initial double limb stance): Mit diesem Abschnitt beginnt der Gangzyklus. Dabei haben beide Füße Kontakt mit dem Boden, nachdem Initial contact und Loading response stattgefunden haben (Referenzbein: hier rechts).
- *Einfach unterstützte Standphase* (Single limb stance): Der Abschnitt beginnt, wenn sich der kontralaterale Fuß für die Schwungphase vom Boden löst, das Referenzbein ist in Mid- und Terminal stance. In diesem Intervall ist nur ein Fuß (hier: rechtes Bein) auf dem Boden; das gesamte Körpergewicht lastet auf einem Bein.
- *Terminale doppelt unterstützte Standphase* (Terminal double limb stance): Der Abschnitt beginnt mit dem 1. Fersenkontakt des kontralateralen Fußes, d. h. dem kontralateralen Initial contact. Diese entspricht dem frühen Pre-swing des Referenzbeins (rechtes Bein). Der terminale Abschnitt dauert bis zu dem Moment an, in dem das ursprüngliche Standbein (Referenzbein) abhebt und zum Schwungbein wird.

Tab. 2.3 Standphasen

Initial contact	doppelt unterstützt
Loading response	*doppelt unterstützt*
Mid stance	*einfach unterstützt*
Terminal stance	einfach unterstützt
Pre-swing	*doppelt unterstützt*

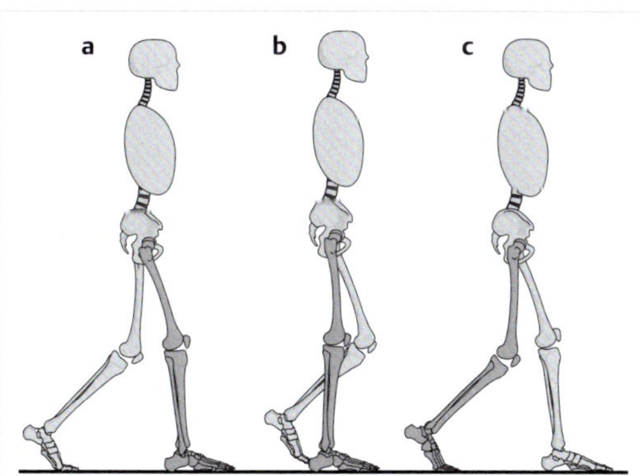

Abb. 2.11 Die 3 Abschnitte der Standphase.
a Initial doppelt unterstützte Standphase. **b** Einfach unterstützte Gangphase. **c** Terminal doppelt unterstützte Gangphase.

Beachte M!

Die doppelt unterstützten Perioden sind solche mit höchster statischer Stabilität. Wenn sich die Gehgeschwindigkeit reduziert, verlängert sich die Dauer der doppelt unterstützten Perioden entsprechend. Patienten mit gestörtem Gleichgewicht oder mangelnder Stabilität tendieren im Allgemeinen zu langsamerer Gehgeschwindigkeit.

Praxistipp 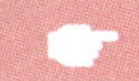

Die Dauer des Einbeinstands ist ein guter Anhaltspunkt zur Einschätzung der Stützfähigkeit der Extremität.

Funktionelle Aufgaben

Die Stand- und die Schwungphasen erfüllen 3 funktionelle Aufgaben:

- *Gewichtsübernahme*
- *Einbeinstand*
- *Schwungbeinvorwärtsbewegung*

Jede einzelne Aufgabe erbringt für das Gehen eigene spezifische Leistungen (Accomplishment; ▸ Tab. 2.4 u. ▸ Abb. 2.12).

Gewichtsübernahme

Dies ist die anspruchvollste Aufgabe innerhalb des Gangzyklus. Die Herausforderung besteht in der abrupten Verlagerung des Körpergewichts auf das Bein, das erst kurz zuvor den Vorwärtsschwung beendet hat und sich noch in instabilem Zustand befindet.

Tab. 2.4 Spezifische Leistungen der einzelnen Gangphasen

Gangphase	spezifische Leistung
Initial contact	• Vorbereitungen für die Stoßdämpfung
Loading response	• Stoßdämpfung • Gewährleistung der gewichtstragenden Beinstabilität • Erhalt der Vorwärtsbewegung
Mid stance	• Vorwärtsbewegung bis über den Vorfuß • Gewährleistung der Bein- und Rumpfstabilität
Terminal stance	• Vorwärtsbewegung des Körpers über das stützende Bein (Standbein) hinaus
Pre-swing	• vorbereitende Positionierung für die Schwungphase
Initial swing	• Abheben des Fußes vom Boden • Nachvornebringen des Beines
Mid swing	• Nachvornebringen des Beines • Gewährleistung des Abstands zwischen Fuß und Boden
Terminal swing	• Vollendung des Nachvornebringens des Beines • Vorbereitung des Beines auf Initial contact

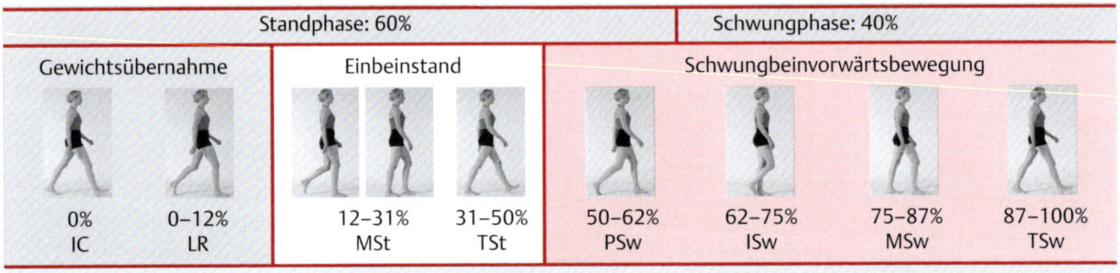

Abb. 2.12 Beziehung zwischen den 8 Gangphasen, ihrem zeitlichen Anteil und den funktionellen Aufgaben.

Einbeinstand

Die Phase beginnt mit dem Abheben des kontralateralen Beines und dauert bis zu dessen Initial contact an. Der Körper wird über das Standbein (Referenzbein) hinweg bewegt, das für diesen Zeitraum die alleinige Verantwortung für das Stützen des Körpergewichts sowie für den Erhalt der Vorwärtsbewegung trägt. Das Körpergewicht verlagert sich in Richtung Metatarsophalangealgelenke, die Ferse hebt vom Boden ab.

Schwungbeinvorwärtsbewegung

Für sie beginnt bereits am Ende der Standphase (Pre-swing) die Vorbereitung zur geeigneten Positionierung des Referenzbeins (Schwungbein). Vom Boden abgehoben, schwingt das Bein unbelastet über dem Boden nach vorne vor den Körper. Die Schwungbeinvorwärtsbewegung ist mit der Extension des Kniegelenks abgeschlossen und das Bein auf den bevorstehenden Initial contact vorbereitet.

Timing des physiologischen Gehens

Ein Gangzyklus beschreibt den Zeitraum zwischen 2 aufeinanderfolgenden Fußkontakten desselben Beines mit dem Boden. Die Dauer zwischen diesen Ereignissen repräsentiert 100 % des Gangzyklus. Es wird grob zwischen 60 % Standphase und 40 % Schwungphase unterschieden. Die Standphase gliedert sich in 2 doppelt unterstützte (jeweils 10 %) und eine einfach unterstützte Standphase (40 %;). Zu beachten ist, dass die Dauer der einfach unterstützten Phase der der kontralateralen Schwungphase entspricht.

Verteilung der Bodenkontaktperioden (vereinfacht)

- Standphasen:
  - initial doppelt unterstützt: 10 %
  - einfach unterstützt: *40 %*
  - terminal doppelt unterstützt: 10 %
- Schwungphasen: *40 %*

Tab. 2.5 Korrespondierende Phasen des Referenz- und des kontralateralen Beines

Referenzbein	Kontralaterales Bein
Initial contact/loading response	Pre-swing
Mid stance	Initial- und Mid swing
Terminal stance	Terminal swing
Pre-swing	Initial contact/loading response
Initial swing	Mid stance
Mid swing	Mid stance
Terminal swing	Terminal stance

Beachte **M!**

Die genaue Dauer der Stand- und Schwungphase variiert mit der Gehgeschwindigkeit. Bei komfortabler Gehgeschwindigkeit von 80 m/min verteilen sich 62 % auf die Stand- und 38 % auf die Schwungphasen.

Langsameres Gehen erhöht die doppelt unterstützten Gangperioden (z. B. bei hemiplegischen Patienten).

Das Gleiche gilt auch umgekehrt: schnelleres Gehen verlängert die einfach unterstützten Gangphasen. Wenn die doppelt unterstützten Perioden nicht mehr existieren, befindet sich der Mensch im Lauf.

Korrespondierende Phasen des kontralateralen Beines

Zu jeder Gangphase des Referenzbeins gibt es eine korrespondierende Phase des kontralateralen Beines. Um leichter bestimmen zu können, in welcher Phase sich das Referenzbein befindet, ist es hilfreich, die Gangphase der kontralateralen Seite zu identifizieren. ► Tab. 2.5 zeigt die korrespondierenden Phasen des Referenz- und kontralateralen Beines.

2.3.4 Merkmale der »normalen« Schrittlänge

Die normale Schrittlänge wird durch 7 Merkmale realisiert, von denen 3 in Terminal swing und 4 in Terminal stance erscheinen.

Terminal swing (Schwungbein)

- Hüftgelenkflexion bis 20°
- Kniegelenkextension bis 5° Flexion (virtuell erscheint Neutral-0°)
- Vorwärtsrotation des Beckens bis 5°

Terminal stance (Standbein, alle Merkmale von normalem Terminal stance)

- Sprunggelenk in 10° Dorsalextension
- Fersenanhebung
- 20° erscheinende Hyperextension am Hüftgelenk (Trailing limb)
- Rückwärtsrotation des Beckens um 5°

Praxistipp 

Besonders bei der Behandlung hemiplegischer Patienten sollte darauf geachtet werden, dass alle Merkmale des Terminal stances (31–50 % des Gangzyklus) erarbeitet werden. Hierbei geht es um die Wiederherstellung einer essenziellen, nicht abänderbaren Komponente der Mechanik des Gehens. Der Körperschwerpunkt (des Rumpfes) eines Patienten soll sich wieder über die Unterstützungsfläche des stützenden Fußes hinaus nach vorne bewegen können.

Des Weiteren wird nur durch ausreichende Hüftgelenkextension genügend Schwung für die nachfolgend benötigte -flexion erzeugt. Terminal stance ist bei vielen Patienten angstbesetzt und erfordert daher verstärktes Vertrauen in die Person und Fähigkeit des Therapeuten.

Tab. 2.6 Weitere Geschwindigkeiten

Schlurfen	ca. 30 m/min (ca. 1,8 km/h)
Bummeln u. Schlendern	ca. 60 m/min
normales Gehen	ca. 84 m/min (ca. 5 km/h)
Hetzen	ca. 100 m/min
Joggen	ca. 200 m/min (ca. 12 km/h)
Rennen	ca. 300 m/min
Weltrekord 100 m	ca. 600 m/min (ca. 36 km/h im Durchschnitt)

2.3.5 Merkmale für Gangsymmetrie und Effizienz

Die folgenden beobachtbaren Merkmale repräsentieren Gangsymmetrie und Effizienz.

Schrittlänge

Die Schrittlänge ist nicht festgelegt. Sie entspricht individuellen Vorgaben, wie z. B. Körpergröße, Beinlänge und Gehgeschwindigkeit und sollte für beide Beine gleich sein. Die Geschwindigkeit bzw. die zurückgelegte Entfernung pro Zeiteinheit wird durch die Schrittlänge beeinflusst.

Standzeitverhältnis (Stance ratio)

Das Standzeitverhältnis bezeichnet die auf dem Referenzbein im Stand verbrachte Zeit im Vergleich zum kontralateralen Bein. Normalerweise ist das Standverhältnis für beide Beine gleich.

Armschwung

Der Armschwung beschreibt die normale Armbewegung während des Gehens. Die Bewegung der Arme ist der Bewegung des Beckens entgegengesetzt und findet als Reaktion auf die Rumpfbewegung statt. Das Ausmaß des Armschwungs ist von Person zu Person unterschiedlich stark ausgeprägt, aber normalerweise für beide Arme (nahezu) symmetrisch.

Kopfposition

Die Kopfposition der Person sollte aufrecht sein, damit sie ihre Umwelt betrachten kann.

2.3.6 Geschwindigkeit – ein wichtiges Messinstrument

Die Geschwindigkeit ist ein grundlegender Faktor des Gehens. Gesunde Personen sind in der Lage, ihre Gehgeschwindigkeit – je nach momentanem Bedarf – unmittelbar zu variieren. Dies geschieht durch Änderung sowohl der *Länge* als auch der *Anzahl der Schritte* innerhalb einer festgelegten Zeit.

Darüber hinaus besitzt jeder seine ihm eigene »freie« Gehgeschwindigkeit, die von der optimalen funktionellen Balance der körperlichen Gegebenheiten der jeweiligen Person bestimmt wird. Die durchschnittliche freie Gehgeschwindigkeit auf fester ebener Oberfläche beträgt nach Perry (1992) bei Erwachsenen ca. 82–84 m/min, Kinder und ältere Personen gehen etwas langsamer. Männer erreichen durchschnittlich 86 m/min (+5 %) und Frauen 77 m/min (–6 %). Liegt die freie Gehgeschwindigkeit unter 60 m/min, kann davon ausgegangen werden, dass eine beträchtliche Behinderung vorliegt (Kirtley 1998). ► Tab. 2.6 gibt eine Übersicht über weitere Geschwindigkeiten.

Relevanz von Geschwindigkeitsmessungen

Die Geschwindigkeit (speed) ist ein Schlüsselindikator für die Gehfähigkeit einer Person. Zwar handelt es sich hierbei um einen quantitativen Parameter, jedoch liefern Teilaspekte der Gehgeschwindigkeit wie Schrittlängen und Anzahl der Schritte auch wesentliche Aussagen zur Qualität der Bewegungen!

Beispiel B

Ein Patient mit einer Hüftgelenktotalendoprothese legt vor der Behandlung eine Strecke von 10 m mit der Geschwindigkeit von 46,44 m/min bei einer durchschnittlichen Schrittlänge von 0,43 m und 108 Schritten/min zurück. Danach fühlt er sich erschöpft. Nach der Behandlung schafft der Patient die 10 m mit der Geschwindigkeit von 68,63 m/min. Zusätzlich ist positiv zu vermerken, dass sich sowohl die Schrittlänge (0,60 m) als auch die Anzahl der Schritte/min (114) erhöht haben. Der Patient fühlt sich trotz der höheren Gehgeschwindigkeit deutlich weniger angestrengt. Seine Fortbewegung ist jetzt nicht nur messbar schneller, sondern auch die Qualität der Bewegung hat sich deutlich verbessert.

Daher ist das Messen der Geschwindigkeit eine sinnvolle Maßnahme, die es erlaubt, sowohl die Gehfähigkeit als auch die Effektivität therapeutischer Maßnahmen zu untersuchen. Derartige Messungen sind zudem leicht durchzuführen, was für den klinischen Einsatz bei einer großen Anzahl von zu untersuchenden Patienten von Bedeutung ist. Die Ergebnisse zeigen die physiologischen und funktionellen Veränderungen an, die während des gesamten Zeitraums des Genesungsprozesses stattgefunden haben und liefern Aussagen zum Fortschritt der Lokomotorrehabilitation eines Patienten auch in fortgeschrittenen Stadien der Genesung. Da die Messungen der Gehgeschwindigkeit auf genormten Kriterien beruhen, sind die Resultate zuverlässig, unabhängig davon, ob sie von demselben oder einem anderen Therapeuten durchgeführt werden.

Verschiedene unabhängige Untersuchungen zeigten, dass die Gehgeschwindigkeit in direktem Zusammenhang mit dem Grad der Verbesserung des Gehens steht, da sie unter anderem direkte Hinweise auf die Muskelkraft des Lokomotors und die (durch die Plantarflexoren bewirkte) antreibende Kraft erbringt.

Dies gilt allerdings nicht in Bezug auf Spastik der Wadenmuskulatur bei hemiplegischen Patienten. Darüber hinaus korrelieren die Messergebnisse der Gehgeschwindigkeit mit denen anderer klinischer Funktionstests, wie z. B. Tests nach Fugl-Meyer, Barthel oder Berg (Richards et al. 1995).

Begriffsdefinitionen

Die Gehgeschwindigkeit, die Stride length (Länge von 2 Schritten) und die Kadenz (Schritte/min) werden als die räumlich-temporären Parameter des Gehens bezeichnet (Temporal-spatial parameter of gait) und sind im Einzelnen genau definiert.

Gehgeschwindigkeit

Sie wird in *m/s* dargestellt – vorausgesetzt man hält sich exakt an die wissenschaftliche Regelung entsprechend der international standardisierten Vorgaben für Messungen des *Système International* (SI; Whittle 2001).

Bei der klinischen Anwendung wird die Geschwindigkeit jedoch bevorzugt in *m/min* angegeben. Dies beruht vermutlich auf der besseren Kompatibilität zum Begriff Kadenz (Schritte/min) und dem direkten Bezug zum Energieverbrauch, der sich ebenfalls auf die zurückgelegte Strecke in Metern bezieht (Perry 1992). Eine Umrechnung von m/s auf m/min ist leicht durchzuführen. In der Literatur finden sich unterschiedliche Angaben zur durchschnittlichen Gehgeschwindigkeit. Oft wird von einem gemittelten Wert von ca. 1,4 m/s bzw. 84 m/min ausgegangen.

Stride length

Der Begriff steht für die *Länge von 2 Schritten* (siehe auch Definition Gangzyklus (S. 25)) und wird in *m* ausgedrückt. Daraus ergeben sich Hinweise auf die Funktionstüchtigkeit des Lokomotors oder auch die Dauer von Schwungphasen – bzw. kontralateral – die Dauer des Einbeinstands. Die normale durchschnittliche Stride length beträgt ca. 1,4 m.

Kadenz (Cadence)

Der Terminus steht für die *Anzahl der Schritte/min*. Es wäre zwar naheliegend, hier anstelle von Schritten die Einheit Strides (pro min) zu wählen, doch hinter dem Begriff Kadenz steht noch ein altes, aus dem Militär stammendes Konzept. Im Übrigen sind einzelne Schritte leichter zu zählen als Strides (ausprobieren!).

Wie bei einem Pendel schwingen die beiden unteren Extremitäten beim Gehen in einer bestimmten Frequenz (Kadenz) entgegengesetzt proportional zu ihrer Länge. Das bedeutet, kleinere Personen besitzen im Allgemeinen eine höhere Kadenz (Schrittfrequenz). Allerdings ist eine Kadenz über dem Normbereich ebenso auffällig wie ein deutlich darunter liegender Wert!

In der Literatur werden ca. 120 Schritte/min als Normwert für eine Kadenz angegeben. Der normale Bereich, der je nach Alter, Geschlecht, Beinlänge und emotionalem Zustand variiert, liegt bei 100–130 Schritte/min.

Praxistipp 

Nehmen Sie sich die Kopfhörer eines Ihrer verfügbaren, digitalen Geräte und gehen Sie im Takt des Musiktitels »I'm Walking« von Fats Domino. Dabei werden Sie schnell ein Gefühl entwickeln, was 120 normale Schritte in der Minute bedeuten (d. h. ein Stride bzw. Gangzyklus/s).

Bestimmung der räumlich-temporären Parameter des Gehens

Die wichtigsten zu bestimmenden Parameter sind:

- Gehgeschwindigkeit
- Stride length (Länge von 2 Schritten)
- Kadenz (Schritte/min)

Es gibt – wie so oft – verschiedene Wege, diese Parameter zu berechnen. Zudem hängt die Auswahl der Formel von den gemessenen Daten ab. Das vorrangige Ziel ist hier, dem Therapeuten praxisgerechte Mittel zur Bestimmung der Parameter an die Hand zu geben.

Gehgeschwindigkeit

Sie lässt sich nach folgender Formel leicht bestimmen, wenn der Therapeut die vom Patienten zurückgelegte Strecke (z. B. Messstrecke 10 m) und die dafür benötigte Zeit in s misst:

Geschwindigkeit (m/s) = *Weg* (m) / *Zeit* (s)

Umrechnung von m/s auf m/min: *m/s × 60 = m/min*

Stride length

Die Stride length kann durch bloße Beobachtung nicht abgeschätzt werden. Zu ihrer Bestimmung muss der Therapeut die Länge der Messstrecke sowie die Anzahl der dafür vom Patienten benötigten Schritte kennen:

Stride length = Weg (m) × 2 / benötigte Schritte

Kadenz

Die Kadenz kann bestimmt werden, auch wenn keine abgemessene (definierte) Strecke zur Verfügung steht, die Zeit knapp ist und/oder der Patient nicht in der Lage ist, 1 Minute lang zu gehen. Dazu reicht aus, für eine beliebige Zeitdauer (aber1 mindestens 10 s) die Schritte des Patienten während des Gehens zu zählen. Ganz präzise ist die Messung zwar nicht, aber die Abweichung kann als unbedeutend angesehen werden (Whittle 2001). Der praktische Gewinn ist jedoch groß.

Kadenz (Schritte/min) = *gezählte Schritte × 60 / gestoppte Zeit* (s)

Alternative Bestimmung von Gangparametern

Die Gehgeschwindigkeit ist das Produkt aus Kadenz und Stride length, was es ermöglicht, jede der 3 Variablen aus den beiden anderen zu bestimmen. Da Kadenz üblicherweise in Schritte/min angegeben wird, ist es nötig, durch 120 zu dividieren:

Gehgeschwindigkeit (m/s) =
(Kadenz × Stride length) / 120 bzw. für m/min:
Gehgeschwindigkeit (m/min) =
(Kadenz × Stride length) / 2

Gegenwärtig gibt es im wissenschaftlichen Bereich einen Trend, den Begriff Kadenz und seine Definition durch die Maßeinheit *Cycle time* oder auch *Stride time* (s) zu ersetzen. Da ein Stride aus jeweils einem linken und einem rechten Schritt besteht und eine Minute 60 s umfasst, ist es möglich, von Kadenz – d. h. Schritte/min in Strides/s umzurechnen –, dazu muss durch 120 geteilt werden:

Stride time (Zeit für 2 Schritte in s) =
120 / Kadenz (Schritte/min)

Alternativ kann die Stride time auch berechnet werden, wenn für mindestens 10 s lang die Schritte gezählt werden. Die Ergebnisse werden dann in die Gleichung wie folgt eingesetzt:

Stride time (Zeit für 2 Schritte in s) =
gestoppte Zeit (s) × *2 / gezählte Schritte*

Eine normale Kadenz beträgt etwa 120 Schritte/min; das bedeutet in diesem Fall 1 Stride (2 Schritte) pro sec (Whittle 2001, Kirtley 2002).

Wird die Stride time anstelle von Kadenz zur Berechnung der Gehgeschwindigkeit herangezogen, sieht die Gleichung folgendermaßen aus:

Gehgeschwindigkeit (m/s) =
Stride length (m) / *Stride time* (Zeit für 2 Schritte pro s)

Praxistipp 

Zur Bestimmung der Stride length finden sich in der Literatur einige alternative Wege:

- Dem Patienten werden mit Klebeband 2 wasserlösliche Filzstifte (Marker) an den Fersen fixiert, die bei jedem Schritt kleine Punkte auf dem Boden hinterlassen.
- Zur Markierung der Schritte werden Talkpuder oder unter dem Fuß fixierte selbstklebende Filzstreifen verwendet, die mit Farbstoff getränkt sind. Dies hinterlässt exakte Abdrücke der einzelnen Schritte, z. B. auf einer Papierbahn. Zum Preis des Aufwischens und Saubermachens erhält man genaue und nützliche Informationen über die jeweilige Schrittlänge.

Messen der Gangparameter

Voraussetzungen für die praktische Durchführung der Messung und Berechnung der Gangparameter

- Eine freie abgemessene Strecke von 10 m Länge als Messstrecke (Minimum 5–6 m). Entsprechende Markierungslinien können z. B. mit farbigem Klebeband am Boden angebracht werden. Da die Messung voraussetzt, dass die Testperson mit gleichbleibender Geschwindigkeit über die gesamte Distanz geht, wird etwas zusätzlicher Platz vor und hinter der Strecke zur Beschleunigung und zum Abbremsen benötigt.
- Armbanduhr mit Stoppfunktion oder eine Stoppuhr.
- Eventuell ein kleiner Taschenrechner.
- Ganganalyseformular der O.G.I.G. (Observational Gait Instructor Group; siehe Anhang (S. 198)).

► **Durchführung**

- Die Stoppuhr wird mit dem 1. Initial contact *nach* dem Überschreiten der 1. Markierungslinie gestartet.
- Gleichzeitig beginnt das Zählen der Schritte.
- Zeitnahme und Zählen enden mit dem 1. Initial contact *hinter* der zweiten Markierungslinie (Ende der Messstrecke).

Diese Methode ist zwar nicht ganz exakt in Bezug auf die zurückgelegte Distanz, der Fehler ist jedoch für das Ergebnis unbedeutend (Whittle 2001). Die Messergebnisse können in das Beurteilungsformular eingetragen werden. Sie stehen nun als Vergleichswerte für vorangegangene oder nachfolgende Untersuchungen zur Verfügung.

Beachte **M!**

Wie viele Schritte pro Minute macht Ihr Patient? Haben Sie dies schon einmal gemessen und die Geschwindigkeit berechnet?

Gerade Physiotherapeuten kommen heutzutage immer öfter in die Situation, die Erfolge einer Behandlung anhand objektiver und wissenschaftlich gestützter Kriterien dokumentieren zu müssen. Hilfestellung bietet dabei z. B. das Ganganalyseformular der O.G.I.G. auf der Website *www.gehen-verstehen.net*, das zum klinischen Einsatz heruntergeladen und zu klinischen Zwecken auch vervielfältigt werden darf. Auch hier gilt: Übung macht den Meister.

Eine zusätzliche Hilfe ist, den Gang eines Patienten auf Video aufzuzeichnen, um anschließend die Zeit zu messen und die Anzahl der Schritte zu zählen (Kap. 3.5).

2.3.7 Normales Gehen bei Kleinkindern

Bei Kleinkindern beginnt das Gehen im Alter von etwa 12–15 Monaten. Auffällig ist in diesem Alter die große Spurbreite. Da kleine Kinder noch keinen Fersenkontakt haben, findet der Initial contact durch einen flach aufgesetzten Fuß (Foot flat) oder durch Vorfußkontakt statt. Auch existiert kein reziproker Armschwung (Whittle 2001).

Da Kinder kürzere Beine haben, ist die Kadenz (Schritte/min) deutlich erhöht. Sie liegt bei 1-jährigen Kindern bei etwa 170 Schritten/min und sinkt bei 7-Jährigen auf etwa 140 Schritten/min. Die Stride length entspricht knapp der Körpergröße – bei einem Kind von etwa 0,6 m Größe kann von einer Stride length von etwa 0,6 m ausgegangen werden. Die Körpergröße entspricht auch grob der Gehgeschwindigkeit – ein 0,6 m großes Kind hat eine Gehgeschwindigkeit von etwa 0,6 m/s.

Die Bewegungsmuster von Kleinkindern zeigen beim Gehen größere Flexion als bei erwachsenen Personen, und die Beine sind in den Schwungphasen nach außen rotiert. Mit etwa 7 Jahren verändert sich die Flexion an Hüft- und Kniegelenken und gleicht sich den Werten von erwachsenen Personen an. Im Alter von 16–18 Jahren stabilisieren sich die Gangparameter mit dem Wachstumsende der langen Knochen (Kirtley 1998).

2.3.8 Normales Gehen bei älteren Menschen

Das Gehen bei älteren Menschen wird durch 2 Faktoren beeinflusst. An 1. Stelle steht der Einfluss durch das Alter selbst und den damit verbundenen altersgemäßen Veränderungen. Der 2. Faktor sind pathologisch bedingte Einflüsse, wie z. B. Arthritis oder Parkinson-Erkrankung, die mit zunehmendem Alter häufiger werden.

Bleiben die krankhaften Veränderungen unberücksichtigt, so erscheint der normale Gang bei älteren im Vergleich zu jüngeren Menschen lediglich verlangsamt. Das normale Gangbild einer gesunden älteren Person ähnelt in keiner Weise einem pathologischen Gangbild (Murray et al. 1969).

Die ersten altersbedingten Veränderungen des Gehens treten gewöhnlich im Alter von 60–70 Jahren auf. Typisch dabei sind die Verkürzung der Stride length, die Verbreiterung der Spurbreite sowie die Kadenz, die zwar variabel ist, aber ebenfalls eine Tendenz hin zur Verringerung aufweist.

Darüber hinaus können eine Reihe weiterer Veränderungen beobachtet werden, wie z. B. der Anstieg der relativen Dauer der Standphase, die jedoch lediglich sekundäre Erscheinungen der Veränderungen von Stride length, Kadenz und Spurbreite sind. Die Gehgeschwindigkeit nimmt daher bei fast allen älteren Personen ab.

Aufgrund verschiedener Untersuchungen wurde von einigen Autoren die These aufgestellt, die Veränderungen des Gehens bei älteren Personen dienten der Erhöhung der Gehsicherheit (PATLA 1995). Argumente dafür sind unter anderem die Verkürzung der Stride length sowie die Verbreiterung der Spurbreite; beides Maßnahmen, die helfen, das Gleichgewicht während des Gehens zu bewahren. Die Reduzierung der Kadenz führt – durch die damit verbundene prozentuale Verkürzung der einbeinunterstützten Gangphasen – zu verlängerten Standphasen und entsprechend verlängerter doppelter Unterstützung.

Bei älteren Personen ist auch die Bewegungslinie der Zehen über dem Boden in den Schwungphasen verändert. Während der 1. Hälfte der Schwungphasen zeigt sich ein erhöhter Bodenabstand. Beides sind vermutlich weitere Mechanismen, um die Gehsicherheit (im Alter) zu erhöhen (Whittle 2001).

Auch bei den Bewegungsausmaßen an den Gelenken können Einschränkungen beobachtet werden. Am Hüftgelenk sind sowohl Flexion als auch (besonders) Extension reduziert, in den Schwungphasen kommt es zu verringerter Extension an den Kniegelenken und in Pre-swing entsteht reduzierte Plantarflexion an den Sprunggelenken. Alle diese Effekte sind Folgen der Veränderungen der Stride length und Kadenz und sind nicht pathologisch, solange sie sich innerhalb der altersentsprechenden Bereiche bewegen (Nigg et al. 1994).

Beachte **M!**

Bei vielen älteren Menschen ist die Funktion des dynamischen Equilibriums beeinträchtigt, deren Folge vermehrte Stürze sind. In diesem Zusammenhang sollte bei der Arbeit mit älteren Patienten beachtet werden, dass sich Maßnahmen zur Leistungsverbesserung und/oder zum Aufbau von Muskelkraft oft als unwirksam erwiesen haben, die dynamische Stabilität eines Patienten zu verbessern (Haines 1974).

Daher müssen alle therapeutischen Interventionen sorgfältig auf die spezifischen Anforderungen der bestehenden Defizite zugeschnitten werden. Das bedeutet, ein spezifisches Übungsprogramm besteht nicht nur aus physischen Übungen, sondern enthält auch ausreichende mentale Aufgaben, die das Gedächtnis trainieren und geistige Defizite vermindern, die im Bereich der räumlichen Wahrnehmung und Verarbeitung liegen (cognitive spatial mapping; Patla 1995).

2.3.9 Laufen im Unterschied zum Gehen

Beim Laufen fehlt die doppelseitige Standbeinbelastung komplett, sodass sich der Gangzyklus hier auf die *Schwung-* und *Standphase* reduziert (▸ Abb. 2.13). Bei hoher Laufgeschwindigkeit (Sprint) kommt es sogar zu einer sogenannten *Schwebephase,* in der kurzzeitig jeglicher Kontakt mit dem Boden fehlt.

Nach dem Sportwissenschaftler Gollhofer (1994) verändert sich die Funktion der Beinmuskeln während des Sprintens folgendermaßen:

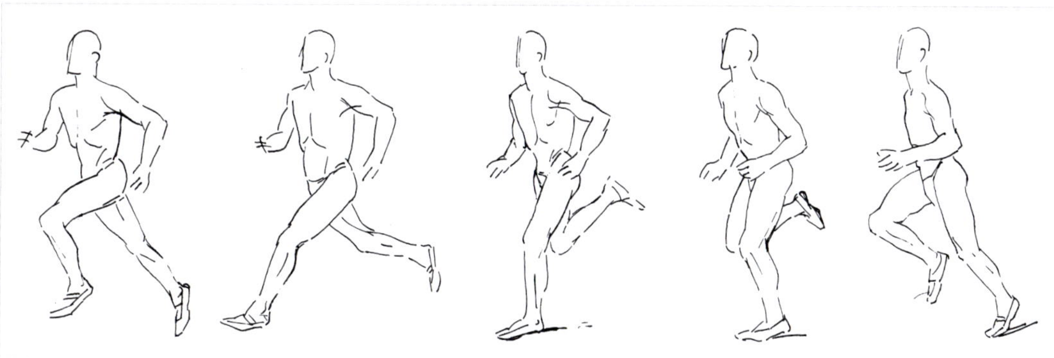

Abb. 2.13 Schwung- und Schwebephase sowie Standphasen beim Laufen (Benninghof 1985).

- Direkt nach dem Start sind sie ständig aktiv, um den Körper zu beschleunigen. Nach Erreichen des Höchsttempos spannen sie sich dagegen nur noch kurz vor dem Aufsetzten des Fußes an. Es genügt jetzt, das Bein »elastisch« zu machen, wie eine Feder, die den Körper beim nächsten Schritt wieder in die Höhe katapultiert.
- Sowohl Strecker als auch Beuger sind an dieser Aufgabe beteiligt. Die übliche Methode, vor allem die Strecker als Vortriebsmuskeln zu trainieren, ist daher weniger effektiv.

Nach Brüggemann et al. (2002) spielt beim Bodenkontakt des Fußes auch die »Steifigkeitseinstellung« der Plantarflexoren am Sprunggelenk eine wichtige Rolle bei der Stabilisierung in den belastungsintensiven Phasen des Laufens. Gemeint ist hier die optimale Nutzung des M. triceps surae und die mechanische Kopplung des Sprunggelenks beim Läufer. Vor allem zur Vorbereitung der Landephasen ist die frühzeitige Aktivierung der Peronäusgruppe und der ischiokruralen Muskulatur wichtig. Eine zu lang andauernde Aktivierung des M. tibialis anterior ist kontraproduktiv. Gleichzeitig wird die rückführende wie exzentrische Funktion der ischiokruralen Muskulatur beim Training oft vernachlässigt.

2.4 Passagier und sein Lokomotor – Fundamentales

Während des Gehens lässt sich der Körper in die 2 Funktionseinheiten *Passagier* (obere Körperhälfte und Becken!) und *Lokomotor* (Becken und Beine) unterteilen. Das Becken als Verbindungsglied zwischen beiden gehört sowohl zum Passagier als auch zum Lokomotor.

Der Akt des Gehens löst in beiden Funktionseinheiten Bewegungen und Muskelaktivitäten aus, die sich jedoch hinsichtlich Funktion und Intensität erheblich voneinander unterscheiden. Dabei ist der Passagier grundsätzlich nur für seine eigene Haltung/Ausrichtung verantwortlich. Die physiologischen Mechanismen des Gehens sind derart leistungsfähig, dass die Anforderungen an den Passagier auf ein Minimum reduziert sind. Dieser wird zu einer eigenen Einheit, die vom Lokomotor transportiert wird. Somit ist der Passagier in die Lage versetzt, unabhängig von der Fortbewegung individuelle Aktionen mit Oberkörper, Armen (und Händen!) und Kopf (multi task) ausführen zu können.

Eine wichtige Rolle spielt noch die Ausrichtung der *Passagiereinheit* über dem Lokomotor. Von ihr hängt entscheidend ab, wie viel und welche Muskelarbeit von der *Lokomotoreinheit* geleistet werden muss (Perry 1992).

2.4.1 Passagier

Die Passagiereinheit besteht aus Kopf, Nacken, Rumpf, Becken und Armen. Elftman (1954) führte den Begriff *HAT* (head, arms, trunk – Kopf, Arme, Rumpf) ein, um die auf der Lokomotoreinheit sitzende Passagiereinheit in Kurzform zu bezeichnen.

Der Passagier ist nur für die *eigene Haltung* verantwortlich. Die Muskelarbeit von Rumpf und Nacken dient dabei nahezu ausschließlich der Erhaltung der neutralen Aufrichtung mit nur minimalen Haltungsänderungen während des Gehens.

Auch die Arme tragen zum eigentlichen Akt des Gehens nichts Bedeutendes bei, können ihn aber unterstützen. Der Armschwung beinhaltet einige wenige aktive und passive Elemente, die jedoch für das normale Gangmuster nicht als wesentlich erscheinen. Bei einer experimentellen Einschränkung der Arme wurden keine messbaren Veränderungen für den Energieeinsatz des Gehens festgestellt (Perry 1992).

Der Passagier besitzt ca. 70 % des gesamten Körpergewichts. Innerhalb seiner Masse liegt sein Körperschwerpunkt (KSP) kurz vor dem 10. Brustwirbelkörper (LeVeau 1992). Es entsteht ein 33 cm langer Hebel zwischen dem Niveau der Hüftgelenke und dem KSP (bei einem Mann von 184 cm Größe). Durch kontrollierte Bewegungen der unteren Extremitäten wird die Unterstützungsfläche unter dem Schwerpunkt des HAT gehalten. Diese ständige Ausrichtung ermöglicht den aufrechten Gang (Kap. 2.4.2 Lokomotor und seine 4 Funktionen).

Abweichungen, z. B. Kontrakturen an Hüft- oder Kniegelenken, führen u. a. zu einer erheblichen Belastung des HAT mit kompensatorisch verstärkter Muskelaktivität. Ausgehend von einer geraden Fortbewegungslinie kommt es beim Gehen zu einer Verschiebung des HAT in 3 Ebenen, einer *vertikalen*, einer *lateralen* und einer *progressionalen* Verschiebung. Diese Muster entsprechen jeweils einer sinusoidalen Kurve, haben jedoch eigene spezifische Merkmale.

Vertikale Verschiebung

Die *vertikale Verschiebung* von Sakrum, Rumpf und Kopf ist jeweils identisch (▶ Abb. 2.14), wobei die Änderung zwischen dem tiefsten (Initial contact und Pre-swing) sowie dem höchsten Punkt (Mid stance und Terminal stance) durchschnittlich ca. 2,5 cm beträgt (Perry 1992).

In einem kompletten Gangzyklus gibt es jeweils 2 Verschiebungen nach oben und unten. Diese reflektieren den Mechanismus des rechten und lin-

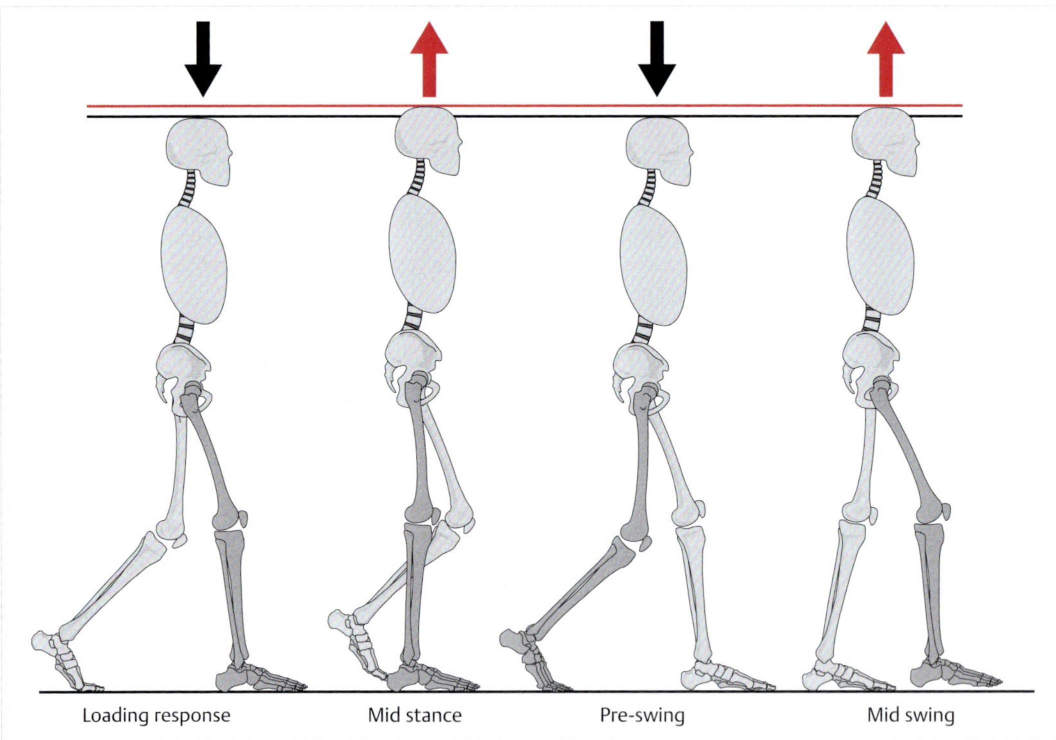

Abb. 2.14 Vertikale Verschiebungen des HAT innerhalb eines Gangzyklus (hier durch die Höhe des Kopfes angezeigt). Der höchste Punkt wird im Einbeinstand (Mid stance, kontralateraler Mid swing), der tiefste Punkt in den doppelt unterstützten Phasen erreicht (Loading response, kontralateraler Mid swing).

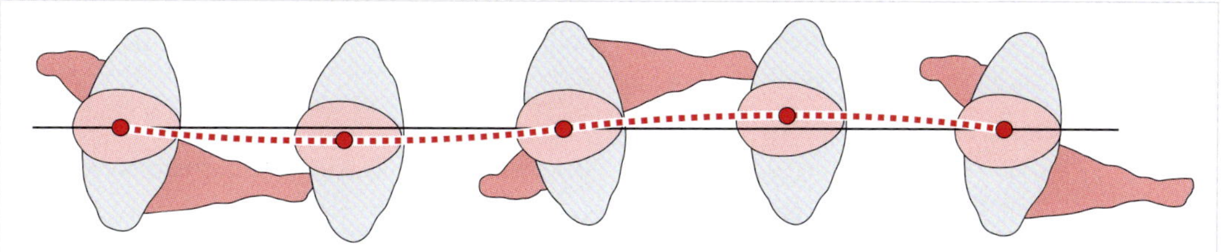

Abb. 2.15 Laterale Verschiebungen des HAT innerhalb eines Gangzyklus. Maximale Verschiebung nach rechts im rechten und maximale Verschiebung nach links im linken Einbeinstand (mod. nach Perry 1992).

ken Schrittes. In Loading response und in Preswing erfolgt die maximale Verschiebung nach *unten*. Beide Phasen sind doppelt unterstützte Standphasen. Jedem *Senken* folgt ein *Heben* während der Vorwärtsbewegung des Passagiers. Das geschieht in den beiden einfach unterstützten Standphasen, d. h. in Terminal stance und der späten Mid swing. Die entstehende Bewegung entspricht einer *doppelten sinusoidalen* Kurve. Die Größe der Verschiebung variiert dabei mit der Geschwindigkeit des Gehens (Thorstensson et al. 1984).

Laterale Verschiebung

Ebenso wie bei der vertikalen Verschiebung verhalten sich auch bei der *lateralen Verschiebung* alle Segmente des HAT gleich (▶ Abb. 2.15). Die maximale Auslenkung eines kompletten Bogens von rechts nach links beträgt durchschnittlich 4,5 cm (Inman 1981). Diese innerhalb eines Gangzyklus entstehende Bewegung entspricht einer *einfachen sinusoidalen* Kurve.

Die Verschiebung des HAT verläuft immer in Richtung des jeweils stützenden Beines. Die größte ipsilaterale Verschiebung der Segmente findet am *Ende* von Mid stance statt, am 31 %-Punkt des Gangzyklus.

Am 50 %-Punkt des Gangzyklus (Ende Terminal stance) befindet sich der Passagier wieder auf der (fiktiven) Mittellinie. Jetzt beginnt die Verschiebung hin zur anderen Seite. Die maximale Auslenkung auf die *kontralaterale* Seite besteht am 81 %-Punkt des Gangzyklus, d. h. in Mid swing. Diese Phase entspricht auf der kontralateralen Seite dem Ende von Mid stance bzw. dem Beginn von Terminal stance.

Progressionale Verschiebung

Die progressionale Verschiebung beschreibt die unterschiedliche Vorwärtsbeschleunigung verschiedener Körpersegmente während des Gehens. Gemessen wurde dieses Phänomen beim Gehen auf dem Laufband. Die Verschiebungen, deren Größe von der Gehgeschwindigkeit abhängt, erzeugen eine *doppelt sinusoidale* Kurve.

Im 1. Drittel eines jeden Schrittes ist die Beschleunigung der einzelnen axialen Segmente (HAT) höher als die durchschnittliche Gehgeschwindigkeit. Am 15 %-Punkt (Mid stance) und am 55 %-Punkt (Pre-swing) des Gangzyklus ist die Differenz zwischen HAT und der durchschnittlichen Fortbewegungsgeschwindigkeit maximal. Nach Perry (1992) ist die Abweichung dabei für das Sakrum am größten und beträgt 23 cm/s. Der Thorax (auf Höhe des BWK 10) weist eine mittlere Abweichung mit 14 cm/s auf, der Kopf zeigt die geringste Abweichung mit 2 cm/s.

Am 45 %-Punkt (Terminal stance) und 95 %-Punkt (Terminal swing) des Gangzyklus ist die Beschleunigung der axialen Segmente minimal. Sie ist proportional zur Anfangsbeschleunigung langsamer als die durchschnittliche Gehgeschwindigkeit. Die Abweichungen betragen 15 cm/s (Sakrum), 8 cm/s (Thorax) und 2 cm/s (Kopf).

Zusammenfassend kann gesagt werden, dass die Unterschiede in der Vorwärtsbeschleunigung am Sakrum maximal und am Kopf minimal sind, was auch Sinn ergibt, denn ein »ruhiger« Kopf erlaubt eine bessere Fokussierung der Sinnesorgane und ermöglicht somit höhere kognitive Leistungen. Eine Veränderung der Gehgeschwindigkeit beeinflusst das Verhältnis der Abweichungen zwischen den Segmenten. Langsames Gehen verursacht im Vergleich zur normalen Gehgeschwindigkeit eine ca. 30 % größere Abweichung, schnelles Gehen eine um 20 % reduzierte Abweichung in jedem Segment.

2.4.2 Lokomotor und seine 4 Funktionen

Die anatomischen Segmente der Lokomotoreinheit sind das Becken und die unteren Extremitäten. Dazu gehören das Iliosakralgelenk, die Hüft-, Knie-, obere und untere Sprung- sowie Metatarsophalangealgelenke. Die knöchernen Anteile der Lokomotoreinheit dienen den Bewegungsfunktionen als Hebel. Die Anteile bestehen aus Pelvis, Femur, Tibia und Fibula sowie den Füßen und den Zehen.

Nach Tittel (1985) kontrollieren insgesamt 57 Muskeln an jedem Bein in unterschiedlicher Art und Weise die zeitliche Bewegungsabfolge und das Ausmaß der Bewegungen. Jedes Bein übernimmt abwechselnd die alleinige Aufgabe, für die Unterstützung und Fortbewegung der Passagiereinheit zu sorgen. In dem Zeitraum, in dem das Körpergewicht auf einem Bein lastet, wird das kontralaterale Bein nach vorne – in die neue Position – gebracht (Schwungphase) und auf die bevorstehende Gewichtsübernahme vorbereitet. Um in Mid stance (Einbeinstand) zu kommen und so dem kontralateralen Bein das Vorschwingen zu ermöglichen, wird das Körpergewicht zunächst verlagert (doppelt unterstützt) und anschließend komplett vom Standbein übernommen.

Gemäß Perry (1992) gehört das Becken sowohl zur Lokomotor- als auch zur Passagiereinheit. Es dient zum einen als Verbindungsglied zwischen beiden Einheiten, zum anderen verbindet es die beiden unteren Gliedmaßen miteinander. Damit ermöglicht es der Passagiereinheit, gewissermaßen auf den Hüftgelenken zu »reiten«. Die Bedeutung des Beckens innerhalb der Gangschule ist daher entsprechend groß (siehe Energieeinsparung und Determinants of Gait (S. 51).

Beachte **M!**

Für viele Patienten stellt die Gewichtsverlagerung und -übernahme ein Hauptproblem dar. Im Falle einer ungenügenden Gewichtsverlagerung wird das Vorschwingen des Schwungbeins erheblich erschwert oder sogar ganz unmöglich gemacht.

4 Funktionen des Lokomotors

- *Standstabilität:* Die *Stabilität in aufrechter Position* wird trotz der ständig wechselnden Haltung gewährleistet.
- *Fortbewegung:* Es wird eine *antreibende Kraft* erzeugt.
- *Stoßdämpfung:* Der *Aufprall* des Körpergewichts auf den Boden wird gedämpft.
- *Energieeinsparung:* Die *Energieeinsparung* durch funktionelles Bewegen reduziert die Muskelarbeit.

Standstabilität

Jedes Körpersegment würde infolge der einwirkenden Schwerkraft zu Boden fallen, wenn es nicht durch Muskeln und Bänder und deren Aktivität kontrolliert wäre. Um Stabilität in einer aufrechten Position zu erreichen, ist es notwendig, dass eine funktionelle Balance zwischen der Ausrichtung der Körpersegmente und der Muskelaktivität an den Gelenken besteht.

Jedes Segment besitzt einen KSP, der das Zentrum der jeweiligen Masse darstellt. Liegt er genau über dem unterstützenden Gelenk, ist die Stabilität funktionell und ökonomisch. Dies wird *passive Stabilität* genannt (Völker 1992). Folgende 3 anatomische Gegebenheiten des Körpers stellen eine erhebliche Herausforderung an die Erhaltung der Stabilität dar (Perry 1992):

- Der Größen- und Gewichtsunterschied zwischen Passagier und Lokomotor; das Passagiergewicht (70 % der Gesamtmasse) wird vom Lokomotor (30 % der Gesamtmasse) getragen.
- Die multisegmentierte, stützende untere Extremität.
- Die abgerundeten Gelenkkonturen der unteren Extremitäten.

Die Ausrichtung des Körpergewichts ist die vorherrschende Aufgabe. In jedem Moment des Stehens und des Gehens wird die Wirkung des Körpergewichts auf die Stabilität vom *Bodenreaktionskraftvektor* (Ground reaction force vector) oder *Körpervektor* bestimmt. Trifft das Körpergewicht auf den Boden, erzeugt es dort Kräfte von gleicher Stärke (Newtons 3. Gesetz), die jedoch in die entgegengesetzte Richtung (zum Körper hin) wirken. Diese Kräfte können mit geeigneten Geräten gemessen und in der Summe als Vektor (der Bodenreaktionskraftlinie) dargestellt werden. Die Ausrichtung dieser Linie – in Beziehung zu den Gelenkzentren gesetzt – definiert Größe und Richtung des *Drehmoments* (Instabilität). Daraus ergeben sich die notwendigen Muskel- und Bänderkräfte, um Stabilität zu erhalten (Kap. 4, Exkurs Drehmomente (S. 131)).

Der Bau des ligamentären Skelettsystems dient – mechanisch gesehen – mehr einer labilen als einer stabilen Gleichgewichtslage. Die vielen Knochen der unteren Extremitäten sind größtenteils lang und alle Gelenkflächen abgerundet, sodass hier keinerlei stabilisierende Hilfen bestehen. Im Gegenteil macht es diese Anlage besonders schwierig, Stabilität zu erhalten. Liegen die Schwerpunkte der Segmente nicht genau übereinander, fallen obere Körpersegmente zu Boden. Daher sind hier steuernde und kontrollierende Kräfte unverzichtbar.

Auf die Gelenke wirken 3 Kräfte:

- Körpergewicht, das zum Boden drängt
- Bänderspannung
- Muskelaktivität

Hüft- und Kniegelenk benutzen die Balance zwischen ligamentärer Spannung und dem Körpervektor zur Ausbildung einer passiven Stabilität. Diese tritt bei einer Überstreckung der Gelenke ein. Das Kniegelenk wird nach dorsal durch das hintere Kreuzband, die Hüftgelenke nach vorne durch das Lig. iliofemorale fixiert. Bei Überstreckung der Gelenke läuft der Körpervektor im Stehen *hinter* der Hüft- und *vor* der Kniegelenkachse. In dieser Position sind die Gelenke durch 2 entgegengesetzte Kräfte stabilisiert, einerseits durch den Verlauf der Bodenreaktionskraftlinie und andererseits durch die ligamentäre Spannung.

Die Sprung- und subtalaren Gelenke besitzen keine vergleichbare passive Stabilität. Dies liegt einmal an ihrer hohen Mobilität in beide Richtungen weit über die Neutral-Null-Stellung hinaus sowie an dem Umstand, dass das Sprunggelenk nicht in der Mitte des Fußes, sondern nahe an der Ferse und entfernt von den Metatarsophalangealgelenken liegt. Der Körpervektor verläuft daher im Stand etwa 5 cm vor der transversalen Achse des Sprunggelenks (▶ Abb. 2.16). Zur Stabilisierung werden 5° Dorsalextension und Muskelaktivität des M. soleus benötigt.

Der ruhige Stand ist jedoch nicht völlig stabil. Es gibt leichte Ausgleichsbewegungen, etwa 4–6-mal pro s. Die Abweichungen von der Achse betragen dabei etwa 5 mm beidseitig lateral und etwa 8 mm nach anterior und posterior. Für dieses leichte Körperschwanken gibt es 2 Gründe: den Herzschlag (Masseverschiebung durch das Pumpen, d. h. Schwerpunktänderung) und das Fehlen einer absoluten Tiefensensibilität (Murray 1975).

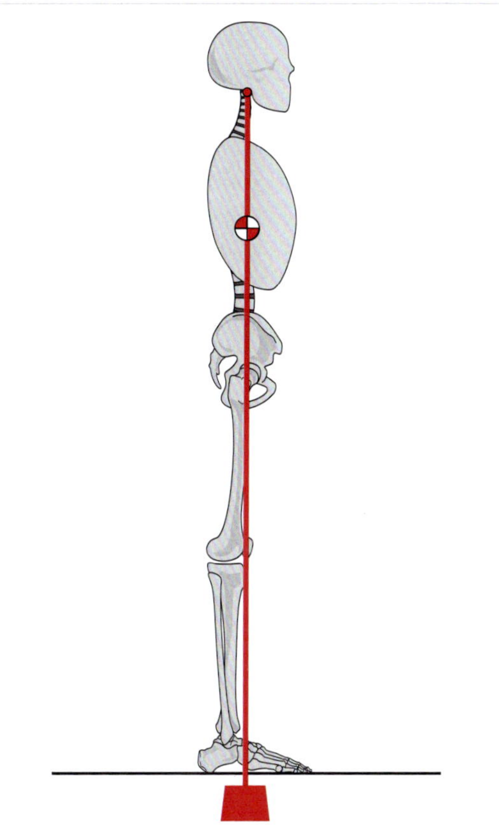

Abb. 2.16 Während des ruhigen Standes verläuft der vom Zentrum des Kopfes (Gehörgang) ausgehende Körpervektor etwa 1 cm vor dem 4. Lendenwirbelkörper, knapp hinter dem Hüftgelenk und anterior am Kniegelenk vorbei und mündet ca. 1,5–5 cm vor dem Sprunggelenk in den Fuß.

▶ **Dynamische Stabilität.** Bei der dynamischen Stabilität (d. h. beim Gehen) wird im Gegensatz zur Standstabilität der KSP über seine Unterstützungsfläche hinaus nach vorne bewegt. Der Körper wird aus einer Position hinter dem unterstützenden Fuß in eine Position vor den stützenden Fuß gebracht. Gleichzeitig wechselt der Bereich der Unterstützungsfläche von der Ferse über den gesamten Fuß hin zum Vorfuß.

Aus diesen Gründen fehlt dem Körper passive Stabilität während der Standphasen. Nur in der Mitte der Standphasen besteht für einen kurzen Moment eine annähernd passive Stabilität des Körpers. Die Standstabilität während des Gehens wird durch Einwirkung *externer Kräfte* herausgefordert. Dabei handelt es sich um Massenträgheit, Schwerkraft und Bodenreaktionskraft, die Drehmomente an den Gelenken erzeugen. Um den Kräften entgegenzuwirken – und somit Stabilität zu erhalten –, werden *interne Kräfte* wie Muskelaktivität, passive Spannung von Ligamenten, Sehnen, Gelenkkapseln oder anderer Weichteilstrukturen je nach der sich ständig ändernden Ausrichtung des Körpervektors eingesetzt.

Damit besteht die Herausforderung des Gehens darin, aus dem Zustand der Stabilität in einen Zustand dynamisch kontrollierter Stabilität oder besser kontrollierter Mobilität zu gelangen, der es einer Person ermöglicht, gewünschte Bewegungen und Richtungen frei bestimmen zu können, ohne das Gleichgewicht zu verlieren.

▸ **Standstabilität auf einem Bein.** Wenn beide Füße Kontakt mit dem Boden haben, ist der Rumpf von beiden Seiten unterstützt. Sobald ein Fuß vom Boden abgehoben wird, geht diese Balance verloren. Der Schwerpunkt des Passagiers muss lateral – zum stützenden Bein hin – verschoben werden. Dabei werden die auftretenden Kräfte über die Hüftgelenke weitergeleitet. Um die Standstabilität auf einem Bein zu gewährleisten, sind folgende 2 vorbereitende Aktivitäten notwendig:

- Seitwärtsverlagerung der Körpermasse und
- Stabilisierung des Hüftgelenks, um Becken und Rumpf aufrecht zu halten.

Vorwärtsbewegung und Rocker-Funktionen

Die Hauptaufgabe des Lokomotors ist das Voranbringen des Körpers. Gleichzeitig müssen Kopf und Hände ihren vielfältigen Aufgaben ungestört weiter nachkommen können. Für die Vorwärtsbewegung wird das Nachvornefallen des Körpergewichts als Hauptantriebskraft genutzt. Dabei ist entsprechende Mobilität an der Basis der unterstützenden Gliedmaßen ein wesentlicher Faktor (Perry 1992), die durch das zentrale System der Fersen, Sprung- und Metatarsophalangealgelenke gewährleistet wird. Sie ermöglicht dem Passagier das Nachvornefallen, während das Kniegelenk in gestreckter Position gehalten werden kann. Die entstehende Vorwärtsbewegung wird durch kontrollierende Muskelaktivität gesteuert.

Der Vorwärtsschwung des kontralateralen Beines erzeugt die 2. vorwärtstreibende Kraft durch Beschleunigung des Schwungbeins nach vorne. Voraussetzung dafür ist die passive Extensionsfähigkeit von Knie- und Hüftgelenk des Standbeins. In Loading response wird das nach vorne fallende Körpergewicht vom nach vorne gebrachten Bein (zuvor Schwungbein) aufgefangen. Dieses übernimmt ab jetzt die Stützfunktion und wird zum Standbein. Durch reziproke Aktion der beiden Beine wird dieser Fortbewegungszyklus fortgesetzt (Tittel 1985).

Weitere Faktoren, die die Vorwärtsbewegung unterstützen, sind die nahezu passiv erzeugte Kniegelenkflexion in Pre-swing sowie die Hüftgelenkflexion und die Kniegelenkextension in den Schwungphasen.

Praxistipp 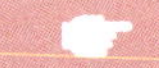

Besonders bei geriatrischen Patienten ist auf Erhalt oder Erarbeitung der Hüftgelenkextension zu achten.

»Rocker«-Funktionen (Kipphebelfunktionen)

Das nach unten strebende Körpergewicht soll in eine nach vorne gerichtete Bewegung umgewandelt werden. Die dafür notwendigen Voraussetzungen schaffen der Kalkaneus sowie Sprung- und Metatarsophalangealgelenke. Die bei der Umwandlung ablaufenden komplexen Vorgänge beruhen auf der Mechanik der Kipphebel, von Perry (1992) auch *Rocker* genannt. Muskelaktivität steuert diese Vorgänge und erlaubt ein kontrolliertes Abrollen des Körpergewichts in 3 aufeinanderfolgenden Phasen. In Abhängigkeit zu der jeweils zu leistenden Aufgabe ergibt sich für die Dauer der jeweiligen Phase ein individueller Drehpunkt mit einem spezifischen Kipphebelmechanismus und einer eigenen Bewegungsachse. Dabei wird das Körpergewicht mithilfe des jeweiligen Kipphebels über die feste Basis seines Drehpunkts hinweg ein Stück nach vorne bewegt.

Befindet sich der Drehpunkt zwischen Boden und Kalkaneus, handelt es sich um den *Heel rocker*, beim Drehpunkt Sprunggelenk um den *Ankle rocker* und beim Drehpunkt an den Metatarsophalangealgelenken um den *Fore-foot rocker.* Zur Veranschaulichung dieser Vorgänge benutzt Perry (1992) gerne das Bild des Schaukelstuhls (Rocking chair). Dadurch soll verdeutlicht werden, dass das Körpergewicht durch die 3 Rocker-Funktionen nach vorne über den Fuß (ähnlich wie bei einem Schaukelstuhl) hinwegrollt.

Exkurs 1

Das Abrollen verläuft über 4 unterschiedliche Bodenkontaktmuster des Fußes (▶ Abb. 2.17), bei denen 3 Rocker-Funktionen aktiv sind. Mit Initial contact beginnt die Abrollbewegung über die runde Oberfläche des Kalkaneus, auch *kalkaneograde* Fußposition genannt (Heel rocker aktiv). Sie wird fortgesetzt durch die *plantigrade* Fußposition, in der Ferse und Vorfuß flach auf dem Boden aufliegen (Ankle rocker aktiv), die *digigrade* Fußposition, in der über die Oberfläche der Metatarsalköpfe abgerollt wird (Forefoot rocker aktiv) bis hin zur *unguligraden* Fußposition, dem Abheben des Fußes über die Zehenspitzen.

Exkurs 2

Es werden 2 Fußlängsachsen unterschieden:

- *Funktionelle Fußlängsachse:* Bei intaktem Längsgewölbe verläuft sie vom Tuberculum tibiale tuberis calcanei laterale zur Mitte des Großzehengrundgelenks:
- *Anatomische Fußlängsachse:* verläuft von der hinteren Fersenmitte durch die Grundgelenke der 2. Zehe. 2. Mittelfußknochen.

Die Abrollbewegung erfolgt entlang der funktionellen Fußlängsachse.
(Quelle: Lanz, Wachstum 1999)

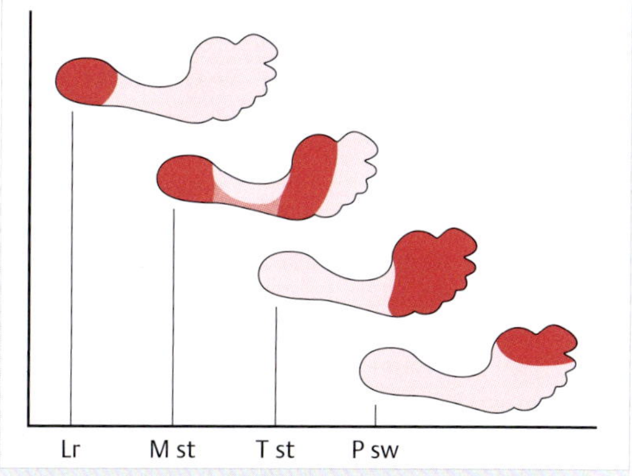

Abb. 2.17 4 Bodenkontaktmuster des Fußes beim Gehen (mod. nach Perry).

Heel-rocker-Funktion (Fersenkipphebel; ▶ Abb. 2.18)

Der während der Gewichtsübernahme durch das nach vorne fallende Körpergewicht auf das Standbein erzeugte Schwung wird durch die Funktionen des Heel rockers erhalten. Er findet während Initial contact und Loading response statt (0–12 % des Gangzyklus).

▶ **Mechanismus.** Die Bodenreaktionskraftlinie befindet sich während Initial contact und Loading response hinter dem Sprunggelenk und löst – verstärkt durch das Gewicht des Fußes – ein externes

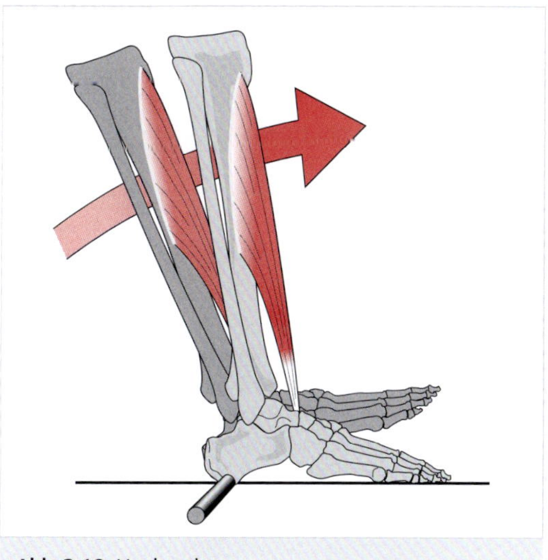

Abb. 2.18 Heel rocker.

Plantarflexionsdrehmoment aus. Durch die runde Oberfläche des Tuber calcanei, dem Fersenbein, wird Bodenkontakt hergestellt. Drehpunkt für den Kipphebelmechanismus ist in dieser Phase der Berührungspunkt zwischen Boden und Ferse. Dabei dient der knöcherne Anteil (Kalkaneus) zwischen dem Drehpunkt und dem Zentrum des Sprunggelenks als instabiler Hebelarm, der sich in einer Rollbewegung in Richtung Boden bewegt, sobald das Körpergewicht auf den Fuß übertragen wird. Dies trägt zusätzlich zur Stoßdämpfung bei. Die Bewegungsachse verläuft durch den Drehpunkt am Fersenbein.

▸ **Muskelaktion.** Die exzentrische Muskelarbeit der prätibialen Muskulatur bremst das »Herunterfallen« des Fußes. Die dadurch entstehende Muskelspannung wirkt wie ein Band, das die Tibia nach vorne zieht und das Kniegelenk um ca. 15° beugt. Nach Tittel (1985) hat der M. quadriceps eine vergleichbare Aufgabe. Während er die Flexion des Kniegelenks durch exzentrische Muskelarbeit zurückhält, bindet er gleichzeitig das Femur an die vorwärtsstrebende Tibia. Dies erzeugt eine Bewegung des Femurs nach vorne (▸ Abb. 2.19; Inman 1981, Perry 1992).

▸ **Ergebnis.** Die Funktion des Heel rockers ermöglicht die Vorwärtsbewegung des gesamten Beines. Im Ergebnis kann die zunächst zum Boden gerichtete Kraft – der Körper fällt am Ende von Terminal swing um 1 cm frei nach unten – zu einem wesentlichen Teil in vorwärtsgerichteten Schwung umgewandelt werden.

Praxistipp

Um die Funktion des Heel rockers bei Patienten mit leichter Plantarflexionsstellung des Sprunggelenks zu erhalten, empfiehlt sich eine Absatzerhöhung. Damit wird der Patient wieder in die Lage versetzt, den Boden zunächst mit der Ferse zu berühren.

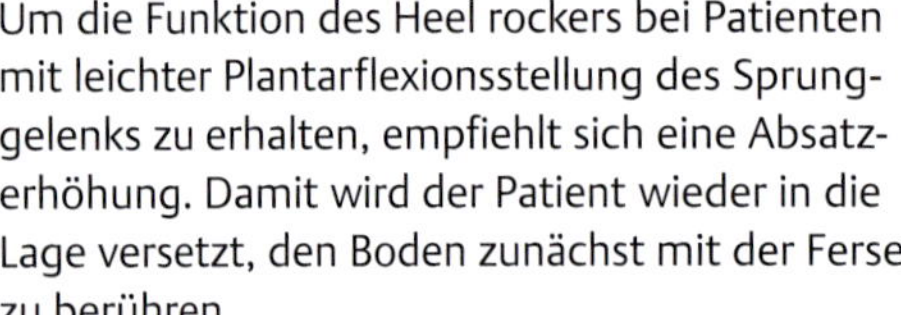

Oft haben geriatrische Patienten geringfügige, dennoch rigide Plantarflexionskontrakturen im Sprunggelenk. In diesen Fällen ist ein Training in Turnschuhen ungeeignet, da diese gewöhnlich zu flach sind. Eine adäquate Absatzerhöhung ist hier in den allermeisten Fällen sinnvoll.

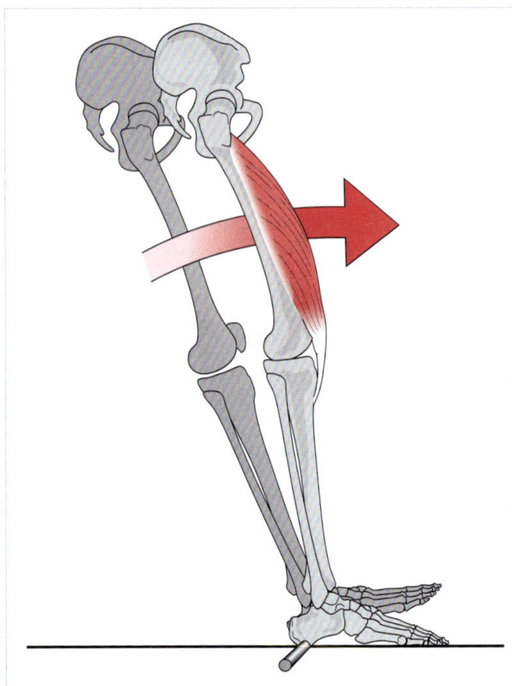

Abb. 2.19 Die Aktivität des M. quadriceps setzt die durch den Heel rocker initiierte Vorwärtsbewegung der Tibia weiter fort.

Ankle-rocker-Funktion (Sprunggelenkkipphebel; ▸ Abb. 2.20)

Der Ankle rocker beschreibt die durch selektive Muskelkontrolle kontrollierte Dorsalextension im Sprunggelenk. Durch die Kontraktion der Wadenmuskulatur wird die Tibia zur stabilen Basis für die Extension im Kniegelenk, während gleichzeitig die Vorwärtsbewegung des Unterschenkels und somit die Weiterführung des Beines ermöglicht wird. Der Ankle rocker findet während Mid stance statt (12–31 % des Gangzyklus).

▸ **Mechanismus.** Die Bodenreaktionskraftlinie bewegt sich in dieser Phase vor das Sprunggelenk und löst daher ein zunehmendes, extern erzeugtes Dorsalextensionsdrehmoment aus. Die Bewegungsachse verläuft jetzt durch das Sprunggelenk, das zum Drehpunkt wird, sobald der Vorfuß den Boden berührt hat. In Mid stance ist der gesamte Fuß am Boden fixiert, und die Tibia kann ihre Vorwärtsbewegung, entsprechend des vorhandenen Schwunges, durch Dorsalextension im Sprung-

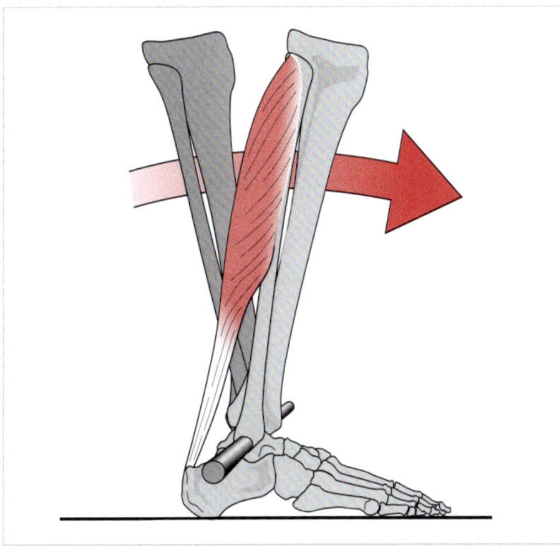

Abb. 2.20 Ankle rocker.

gelenk fortsetzen (Inman 1981, Winter 1983, Perry 1992).

▸ **Muskelaktion.** Der M. soleus hat die Aufgabe, die Vorwärtsbewegung der Tibia zu stabilisieren und bewirkt gleichzeitig – zusammen mit dem M. gastrocnemius – durch exzentrische Muskelarbeit die kontrollierte Dorsalextension des Fußes (Inman 1981, Tittel 1985, Perry 1992).

▸ **Ergebnis.** Kontrollierte Weiterführung des Beines nach vorne.

Praxistipp 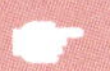

Die Funktion des M. triceps surae ist für die Standstabilität in Mid stance (Einbeinstand) entscheidend. Zeigt der Patient während dieser Phase Instabilität des Kniegelenks, kann dies auf eine Funktionsstörung und/oder Muskelschwäche des M. soleus bzw. M. gastrocnemius hinweisen. Die Instabilität wird durch kleine Flexions- und Extensionsbewegungen am Kniegelenk sichtbar (amerik. = *wobble*).

Forefoot-rocker-Funktion (Vorfußkipphebel; ▸ Abb. 2.21)

Die Funktion des Forefoot rockers ermöglicht eine weitere Vorwärtsbewegung des Beines bei weiter zunehmender kontrollierter Dorsalextension im Sprunggelenk. Dazu wird die Ferse vom Boden abgehoben. Der Forefoot rocker findet während Terminal stance statt (31–50 % des Gangzyklus).

▸ **Mechanismus.** Sobald die Basis der Bodenreaktionskraftlinie die Metatarsalköpfchen erreicht hat, hebt sich die Ferse vom Boden ab. In dieser Phase verläuft die Bewegungsachse des Forefoot rockers an den Metatarsophalangealgelenken. Dabei wird der Mittelfuß zwischen den Drehpunkten an den einzelnen Metatarsophalangealgelenken und dem Sprunggelenk zu einem durch den M. triceps surae stabilisierten Hebelarm, ohne den die Ferse nicht abheben könnte. Das Abrollen erfolgt über die runde Kontur der Metatarsalköpfe. Ist das Körpergewicht über den Drehpunkt hinaus nach vorne gekommen, entsteht eine beschleunigte Vorwärtsbewegung des Körpers (▸ Abb. 2.22).

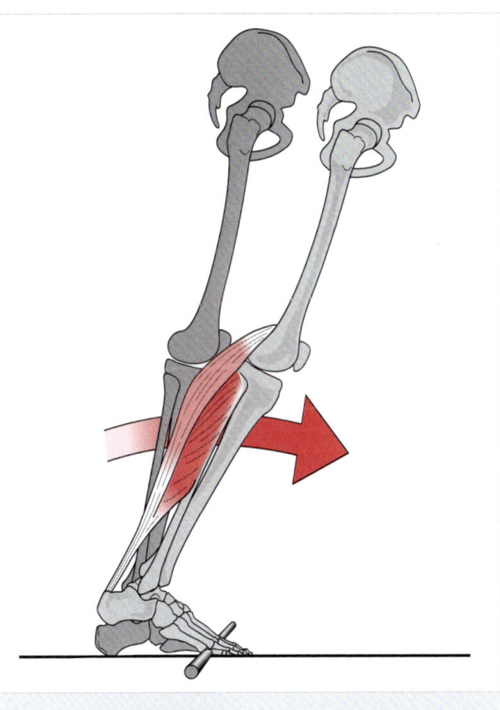

Abb. 2.21 Forefoot rocker.

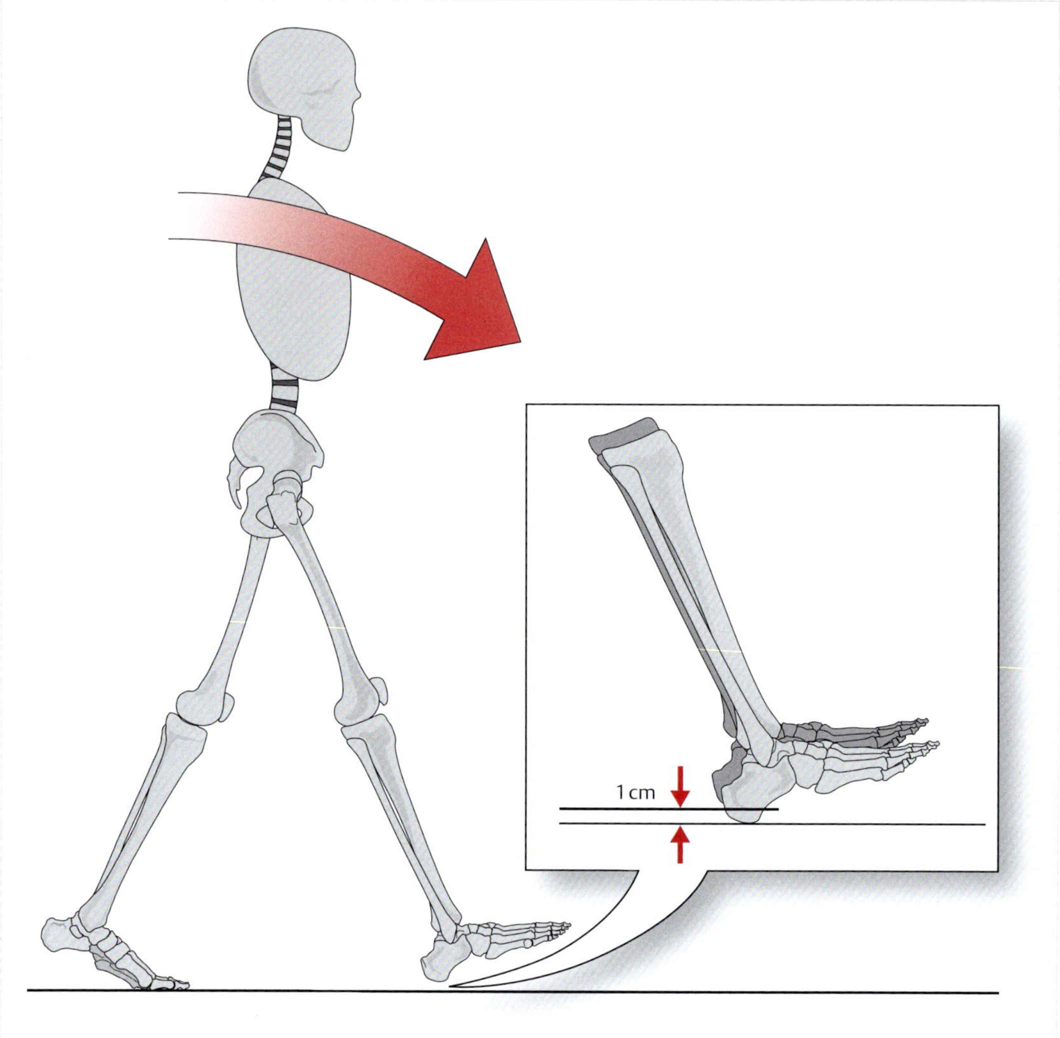

Abb. 2.22 Das Körpergewicht fällt etwa 1 cm (Abstand zwischen Ferse und Boden) im freien Fall am Ende von Terminal swing (rechtes Bein). Das linke Bein ist in Terminal stance.

► **Muskelaktion.** Der M. gastrocnemius und der M. soleus arbeiten beide mit ca. 80 % ihrer Maximalkraft an der Geschwindigkeitsreduktion der tibialen Bewegung in die Dorsalextension (Rohen 1984, Perry 1992). In dieser Phase ist ihre Muskelaktivität 3-mal so groß wie in Mid stance.

► **Ergebnis.** Der Körper kann noch weiter vor seine Unterstützungsfläche verschoben werden, was die stärkste antreibende Kraft erzeugt. Die Funktion des Forefoot rockers (zusammen mit allen Komponenten von Terminal stance) ist die grundlegende Voraussetzung der in Pre-swing beschleunigten Vorwärtsbewegung des Beines.

Praxistipp

Zeigt ein Patient verkürzte Schrittlänge und reduzierte Gehgeschwindigkeit, sollten der Mechanismus des Forefoot rockers, die dazugehörigen Muskelfunktionen sowie die Muskelkraft überprüft werden, da in dieser Phase M. soleus und M. gastrocnemius ihre Aktivitätsmaxima erreichen. Möglicherweise finden sich hier einige Ursachen für Probleme.

Beachte: Der übliche Test der Plantarflexoren ist ungeeignet (Neuer Test der Plantarflexoren (S. 123); Rolle der Plantarflexoren (S. 74)). Unter Umständen muss der Therapeut mit dem Patienten zusätzlich die schnellen und fließenden Wechsel der Muskelaktivitätsformen (konzentrisch, exzentrisch, statisch-dynamisch haltend) des M. triceps surae trainieren. Hierfür eigent sich hervorragend die Technik *Kombination dynamischer Muskelarbeit* aus dem PNF-Konzept. Dabei ist wie immer auf eine für den Patienten adäquate und funktionelle Ausgangsstellung zu achten!

Stoßdämpfung

Der Transfer des Körpergewichts vom hinteren auf den vorderen Fuß stellt einen sehr abrupten Lastwechsel dar. Am Ende von Terminal stance befindet sich der Körperschwerpunkt deutlich vor seiner Unterstützungsfläche (Vorfuß des hinteren Beines). Das entstehende Ungleichgewicht erzeugt ein Nachvornefallen des Passagiers. In diesem Moment ist der bereits für die Standbeinfunktion positionierte (vordere) Fuß des Schwungbeins immer noch 1 cm über dem Boden. Das bedeutet für den Körper eine kurze Zeit des freien Falls. Trifft die Ferse nach dem Fall in Initial contact auf dem Boden auf, ist das Resultat eine *plötzliche* Belastung des vorderen Beines mit ca. 60 % des Körpergewichts in 0,02 s (Saunders 1953, Whittle 2002). Durch die Stoßdämpfungsreaktionen von Sprung-, Knie- und Hüftgelenk wird diese Kraft abgefangen.

Die folgenden 3 Bewegungsmuster erscheinen in Loading response.

Stoßdämpfung durch das Sprunggelenk

Diese stellt den 1. Teil von insgesamt 3 Stoßdämpfungsmechanismen dar (▶ Abb. 2.23). Der Bodenkontakt der Ferse bewirkt unmittelbar eine Plantarflexionsbewegung des oberen Sprunggelenks (Heel rocker) von insgesamt ca. 5°. Ein Teil der Bewegung erfolgt dabei als kurzer freier Fall des Vorfußes in Richtung Boden (Murray 1973). Anschließend wird die Plantarflexionsbewegung durch die vorderen tibialen Muskeln deutlich abgebremst und so der Vorfußkontakt mit dem Boden verzögert. Die Geschwindigkeit, mit der das fallende Körpergewicht auf den Boden trifft, ist entsprechend reduziert.

Stoßdämpfung durch das Kniegelenk

Die Flexion des Kniegelenks ist der 2. und bedeutendste Mechanismus zur Stoßdämpfung (▶ Abb. 2.24). Sie ist eine Reaktion auf die Bewegung des Heel rockers. Die prätibiale Muskulatur bremst den Fall des Fußes ab. Gleichzeitig wirkt ihre Verankerung an Tibia und Fibula wie ein Band, das das Bein zwingt, dem fallenden Fuß nach vorne zu folgen (Tittel 1985, Perry 1992).

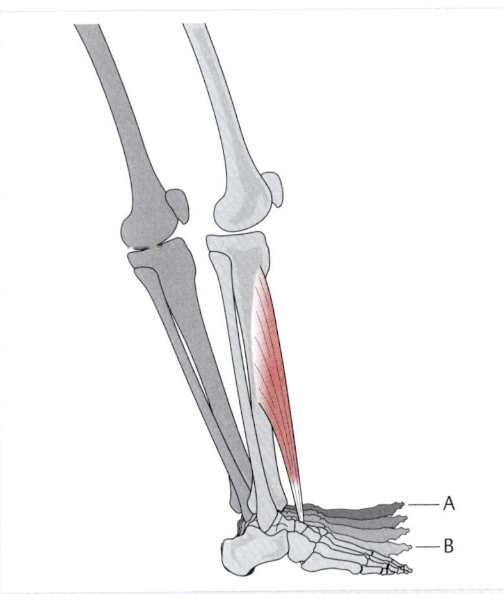

Abb. 2.23 Stoßdämpfungsmechanismus am Fuß: Das »Fallen« des Fußes wird durch exzentrische Aktivität der prätibialen Muskulatur abgebremst.

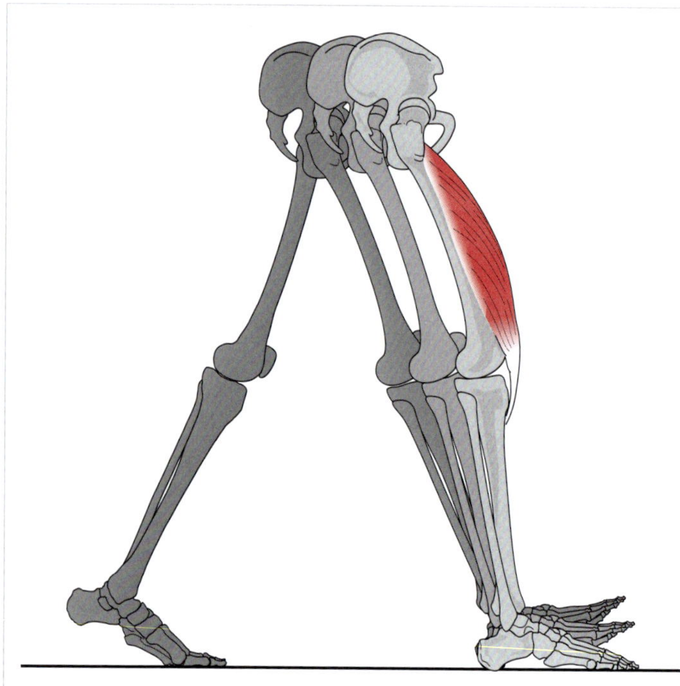

Abb. 2.24 Stoßdämpfungsmechanismus am Kniegelenk: kontrollierte Flexion am Kniegelenk durch exzentrische Aktivität des M. quadriceps.

Die Vorwärtsbewegung der Tibia reduziert die zur Verfügung stehende Unterstützung für den Oberschenkel, was dem Körper ermöglicht, sich (nach vorne) zu senken. Dies verursacht zusätzliche Kniegelenkflexion, da das Gelenkzentrum jetzt deutlich vor der Bodenreaktionskraftlinie liegt (Inman 1981, Perry 1992).

Die exzentrische Aktivität des M. quadriceps zur Kontrolle übermäßiger Kniegelenkflexion transferiert gleichzeitig einen Teil der Gewichtsbelastung durch den Bodenaufschlag auf die Muskelmasse. So wird die Belastung des Kniegelenks entsprechend reduziert.

Stoßdämpfung durch das Hüftgelenk

Ebenso plötzlich wie das gewichtübernehmende Bein belastet wird, kommt es zur Entlastung des anderen Beins, das nun zum Schwungbein wird. Dabei entfällt die Unterstützung des Beckens auf der Seite des Schwungbeins, und es erfolgt eine Beckenabsenkung auf dieser Seite. Der Passagier, der auf der Mitte des Beckens sitzt, senkt sich ebenfalls.

Nach Tittel (1985) verhindern die Abduktoren der Standbeinseite durch zunächst exzentrische, dann statisch-dynamisch haltende Muskelarbeit ein wesentliches Absenken des Beckens (Beckenabsenkung ca. 4°). Auch hier wird der durch den Aufprall des Beines auf den Boden entstehende Stoß durch Muskelaktivität absorbiert (▶ Abb. 2.25). Im Resultat wird die Belastung des Hüftgelenks der Standbeinseite reduziert.

Praxistipp 

Eine adäquate Stoßdämpfung ist zur Schonung der Gelenke an Beinen und Rumpf von großer Bedeutung. Chronische HWS-, BWS- oder LWS-Syndrome mit Schmerzzuständen können ihre Ursache in mangelnder oder fehlender Stoßdämpfung haben. Daher empfiehlt sich gerade bei Patienten mit den genannten Schmerzzuständen eine eingehende Untersuchung aller Stoßdämpfungsmechanismen des Lokomotors.

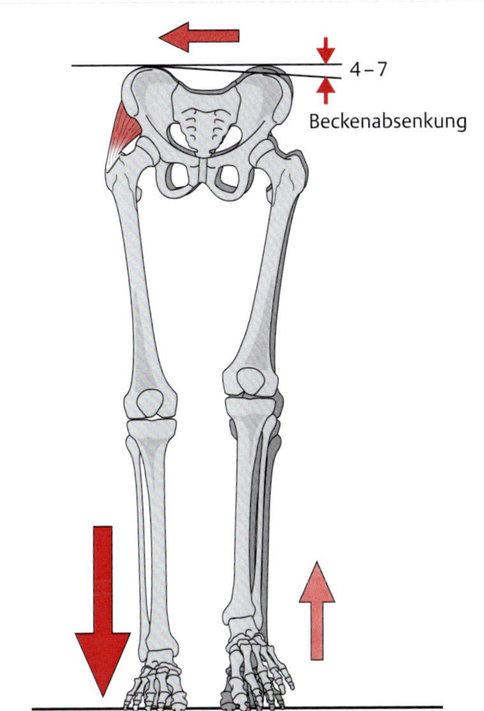

Abb. 2.25 Stoßdämpfungsmechanismus am Hüftgelenk: Kontralaterale Beckenabsenkung (Schwungbeinseite) wird durch exzentrische Muskelarbeit der Hüftgelenkabduktoren (Standbeinseite) abgebremst.

Energieeinsparung und Determinants of Gait

Die Effizienz jeder Aktivität wird durch das Verhältnis zwischen geleisteter Arbeit und dem dafür benötigten Energieverbrauch bestimmt (Marees u. Mester 1991). Während des Gehens wird zunächst selektiv Muskelaktivität eingesetzt, um das ständig nach vorne fallende Körpergewicht zu kontrollieren. Darüber hinaus wird Energie benötigt, um das Schwungbein vor den Körper zu bringen. Diese Faktoren, zusammen mit dem zurückgelegten Weg, bestimmen das Maß der geleisteten Arbeit.

Im physiologischen Sinne wird alles als Arbeit bezeichnet, was einen Energieumsatz im Muskel bedingt. Physikalisch gesehen bedeutet Arbeit (Maßeinheit J = Joule), ein Gewicht (N = Newton) über eine Strecke (m = Meter) zu transportieren.

Physiologisch gibt es 2 weitere Aspekte. Die Intensität der geleisteten Muskelarbeit als Teil der Maximalkraft zeigt die Fähigkeit einer Person, der gestellten Aufgabe gewachsen zu sein. Die für die Muskelaktivität benötigte Menge an Energie zeigt ihre Ausdauer. Unbegrenzte Ausdauer setzt voraus, dass der Energieverbrauch beim Gehen unterhalb des menschlichen kardiopulmonalen Mittelpunkts liegt, ausgehend von der Energie, die eine Person maximal produzieren kann (Silbernagel 1996).

Der Grenzwert wird als *50% VO_2 max.* bezeichnet. Die normale Gehgeschwindigkeit von etwa 80 m/min nimmt ca. 38 % der maximalen kardiopulmonalen Leistung in Anspruch. Daher ist das Gehen nicht so mühelos, wie allgemein angenommen wird (Waters 1978).

Um den Gesamtaufwand an Energie beim Gehen möglichst gering zu halten, existieren 2 Mechanismen zur Energieeinsparung, die *Körperschwerpunktmodulation* und die *selektive Muskelkontrolle.* Beide tragen dazu bei, die benötigte Kraft und die Dauer der Muskelaktivität zu reduzieren (Perry 1992)

Körperschwerpunktmodulation (KSP-Modulation)

Die Körperschwerpunktmodulation sorgt dafür, dass der Körperschwerpunkt nur möglichst geringe Abweichungen von der – idealerweise geraden – Vorwärtsbewegungslinie erfährt. Sie stellt den Hauptmechanismus zur Reduzierung von Muskelaktivität dar und sorgt somit für beträchtliche Energieeinsparung. Bliebe das vom Lokomotor getragene Körpergewicht auf konstanter Höhe und in einer geraden Linie, wäre der für das Gehen benötigte Energieaufwand gering. Dies ist nach Inman (1981) bei der menschlichen reziproken, bipedalen Art der Fortbewegung jedoch nicht möglich.

Der aufrechte menschliche Gang zeigt 2 energieaufwendige Situationen innerhalb eines Gangzyklus. Weil rechtes und linkes Bein abwechselnd die Unterstützungsfunktion des Passagiers übernehmen, wird das Körpergewicht ständig von einer Seite zur anderen verlagert. Zusätzlich wechseln die Beine ihre vertikale Ausrichtung zwischen doppelter und einfacher Unterstützung, was eine deutliche Änderung der Beckenhöhe und somit eine Auf- und Abwärtsbewegung der Körpermasse verursacht (Murray 1975).

Der Körper befindet sich während der beiden doppelt unterstützen Phasen in seiner niedrigsten Position. In Mid stance (unterstützendes Bein steht

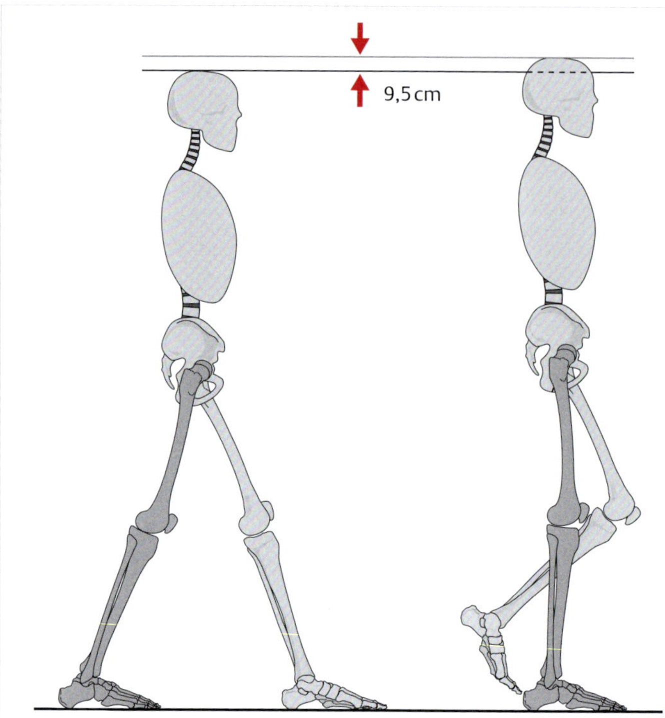

Abb. 2.26 Ohne modulierende Mechanismen würde der Körper um 9,5 cm angehoben, was schnell zur Erschöpfung führen würde.

mit gestrecktem Kniegelenk senkrecht) erreicht der Körper die maximale Höhe. Gäbe es keine modifizierenden Mechanismen, betrüge der dabei am Hüftgelenk entstehende Höhenunterschied ca. 9,5 cm, die seitliche Verschiebung des Körpers ca. 8 cm. Ein sich ständig wiederholendes Anheben des Körperschwerpunktes um 9,5 cm sowie der Ausgleich der seitlichen Verschiebung führte beim Gehen schnell zur Erschöpfung (▸ Abb. 2.26).

Mithilfe einer Kombination aus 6 Bewegungsabläufen (*Determinants of gait)* werden diese transversalen und vertikalen Verschiebungen auf weniger als 50 % ihrer Auslenkung reduziert (Inman et al. 1981, Perry 1992). Dies minimiert den zum Gehen benötigten Energieaufwand erheblich.

Determinants of Gait

Die *Determinants of Gait* (die bestimmenden Faktoren des Gehens) wurden erstmalig von Saunders (1953) beschrieben. Das Konzept hat bis heute Bestand und wurde lediglich von Inman et al. (1981) und Rose und Gamble (1994) geringfügig modifiziert.

Einige Publikationen neueren Datums weisen jedoch darauf hin, dass kontralaterale Beckenabsenkung sowie Kniegelenkflexion im Stand (hier: Kniegelenkmechanismus) eventuell nur geringfügig oder auch gar nicht zur Energieeinsparung beitragen (Gard u. Childress 1997). Obwohl diese Bewegungen auftreten, könnten hierfür andere Ursachen zugrunde liegen.

Das Konzept hat dennoch aktuelle Gültigkeit und enthält wichtige Informationen, die es ermöglichen, bestimmte pathologische Mechanismen besser zu verstehen, besonders, wenn es die Beurteilung und/oder Verbesserung der *Effizienz* des Gehens betrifft.

▸ 6 spezifische Bewegungsabläufe

- kontralaterale Beckenabsenkung
- transversale Rotation des Beckens
- laterale Verschiebung des Beckens und physiologische Valgusstellung
- koordinierter Sprung- und Kniegelenkmechanismus
- kontrollierte Dorsalextension in Mid stance

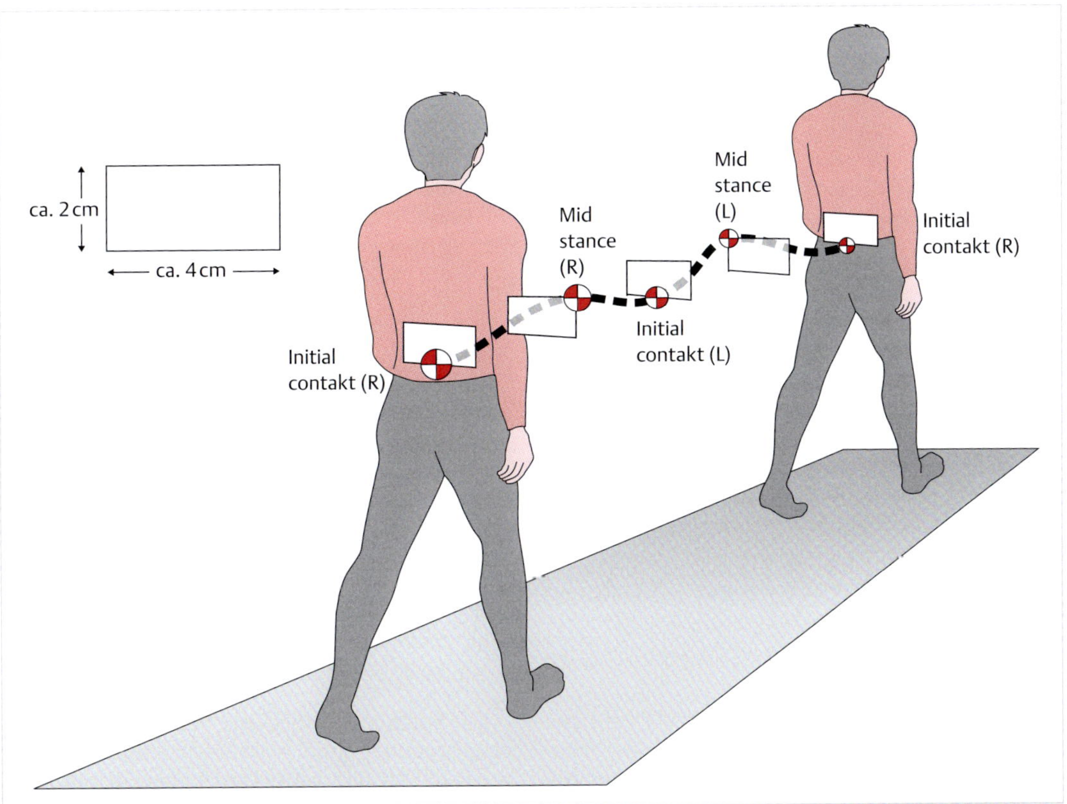

Abb. 2.27 Durch die modulierenden Mechanismen innerhalb eines Gangzyklus reduzieren sich die Auslenkungen des Körperschwerpunkts auf insgesamt jeweils ca. 2 cm vertikal sowie horizontal (mod. nach Perry 1992).

- Fersenanhebung in Terminal stance und Fersenkontakt in Initial contact.

Eine Kombination dieser 6 Bewegungsabläufe erreicht eine erhebliche Verbesserung der Effizienz des Gehens, da sie Folgendes bewirken:

- Reduktion der vertikalen Anhebung des KSP
- Reduktion der vertikalen Absenkung des KSP
- Reduktion der lateralen Verschiebungen des KSP
- sanfte Übergänge bei jedem Richtungswechsel

Die Bewegungsausschläge des KSP im dreidimensionalen Raum werden durch die Kombination der 6 Bewegungsabläufe erheblich reduziert. So verringern sich die vertikalen Verschiebungen von 9,5 cm auf lediglich ca. 2,3 cm, die lateralen auf insgesamt nur 4,6 cm (▶ Abb. 2.27).

Darüber hinaus werden abrupte Richtungswechsel vermieden, was eine weitere energieeinsparende Maßnahme darstellt. Zusammengenommen reduzieren die hier aufgeführten Effekte den Energieaufwand während des normalen Gehens um mehr als 50 %.

Die ersten 3 *Determinants* beziehen sich auf die Bewegungen des Beckens. Dabei entstehen die kontralaterale Beckenabsenkung und die transversale Rotation des Beckens passiv, wenn das Becken dem Schwungbein folgt und sich aus der Ebene nach unten senkt. Die laterale Verschiebung erfolgt entsprechend der Verlagerung des Körpergewichts auf das Standbein.

Die *Determinants* 4–6 beziehen sich auf Bewegungsmuster der Beine. Die Mechanismen, die hier je nach Gangphase differieren, tragen ebenfalls dazu bei, vertikale Abweichungen des KSP während des Gehens auszugleichen (Inman 1981, Winter 1988, Perry 1992, Whittle 2001).

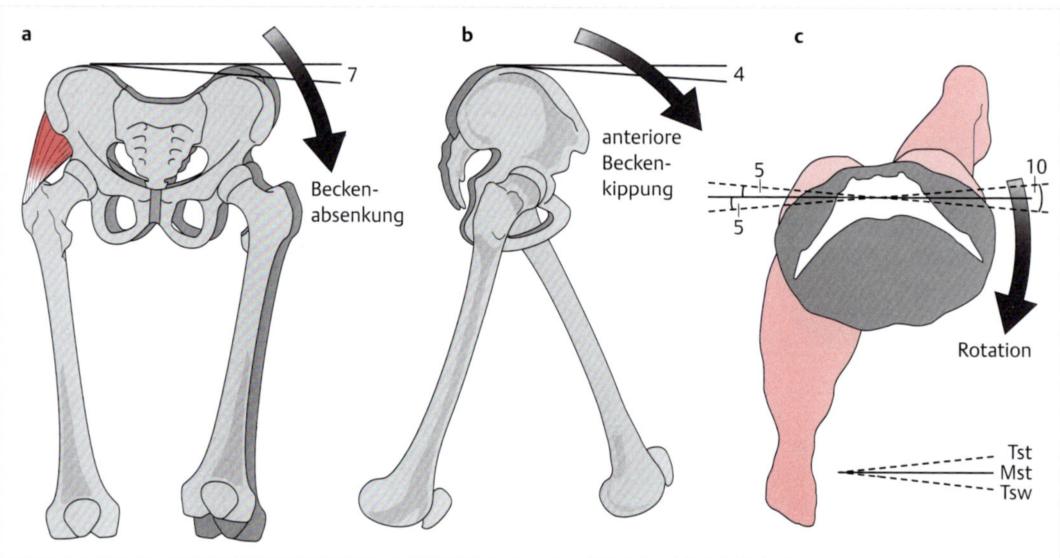

Abb. 2.28 Dreidimensionale Bewegungen am Becken reduzieren die Auslenkungen des Körperschwerpunkts. **a** Beckenabsenkung um ca. 4–7°. **b** Anteriore Beckenkippung um ca. 4°. **c** Transversale Beckenrotation um ca. 10°.

▶ **Kontralaterale Beckenabsenkung.** Das gestreckte Standbein in Mid stance führt zu einer Anhebung des KSP. Die Absenkung des Beckens auf der kontralateralen Seite senkt jedoch gleichzeitig auch die Basis des Passagiers. Die Gewichtsverlagerung auf das Standbein zu Beginn der Standphasen verlagert die Unterstützung des Beckens von der Schwungseite auf die Standseite. Dies hat eine Beckenabsenkung von ca. 4–7° in der Frontalebene zur Folge (▶ Abb. 2.28).

Die Hälfte der entstehenden Absenkung wird auf den KSP übertragen, da dieser über der Mitte zwischen den Hüftgelenken liegt. Dieser Effekt wird während der einfach unterstützten Phasen durch anteriore Beckenkippung um 4° verstärkt (▶ Abb. 2.28), die ebenfalls dazu beiträgt, eine zu große vertikale Anhebung des KSP zu verhindern.

▶ **Transversale Rotation des Beckens.** Die posteriore/anteriore Rotation des Beckens beträgt insgesamt 10° und setzt sich aus 5° Vorwärtsrotation (dem Schwungbein folgend), der neutralen Ausrichtung in Mid stance sowie 5° Rückwärtsrotation in Terminal stance (Trailing limb) zusammen (▶ Abb. 2.28).

Die Rotation des Beckens bewirkt im Ergebnis eine Reduktion der vertikalen Absenkung des KSP während der doppelt unterstützten Phasen. Dazu tragen im Wesentlichen 2 Faktoren bei:

- *Funktionelle Verlängerung der Beine:* Durch Rotation des Beckens in eine leicht schräge Position vergrößert sich die Distanz zwischen den beiden Punkten des Bodenkontakts und der Basis des Rumpfes.
- *Annäherung der Hüftgelenke an die Mittellinie* (und somit der unterstützenden Füße): Dadurch wird die Spurbreite reduziert, sodass die Unterstützungsfläche besser unter den KSP platziert und größere laterale Bewegungen des Passagiers verhindert werden.

Beide Faktoren reduzieren die Auslenkungen der Hüftgelenke unter Erhalt der Schrittlänge. Bei einem Versuch, die gleiche Schrittlänge ohne Beckenrotation zu erzeugen, müssten sich die Hüftgelenke sowohl stärker beugen als auch strecken. Im Ergebnis reduziert die Rotation des Beckens ein Absenken des KSP während der doppelt unterstützten Phasen (▶ Abb. 2.29).

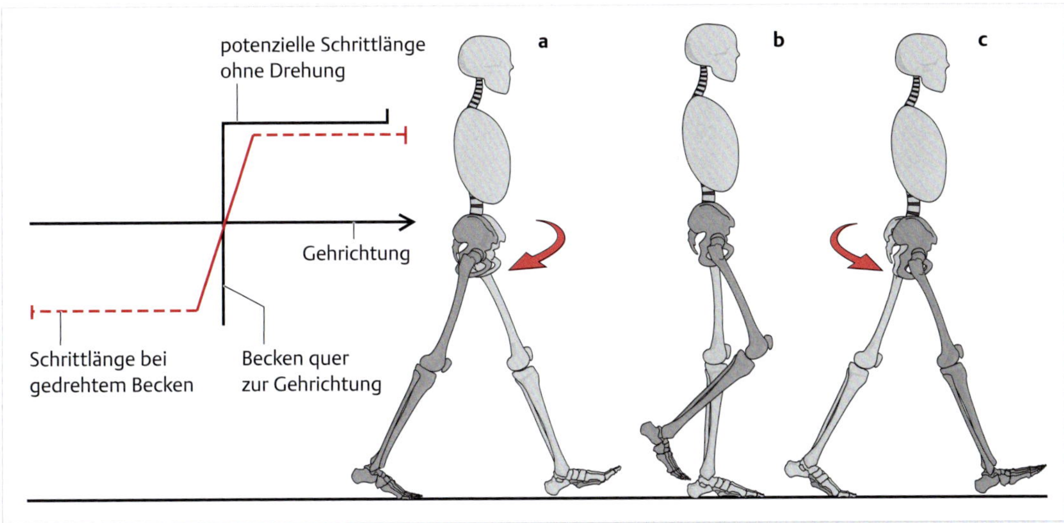

Abb. 2.29 Die Rotation des Beckens vergrößert die Schrittlänge.

Praxistipp

Bei Parkinson-Patienten sollten die Rotationsbewegungen des Beckens überprüft werden. Oft ist die Rotation stark reduziert oder gar nicht vorhanden. Da sie jedoch zur Schrittlänge und zur Energieeinsparung beiträgt, sollten adäquate Beckenbewegungen erarbeitet werden.

▶ **Laterale Verschiebung des Beckens und physiologische Valgusstellung.** Die laterale Verschiebung des Beckens minimiert die seitlichen Auslenkungen des KSP. Hierzu tragen 2 Faktoren bei:

- Die natürliche Valgusstellung zwischen Femur und Tibia (▶ Abb. 2.30) und;
- die leichte Kniegelenkadduktion bei Belastung.

Anatomisch beträgt die Entfernung zwischen den Hüftgelenken etwa 20–25 cm. Der natürliche Inklinationswinkel zwischen Femur und Tibia platziert die Kniegelenke sowie die unterstützenden Füße näher beieinander als eine von den Hüftgelenken zum Boden verlaufende vertikale Linie. Damit sich die Füße in der Standposition nicht überkreuzen, kommt es zu einer physiologischen Valgusstellung im Kniegelenk, die die Schrittbreite auf ca. 8 cm festlegt. Mit der Gewichtsbelastung des Standbeins in Loading response ist eine leicht zunehmende Adduktion des Kniegelenks zu beobachten, die den KSP noch näher über dem unterstützenden Fuß platziert.

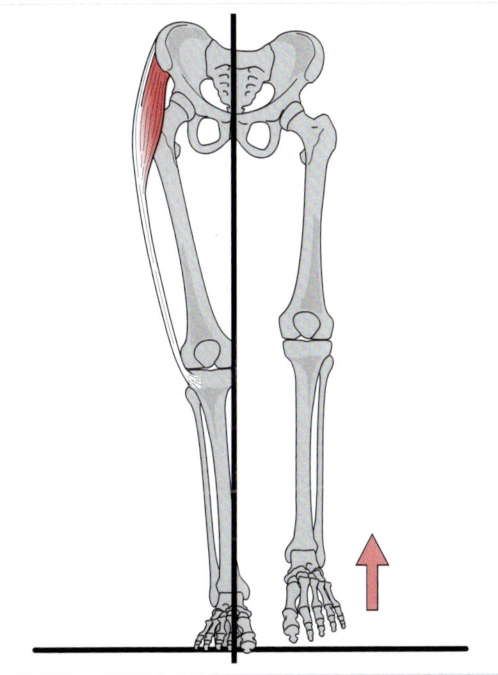

Abb. 2.30 Die physiologische Valgusstellung im Kniegelenk reduziert die Spurbreite.

▸ **Koordinierter Sprung- und Kniegelenkmechanismus.** In Initial contact und Loading response – mit beginnendem Gewichtstransfer auf das Standbein – verringern eine Kombination aus zunehmender Plantarflexion am Sprunggelenk und vermehrter Kniegelenkflexion eine deutliche Anhebung des KSP. Am Ende von Loading response, wenn die Tibia nahezu senkrecht steht, befindet sich das Kniegelenk in 15° Flexion.

▸ **Kontrollierte Dorsalextension in Mid stance.** In Mid stance kommt es zur Extension des Kniegelenks. Die damit verbundene Anhebung des KSP wird durch gleichzeitige Dorsalextension im Sprunggelenk minimiert.

▸ **Fersenanhebung in Terminal stance und Fersenkontakt in Initial contact.** Durch Dorsalextension in Terminal stance entsteht ein vertikales Absenken des KSP. Die Fersenanhebung in dieser Phase wirkt einem Senken des KSP durch die entstehende funktionelle Verlängerung des Beines entgegen. In Initial contact findet gleichermaßen eine Verlängerung des Beines (hier durch Fersenkontakt und bei gestrecktem Kniegelenk) statt. Damit wird einem Absenken des KSP entgegengewirkt und die vertikalen Auslenkungen des Körpers während des Gehens werden ausgeglichen (▸ Abb. 2.31).

▸ **Zusammenfassung.** Alle 6 Determinants of Gait dienen der Verringerung von KSP-Bewegungen. Eine Reduktion der vertikalen Anhebung im Einbeinstand wird durch kontralaterale Pelvisabsenkung und anteriore Beckenkippung um 4°, in Kombination mit Sprunggelenkplantarflexion und Kniegelenkflexion des Standbeins erreicht. Eine Reduktion vertikaler Absenkungen des KSP in den doppelt unterstützten Phasen wird sowohl durch Fersenanhebung in Terminal stance als auch durch initialen Fersenkontakt mit Kniegelenkextension – verbunden mit transversaler Beckenrotation – erreicht. Eine Reduktion der lateralen Verschiebungen des KSP erfolgt durch die Beckenrotationen und die mediale femurale Angulation.

Im Gegensatz zum Stehen ist der KSP beim Gehen nicht über der Unterstützungsfläche platziert. Das entstehende Ungleichgewicht wird zusätzlich durch Massenträgheit kontrolliert.

Diese Mechanismen bewirken alle zusammen, dass sich der KSP entlang einer ausgewogenen dreidimensionalen sinusoidalen Linie bewegt, bei der sich geringe vertikale und transversale Verschiebungen vermischen. Die damit verbundene Energieeinsparung durch verminderte Muskelaktivität zur Kontrolle der KSP-Bewegungen ist erheblich.

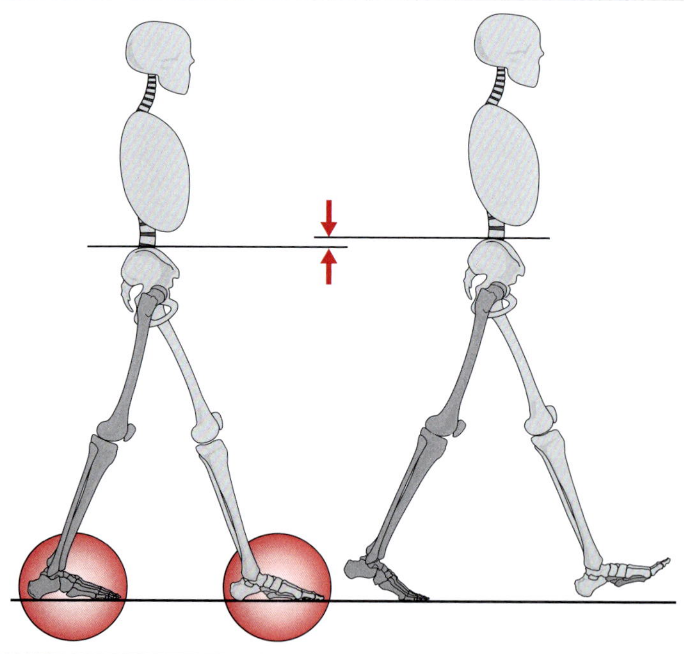

Abb. 2.31 Die Fersenanhebung in Terminal stance sowie der Fersenkontakt in Initial contact reduzieren ein übermäßiges Absinken des KSP.

Energieeinsparung durch selektive Muskelkontrolle

Durch Nutzen von *Schwung* und *passiver Stabilität* während des Gehens wird Muskeleinsatz – wann immer möglich – ersetzt, um Energie einzusparen. Zeitpunkt und Stärke der Muskelaktivitäten werden dabei unabhängig voneinander verändert. Dies geschieht sowohl in den Stand- als auch in den Schwungphasen.

Selektive Muskelkontrolle in der Standphase

Während der gesamten Standphase wird Muskelarbeit dann notwendig, wenn durch das nach vorne fallende Körpergewicht das Gleichgewicht verloren geht. Die Kraft, die dabei durch die Ausrichtung des Bodenreaktionskraftvektors instabilisierend auf die Gelenke wirkt, muss durch entsprechend entgegenwirkenden Muskeleinsatz ausgeglichen werden. Die dabei an den Gelenken auftretenden rotatorischen Kräfte werden *Drehmoment* genannt (Marees u. Mester 1991).

Die in der Sagittalebene zu kontrollierenden Drehmomente bewirken die *Hüftgelenk-* und *Kniegelenkflexion* sowie *Dorsalextension* und *Plantarflexion* des Sprunggelenks. In der Frontalebene müssen die Hüftgelenk*adduktion* und *-abduktion* sowie die Sprunggelenk*supination* und *-pronation* kontrolliert werden. Auch die Drehmomente der Transversalebene werden an jedem Gelenk kontrolliert.

Die antagonistisch wirkenden Muskelaktionen stehen dabei nach Mester (1991) in allen Fällen in direktem Verhältnis zur Größe der vorhandenen Drehmomente an den Gelenken. Sobald eine alternative Gelenkkontrolle möglich wird, entspannen sich die Muskeln entsprechend. So entsteht ein kontinuierlicher Wechsel zwischen den Drehmomenten einerseits und den kontrollierenden Mechanismen von Muskelaktivität, Schwung und passiver Spannung der Ligamente und Faszien andererseits (Kap. 4, Exkurs Drehmomente (S. 131); Winter 1990, Perry 1992).

▸ **Hüftgelenkkontrolle.** Die Hüftgelenkextensoren kontrahieren nur zu Beginn der Gewichtsübernahme. Danach entspannt sich diese Muskulatur und ermöglicht so dem Hüftgelenk, sich durch den Schwung von Heel rocker und Aktivität des M. quadriceps am Kniegelenk nahezu *passiv* zu strecken, da der Oberschenkel nun schneller nach vorne kommt als das Becken (Lyons et al. 1983).

▸ **Kniegelenkkontrolle.** Die größte Aktivität des M. quadriceps am Kniegelenk tritt in Loading response auf, wenn der Körpervektor hinter der Gelenkachse verläuft und daher ein externes Kniegelenkflexionsdrehmoment bewirkt. Sobald der Vektor vor der Kniegelenkachse verläuft, entspannt sich der M. quadriceps, auch wenn das Kniegelenk bis dahin noch keine volle Extension erfahren hat. Die restliche Streckbewegung wird durch den vorhandenen Schwung realisiert.

▸ **Sprunggelenkkontrolle.** Im Unterschied zu den übrigen Gelenken erfordert die Kontrolle des Sprunggelenks ständige Muskelaktivität. Diese beginnt mit Loading response und dauert bis zur frühen Pre-swing an. Dabei erfolgt eine Energieeinsparung, indem das Ausmaß der Kokontraktion der Antagonisten minimal gehalten wird. Eine zusätzliche Möglichkeit der Energieeinsparung ergibt sich aus den mit unterschiedlicher Intensität eingesetzten Plantarflexoren in den verschiedenen Gangphasen. Der Krafteinsatz in Mid stance ist gering, da sich das Bein über den fixierten Fuß nach vorne bewegt. In Terminal stance ist die Kontraktion der Plantarflexoren am größten, da hier das Körpergewicht vom Vorfuß unterstützt werden muss.

Selektive Muskelkontrolle in der Schwungphase

Die Beinbewegung innerhalb der Schwungphase entsteht durch eine Kombination aus Schwung, Schwerkraft und direkter Muskelkontrolle. Die Vorbereitung auf die Schwungphase beginnt in Pre-swing und beruht auf der Residualkraft der deaktivierten Plantarflexoren in Verbindung mit der instabilen Unterstützungsfläche. Die Hüftgelenkflexion wird durch Aktivität des M. adductor longus unterstützt, der das Becken vor dem ipsilateralen Absenken bewahrt. Hieraus resultiert eine Kniegelenkflexion von 40°, die ohne direkte Muskelaktivität erreicht wird.

In Initial swing entsteht eine Kniegelenkflexion von 60° durch das Zusammenspiel von Hüftgelenkflexion und Trägheit der Tibia. Nur minimale Muskelaktivität unterstützt diesen Vorgang.

In Mid swing wird das Kniegelenk passiv gestreckt. Für einen kurzen Moment in der späten Mid swing entspannen sich sogar die Dorsalextensoren des Sprunggelenks, sobald die Zehenspitzen außer »Gefahr« sind, über den Boden zu schleifen. Nur in Terminal swing entsteht eine starke Beanspruchung der Extensoren von Hüft-, Knie- und

Sprunggelenk. Alle Extensoren sind dafür zuständig, das Bein sicher und verlässlich auf die bevorstehende Gewichtsübernahme vorzubereiten.

2.5 Kinematik und Kinetik der Gangphasen – Schlüsselkonzept

Im Folgenden werden die Funktionen an jedem Gelenk ausführlich und genau beschrieben. Alle Informationen über die wesentlichen Voraussetzungen und Funktionen des Gehens werden in einem Gesamtkonzept der Beinfunktionen zusammengefasst. Dieses »Schlüsselkonzept« des normalen Gehens kann als Referenz in einer Behandlung/Untersuchung genutzt werden, da es die für jede Phase charakteristischen Gelenkstellungen sowie die wichtigsten Muskelaktivitäten enthält und *entscheidende Ereignisse* (Critical events) jeder einzelnen Gangphase benennt. Diese beschreiben die Bewegungen und Gelenkpositionen, die zur Ausführung der funktionellen Aufgabe der jeweiligen Gangphase unentbehrlich sind (▸ Abb. 2.32).

Die im Schlüsselkonzept enthaltenen Informationen über die Physiologie des Gehens stellen die essenzielle Grundlage für das Erkennen von Gangabweichungen durch Beobachtung dar. Jeder Therapeut mit diesem Wissen kann – zusammen mit ausreichender Übung, dem Training des Beobachtens unter Supervision eines Ganganalyseinstruktors und einiger Erfahrung – viele Pathologien des Gehens erkennen. Darüber hinaus wird er in die Lage versetzt, Hauptprobleme zu identifizieren, und zwar weit über die bekannten Gangabweichungen (z. B. Trendelenburg und Duchenne) hinaus.

2.5.1 Phasen der Gewichtsübernahme (Initial contact und Loading response)

▸ **Spezifische Leistungen**

- Vorwärtsbewegung
- Stabilität
- Stoßdämpfung

Initial contact 0 % Gangzyklus (▸ Abb. 2.33)

Der Begriff *Initial contact* beschreibt den Moment des Fersenkontakts mit dem Boden. Der vorangegangene freie Fall aus ca. 1 cm Höhe auf den Bo-

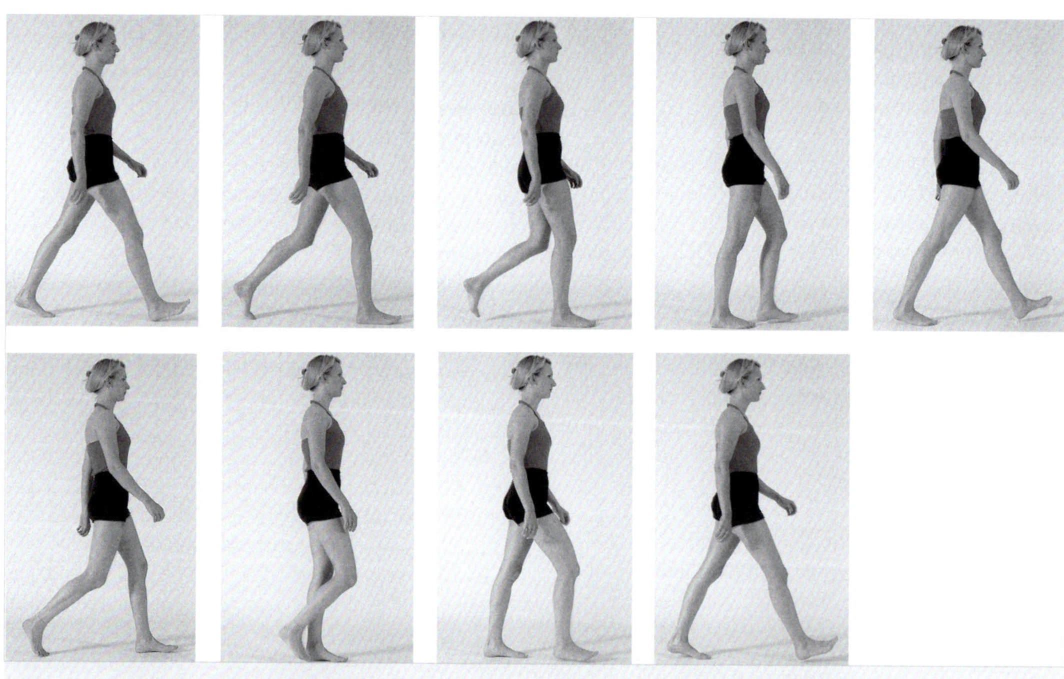

Abb. 2.32 Gangzyklus und seine Phasen.

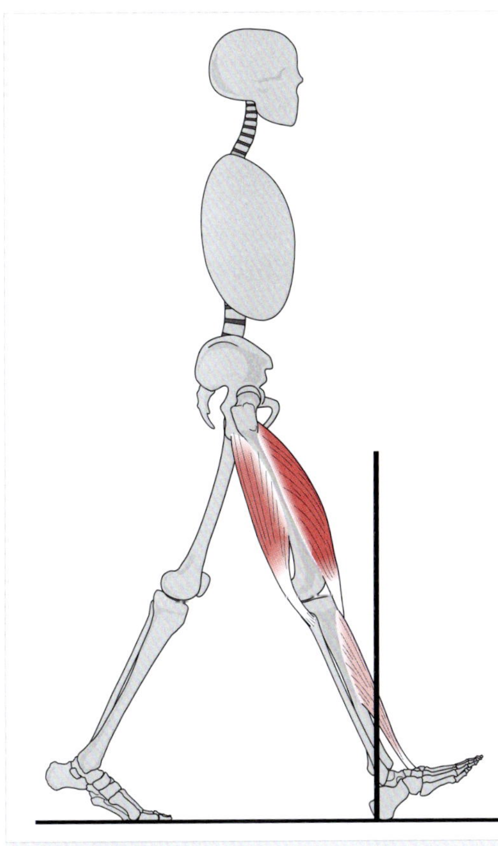

Abb. 2.33 Initial contact.

den erzeugt eine kurze heftige Bodenreaktionskraft. Der daraus resultierende Bodenreaktionskraftvektor bewirkt 3 instabile Gelenksituationen:

- *Sprunggelenk:* Plantarflexionsdrehmoment
- *Hüftgelenk:* Flexionsdrehmoment
- *Rumpf:* Flexionsdrehmoment

Am Kniegelenk entsteht eine Situation mit Stabilität (Extensionsdrehmoment). In dieser Phase soll das Bein so positioniert sein, dass Progression und Stabilität initiiert werden. Das kontralaterale Bein befindet sich in Pre-swing.

▸ **Entscheidendes Ereignis in IC.** Fersenkontakt mit dem Boden, um die optimale Funktion des Heel rockers (Fersenkipphebel) zu gewährleisten (▸ Tab. 2.7).

Tab. 2.7 Initial contact

Hüftgelenk	• 20° Flexion • Extensoren aktiv
Kniegelenk	• 5° Flexion • M. quadriceps ohne M. rectus femoris aktiv
oberes Sprunggelenk	• Neutral-Null-Stellung • prätibiale Muskulatur aktiv
Subtalargelenk	• Neutral-Null-Stellung bis leichte Inversion • M. tibialis anterior aktiv • M. extensor digitorum longus aktiv • M. extensor hallucis longus aktiv

Loading response – 0–12 % Gangzyklus (▸ Abb. 2.34)

Das Intervall dieser Phase erstreckt sich von 0–12 % des Gangzyklus. Der durch den plötzlichen Bodenkontakt und die Gewichtsverlagerung auf das Referenzbein hervorgerufene Stoß wird abgefedert, damit der Aufprall des Körpergewichts auf den Boden nicht zu heftigen Erschütterungen im ganzen Körper führt. (Zur Erinnerung: 60 % des Körpergewichts werden in nur 0,02 s auf das Referenzbein übertragen.)

Der Heel rocker (Fuß senkt sich flach zum Boden) löst an Knie-, Sprung- und Subtalargelenk Mechanismen zur Stoßdämpfung aus. Größe und Verlauf des Körpervektors fordern für diese Aufgabe die höchste Muskelaktivität im gesamten Gangzyklus, da an jedem Gelenk starke Drehmomente ausgelöst werden. Dabei spielt das Knieglenk eine wichtige Rolle für die jetzt benötigte dynamische Stabilität. Es kommt zu einer kurzen gleichzeitigen Kontraktion des M. quadriceps und der ischiokruralen Muskulatur. Das kontralaterale Bein befindet sich in Pre-swing.

▸ **Entscheidende Ereignisse in LR**

- Die kontrollierte Kniegelenkflexion bewirkt eine Stoßdämpfung und Kniegelenkstabilität.
- Funktion des Heel rockers.
- Die Hüftgelenkstabilisation sorgt für eine aufrechte Haltung des Rumpfes (▸ Tab. 2.8).

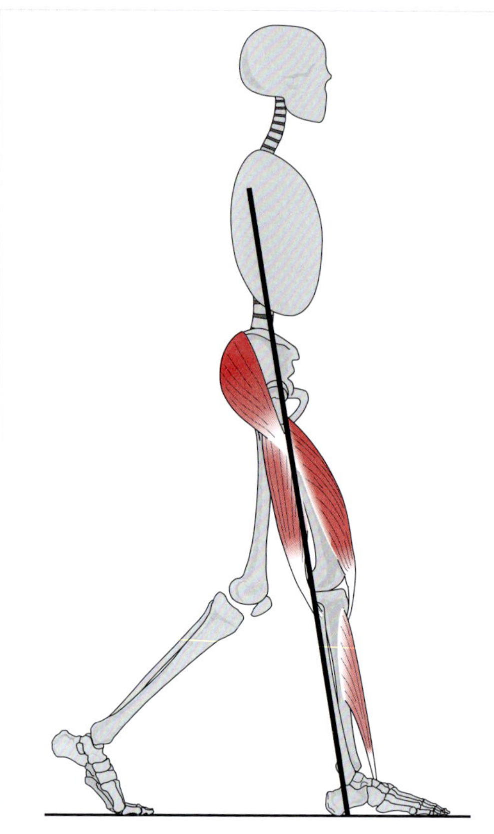

Abb. 2.34 Loading response.

Tab. 2.8 Loading response

Hüftgelenk	• 20° Flexion • Extensoren und Abduktoren aktiv
Kniegelenk	• 15° Flexion • M. quadriceps ohne M. rectus femoris aktiv
oberes Sprunggelenk	• 5° Plantarflexion • prätibiale Muskulatur aktiv
Subtalargelenk	• 5° Eversion des Kalkaneus erzeugt subtalare Pronation • M. tibialis posterior und M. tibialis anterior aktiv
(Metatarsophalangealgelenke)	• Neutral-Null-Stellung

2.5.2 Phasen des Einbeinstands (Mid stance und Terminal stance)

► **Spezifische Leistungen**
- Stabilität
- Erhalt der Vorwärtsbewegung

Mid stance – 12–31 % Gangzyklus (► Abb. 2.35)

Das Intervall dieser Phase erstreckt sich von 12–31 % des Gangzyklus. Das gesamte Körpergewicht lastet jetzt auf einem Bein. Der Körper bewegt sich kontrolliert über den stützenden Fuß. Im Laufe von Mid stance verlagert sich die dynamische Stabilität des Kniegelenks hin zum Sprunggelenk. Die hohe Muskelaktivität an Knie- und Hüftgelenk aus Loading response nimmt deutlich ab und endet in der frühen Mid stance. Die exzentrische Aktivität der Wadenmuskulatur steuert jetzt die Stabilität des Beines (besonders des Kniegelenks!) und ermöglicht durch den Ankle rocker eine kontrollierte tibiale Vorwärtsbewegung.

In dieser Phase sind die wechselnde Ausrichtung des Körpervektors in Bezug zu Knie- und Hüftgelenk sowie der durch das kontralaterale Bein erzeugte Schwung von Bedeutung. Solange der Körpervektor posterior zum Kniegelenk verläuft (frühe Phase), ist zur Stabilisation Aktivität des M. quadriceps notwendig. Die Muskelaktivität endet mit dem Verlauf des Körpervektors anterior zum Kniegelenk in der späten Phase. Das kontralaterale Bein bewegt sich von Initial swing nach Mid swing.

► **Entscheidendes Ereignis in MSt**
- Kontrollierte Vorwärtsbewegung der Tibia; (► Tab. 2.9).

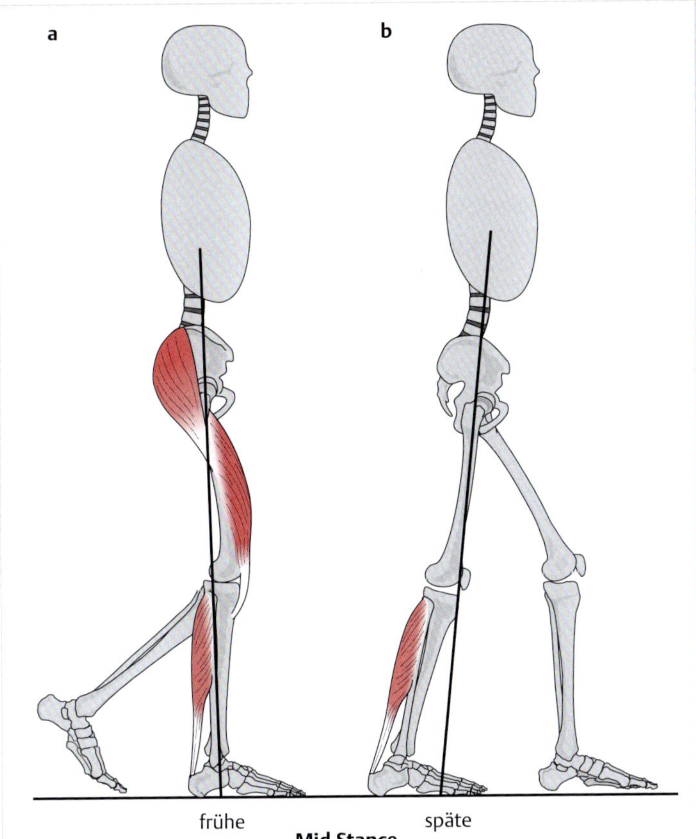

Abb. 2.35 Frühe und späte Mid stance.

Tab. 2.9 Mid stance

Hüftgelenk	• Neutral-Null-Stellung • Abduktoren aktiv
Kniegelenk	• 5° Flexion • M. quadriceps (ohne M. rectus femoris) nur initial aktiv • am Ende der Phase keine Muskelaktivität
oberes Sprunggelenk	• 5° Dorsalextension • Plantarflexoren exzentrisch aktiv
Subtalargelenk	• Reduktion der Eversion • Inversionsmuskeln aktiv (M. soleus, M. tibialis posterior, M. flexor digitorum longus, M. flexor hallucis longus) • M. peronaeus longus und M. peronaeus brevis aktiv zur seitlichen Stabilisierung
(Metatarsophalangealgelenke)	• Neutral-Null-Stellung

Terminal stance – 31–50 % Gangzyklus (► Abb. 2.36)

Das Intervall dieser Phase erstreckt sich von 31–50 % des Gangzyklus. Der Fuß rollt ab, und der Körperschwerpunkt verlagert sich weit über die Unterstützungsfläche des Vorfußes hinaus (Trailing limb). In dieser Phase hebt die Ferse vom Boden ab. Die kräftige exzentrische Aktivität der Plantarflexoren stabilisiert dabei dynamisch das obere Sprunggelenk, was auch zu nahezu passiver Stabilität an Knie- und Hüftgelenk führt. Die subtalare Reduktion der Eversion verriegelt den Fuß so, dass ein fester Hebel entsteht und das Körpergewicht über die Köpfchen der Metatarsophalangealgelenke abrollen kann (siehe Forefoot-rocker-Funktion (S.47)).

In dieser Phase erzeugen 2 Faktoren durch Beschleunigung der Körpermasse eine Vorwärtsbewegung:

- Da sich der Körperschwerpunkt weit vor der Unterstützungsfläche befindet, fällt dieser (gewissermaßen in freiem Fall in einem Bogen) nach vorne. Dies ist laut Perry (1992) die wesentliche Komponente der Vorwärtsbewegung.
- Die Vorwärtsbeschleunigung wird durch den nach vorne gerichteten Schwung des kontralateralen Beines unterstützt, das sich in Terminal swing befindet.

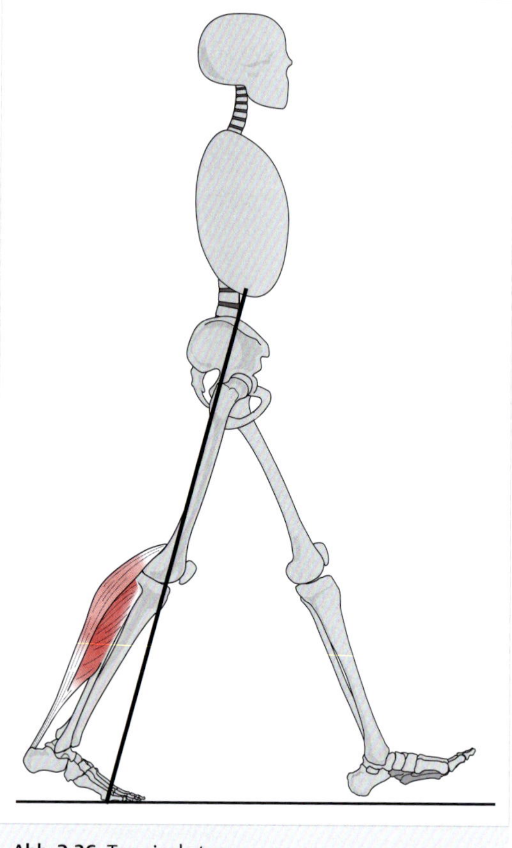

Abb. 2.36 Terminal stance.

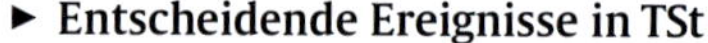

► Entscheidende Ereignisse in TSt

- kontrollierte Dorsalextension am Sprunggelenk mit Ablösung der Ferse vom Boden
- Trailing limb (► Tab. 2.10), d. h. Hyperextension im Hüftgelenk (siehe Glossar)

Tab. 2.10 Terminal stance

Hüftgelenk	• 20° sichtbare Hyperextension • keine Muskelaktivität
Kniegelenk	• 5° Flexion • keine Muskelaktivität
oberes Sprunggelenk	• 10° Dorsalextension • Plantarflexoren maximal aktiv
Subtalargelenk	• Reduktion der Eversion auf 2° • Inversionsmuskeln maximal aktiv (M. soleus, M. tibialis posterior, M. flexor digitorum longus, M. flexor hallucis longus) • M. peronaeus longus und M. peronaeus brevis aktiv zur seitlichen Stabilisierung
(Metatarsophalangealgelenke)	• 30° Extension • M. flexor hallucis longus und M. flexor digitorum longus aktiv

2.5.3 Phasen der Schwungbeinvorwärtsbewegung (Pre-swing, Initial swing, Mid swing und Terminal swing)

► **Spezifische Leistungen**
- Fußablösung vom Boden
- Vorwärtsbewegung des Beines
- Vorbereitung des Beines auf die Standphase

Pre-swing – 50–62 % Gangzyklus (► Abb. 2.37)

Das Intervall dieser Phase erstreckt sich von 50–62 % des Gangzyklus. Das Bein wird entlastet und durch eine schnelle starke Flexion des Kniegelenks auf die Schwungphase vorbereitet. Dabei wird das Körpergewicht über den Vorfuß hinweg nach vorne geführt (Zehen haben noch Bodenkontakt) und gleichzeitig auf das kontralaterale Bein übertragen. In dieser Phase haben beide Füße Bodenkontakt. Dies ist die terminale doppelt unterstützte Standphase. Das kontralaterale Bein befindet sich in Initial contact/Loading response.

Die Vorschwungphase wird zwar noch als Standphase bezeichnet, gehört aber funktionell zu den Schwungphasen, da schon hier über die Hälfte der in Initial swing benötigten Kniegelenkflexion (größtenteils passiv) erzeugt wird (Perry 1992). Hier handelt es sich um »intersegmentale Dynamik«, da die Flexionsbewegung am Hüftgelenk eine Kniegelenkflexion verursacht (Powers 1999).

Pre-swing wird oft als *Push-off-* oder *Abdruckphase* bezeichnet. Dabei wird allgemein davon ausgegangen, dass der Körper nach vorne gebracht wird. Genau betrachtet, handelt es sich um ein Vorwärtsbeschleunigen des Beines. Es wird Kraft zur Verfügung gestellt, die es erlaubt, das Bein in Schwung zu setzen (Perry 1992, Kirtley 2001).

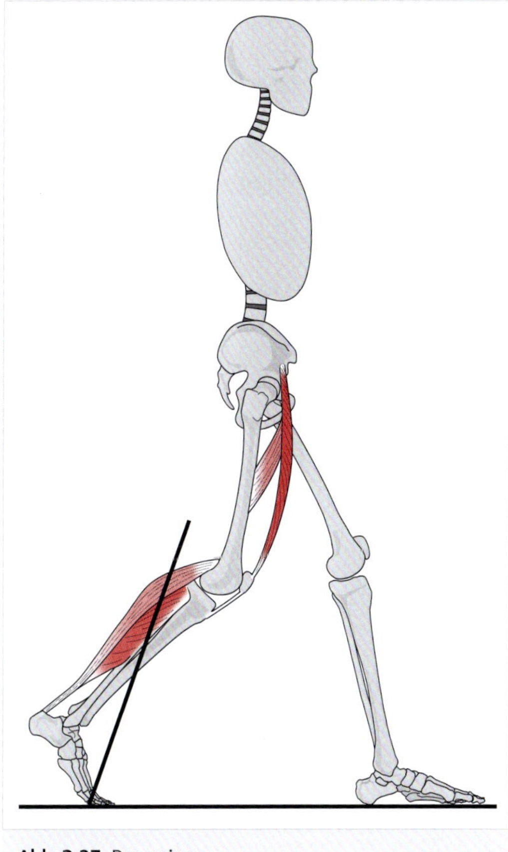

Abb. 2.37 Pre-swing.

► **Entscheidende Ereignisse in PSw**
- passive Kniegelenkflexion von 40°
- Plantarflexion des Sprunggelenks (► Tab. 2.11)

Tab. 2.11 Pre-swing

Hüftgelenk	• 10° sichtbare Hyperextension • beginnende Aktivität des M. adductor longus
Kniegelenk	• 40° Flexion • keine Muskelaktivität
oberes Sprunggelenk	• 15° Plantarflexion • nur residuale Muskelaktivität der Plantarflexoren • Kurz nach Beginn der Phase keine Muskelaktivität der Plantarflexoren
Subtalargelenk	• Neutral-Null-Stellung
(Metatarsophalangealgelenke)	• 60° Dorsalextension • M. flexor hallucis longus und M. flexor digitorum longus zeigen nur zu Beginn der Phase Restaktivität • Kurz nach Beginn der Phase endet ihre Aktivität

Initial swing – 62–75 % Gangzyklus (▶ Abb. 2.38)

Das Intervall dieser Phase erstreckt sich von 62–75 % des Gangzyklus. Der Fuß hebt vom Boden ab. Der Oberschenkel beginnt schnell nach vorne zu schwingen. Das Bein bewegt sich innerhalb von 0,1 s ca. 20 cm nach vorne (Perry 1992), weshalb Initial swing auch Beschleunigungsphase genannt wird.

Das aus Pre-swing kommende Sprunggelenk befindet sich immer noch in leichter Plantarflexion. Die Bewegung des Sprunggelenks in Richtung Dorsalextention reicht jedoch nicht aus, um das Abheben und Vorwärtsbewegen des Beines zu ermöglichen. Dies wird hauptsächlich durch Flexion an Knie- und Hüftgelenk bewirkt.

Neben den eingelenkigen Hüftgelenkflexoren M. adductor longus und M. iliacus werden als zweigelenkige Muskeln M. sartorius und M. gracilis konzentrisch aktiv und beugen Hüft- und Kniegelenk simultan. Die Kniegelenkflexion wird vom kurzen Kopf des M. biceps femoris unterstützt. Die zweigelenkigen Hamstrings sind nicht aktiv, da sie das Hüftgelenk strecken würden. Das kontralaterale Bein ist in der frühen Mid stance.

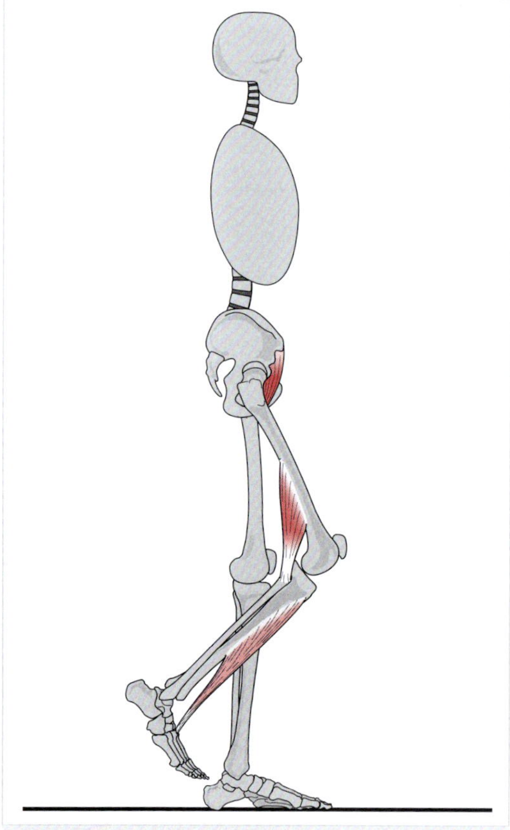

Abb. 2.38 Initial swing.

Tab. 2.12 Initial swing

Hüftgelenk	• 15° Flexion • Flexoren aktiv
Kniegelenk	• 60° Flexion • Flexoren aktiv
oberes Sprunggelenk	• 5° Plantarflexion • prätibiale Muskulatur aktiv
Subtalargelenk	• Neutral-Null-Stellung • prätibiale Muskulatur aktiv
(Metatarsophalangealgelenke)	• Neutral-Null-Stellung • prätibiale Muskulatur aktiv

▶ Entscheidende Ereignisse in ISw

- Hüftgelenkflexion 15°;
- Kniegelenkflexion 60° (▶ Tab. 2.12).

Mid swing – 75–87 % Gangzyklus (▶ Abb. 2.39)

Das Intervall dieser Phase erstreckt sich von 75–87 % des Gangzyklus. Das Becken befindet sich in neutraler Position. Der Oberschenkel setzt seine Flexionsbewegung fort, das Kniegelenk beginnt sich zu strecken. Die Tibia steht senkrecht zum Boden. Der Fuß bleibt vom Boden abgehoben. Der Abstand des Fußes zum Boden (ca. 1 cm) ist jetzt abhängig von der Gelenkstellung an Sprung- und Hüftgelenk.

Durch den Vorwärtsschwung des Oberschenkels ist die Aktivität der Flexoren nur minimal und die Kniegelenkextensionsbewegung nahezu passiv. Gegen Ende der Phase werden die Hamstrings aktiv. Das kontralaterale Bein ist jetzt in der späten Mid stance.

▶ Entscheidende Ereignisse in MSw

- Zunehmende Hüftgelenkflexion auf 25°
- Dorsalextension des Sprunggelenks bis Neutral-Null-Stellung (▶ Tab. 2.13)

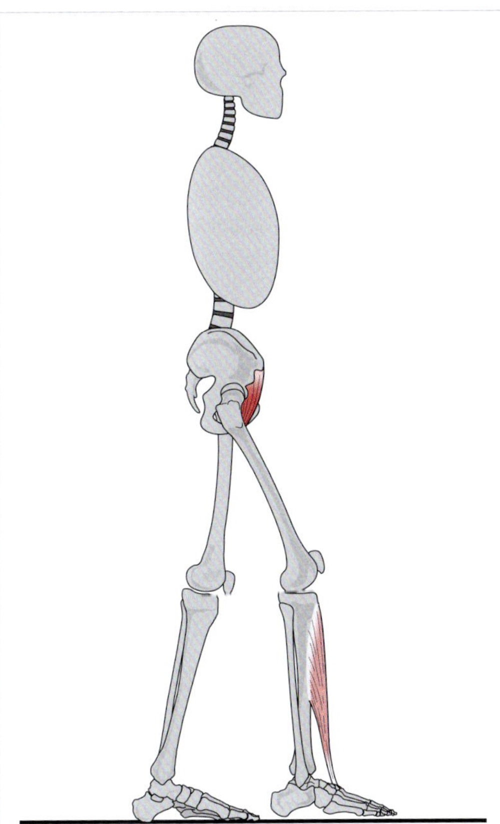

Abb. 2.39 Mid swing.

Tab. 2.13 Mid swing

Hüftgelenk	• 25° Flexion • Flexoren zu Beginn aktiv • Hamstrings gegen Ende aktiv
Kniegelenk	• 25° Flexion • M. biceps femoris caput breve nur zu Beginn aktiv
oberes Sprunggelenk	• Neutral-Null-Stellung • prätibiale Muskulatur aktiv
Subtalargelenk	• Neutral-Null-Stellung • prätibiale Muskulatur aktiv
(Metatarsophalangeal-gelenke)	• Neutral-Null-Stellung • prätibiale Muskulatur aktiv

Terminal swing – 87–100 % Gangzyklus (▸ Abb. 2.40)

Das Intervall dieser Phase erstreckt sich von 87–100 % des Gangzyklus. Es ist die Übergangsphase von der Schwung- in die Standphase! Die Flexion am Hüftgelenk bleibt bestehen, das Kniegelenk streckt sich in Richtung Neutral-Null-Stellung. Der Fuß befindet sich weit vor dem Körper in optimaler Ausgangsstellung für den bevorstehenden Bodenkontakt mit der Ferse. Das Sprunggelenk bleibt in Neutral-Null-Stellung.

Terminal swing bereitet das Bein für den Stand vor. Dafür sorgt die simultane Aktivität der ischiokruralen Muskulatur sowie des M. quadriceps femoris. Die exzentrische Muskelarbeit der ischiokruralen Muskulatur bremst den Vorwärtsschwung des Oberschenkels. Hüft- und Kniegelenke können gegen Ende der Phase um wenige Grade (ca. 0–5°) von ihrem maximalen Bewegungsaus-

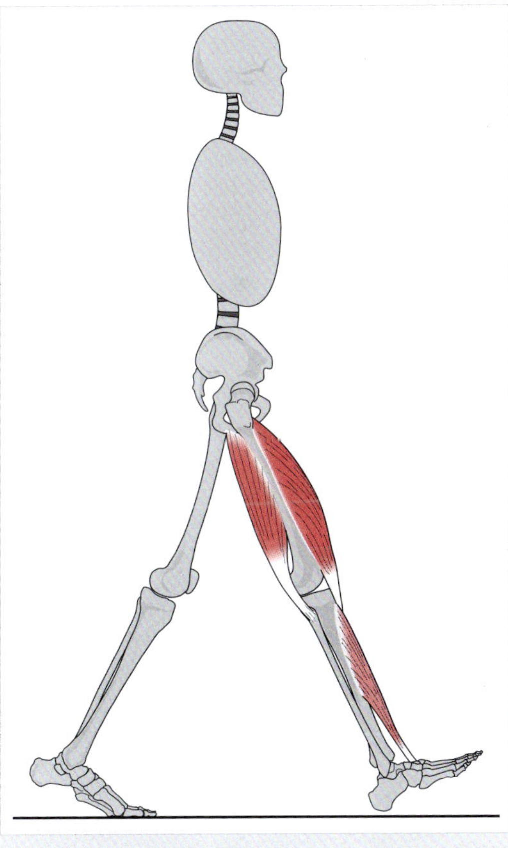

Abb. 2.40 Terminal swing.

Tab. 2.14 Terminal swing

Hüftgelenk	• 20° Flexion • ischiokrurale Muskulatur aktiv
Kniegelenk	• 0° (bis 5° Flexion) • M. quadriceps aktiv
oberes Sprunggelenk	• Neutral-Null-Stellung • prätibiale Muskulatur aktiv
Subtalargelenk	• Neutral-Null-Stellung (leichte Inversion) • prätibiale Muskulatur aktiv
(Metatarsophalangealgelenke)	• 0–25° Extension • prätibiale Muskulatur aktiv

maß zurückfallen; jedoch sind diese geringfügigen Veränderungen optisch nicht wahrnehmbar!

Hüftgelenkflexion (20°), Kniegelenkextension und Vorwärtsrotation des Beckens (5°) tragen zur Schrittlänge bei (Kap. 2.3.4). Das kontralaterale Bein befindet sich in Terminal stance.

► **Entscheidendes Ereignis in TSw.** Kniegelenkextension bis Neutral-Null-Stellung (0–5° Flexion; ► Tab. 2.14).

Die Gesamtübersicht über Bewegungsausmaße in allen Gangphasen finden Sie im Anhang.

2.6 Gelenke im Detail

Jeweils typische Gelenkstellungen und Bewegungen stehen in direktem Zusammenhang mit den *spezifischen Leistungen* (Accomplishments) einer Gangphase und tragen zur Erfüllung der 3 funktionellen Aufgaben bei. Diejenigen Gelenkstellungen und/oder Bewegungen, die dabei von essenzieller Bedeutung für die jeweilige *spezifische Leistung* sind, werden als *entscheidende Ereignisse* (Critical events) bezeichnet.

Jede Gangphase beinhaltet eine oder mehrere entscheidende Ereignisse am Sprung-, Knie- oder Hüftgelenk in der sagittalen Ebene. Weitere, aber eher subtile Bewegungen, erscheinen in allen 3 Ebenen an Fuß, Knie- und Hüftgelenk sowie Becken. Weil die Bewegungen an Sprung-, Knie- und Hüftgelenk in der sagittalen Ebene in Bezug auf die entscheidenden Ereignisse die wesentlichen sind, stehen sie bei der beobachtenden Ganganalyse im Mittelpunkt.

Für jede der 8 Phasen des Gangzyklus werden Sprung-, Knie- und Hüftgelenk sowie Becken und Rumpf unter den in ► Tab. 2.15 aufgeführten 4 Gesichtspunkten beschrieben.

Tab. 2.15 Pre-swing

deutscher Begriff	englischer Begriff
Bewegungsausmaß	Range of motion (ROM)
Drehmoment-Anforderung	Torque demand (TD)
Muskelaktivität	Muscle action (MA)
funktionelle Bedeutsamkeit	Functional significance (FS)

► **Bewegungsausmaß.** Die Gelenkpositionen (Bewegungsausmaß) verändern sich während des Gehens konstant. Die Bewegungen vollziehen sich rasch und sind daher schwer zu beobachten. Um die beobachtende Ganganalyse zu erleichtern, wurden nur die Gelenkstellungen und Bewegungen ausgewählt und beschrieben, die charakteristisch für die jeweilige Gangphase sind. Die in den Grafiken dargestellten Bewegungsausmaße zeigen die durchschnittlichen Bewegungspositionen innerhalb des Gangzyklus an.

► **Drehmomentanforderung.** Bislang konnten Drehmomente nur für die Standphasen dargestellt werden. Die Angaben hierfür wurden aus den Bodenreaktionskräften abgeleitet, gemessen mithilfe von Bodenkraftplattensystemen. Die Drehmomentanforderungen an den Gelenken in den Schwungphasen können nicht mittels dieser Systeme gemessen werden und erfolgen durch inversdynamische Berechnungen. Daher sind von außen auf die Gelenke einwirkende Drehmomentanforderungen sowohl für die Stand- als auch die Schwungphasen ermittelbar und werden hier angegeben.

► **Muskelaktivität.** Zur Vereinfachung werden Muskelaktivitäten nur als »an« oder »aus« dargestellt. Der Moment der höchsten Muskelaktivität wird durch ein kleines Dreieck angezeigt. Muskelaktivitäten unter 5 % der maximalen isometrischen Muskelkontraktion werden nicht angegeben.

Beachte **M!**

Um ein besseres Verständnis für das Folgende zu entwickeln, ist ein genaues Verständnis der Bedeutung von Drehmomentanforderungen und den damit verbundenen Muskelaktivitäten erforderlich (Kap. 4).

2.6.1 Sprunggelenk und Metatarsophalangealgelenke (Talokrural- und MTP-Gelenke)

Funktionelle Aufgabe Gewichtsübernahme

Initial contact – 0 % Gangzyklus (▶ Abb. 2.41)

▶ **Bewegungsausmaß IC**

- Das Sprunggelenk befindet sich in Neutral-Null-Stellung.
- Die MTP-Gelenke sind in 0–25° Dorsalextension (▶ Abb. 2.46).

▶ **Drehmomentanforderung IC.** Das Plantarflexionsdrehmoment wird folgendermaßen erzeugt:

- Der Körpervektor verläuft hinter dem Sprunggelenk.
- Der Bodenkontaktpunkt an der Ferse liegt hinter dem Sprunggelenk.

▶ **Muskelaktivitäten IC.** M. tibalis anterior, M. extensor digitorum longus und M. extensor hallucis longus (prätibiale Muskulatur) positionieren den Fuß für Loading response.

▶ **Funktionelle Bedeutung IC.** Der Fuß wird für die Heel-rocker-Aktion in Loading response richtig positioniert.

Beachte **M!**

Diese Phase wird in der herkömmlichen Terminologie auch *Fersenaufprall* (Heel strike) genannt. Diese Bezeichnung wird jedoch problematisch, wenn zuerst der Vorfuß auf dem Boden auftrifft.

Funktionelle Aufgabe Gewichtsübernahme

Loading response – 0–12 % Gangzyklus (▶ Abb. 2.42)

▶ **Bewegungsausmaß LR**

- Die Bewegung aus der Neutral-Null-Stellung in 5° Plantarflexion verläuft sehr schnell.
- Die MTP-Gelenke senken sich am Ende der Stoßdämpfungsphase von 25° Dorsalextension bis in die Neutral-Null-Stellung.

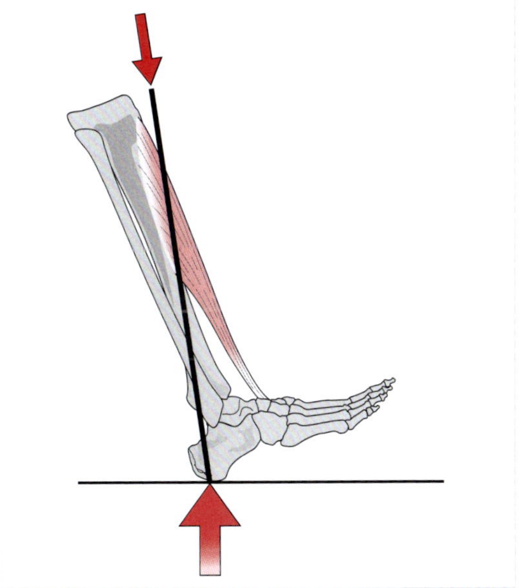

Abb. 2.41 Initial contact. Der Körpervektor verläuft hinter dem Sprunggelenk und löst ein Plantarflexionsdrehmoment aus.

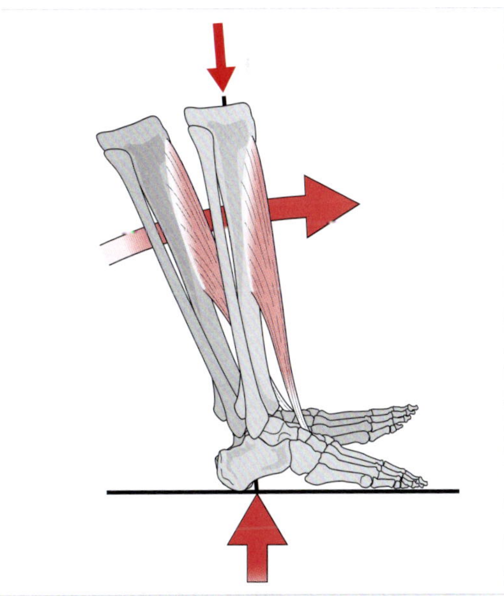

Abb. 2.42 Loading response. Die prätibiale Muskulatur arbeitet dem Plantarflexionsdrehmoment exzentrisch entgegen und bewegt die Tibia nach vorne.

► **Drehmomentanforderung LR.** Der Körpervektor verläuft innerhalb der Ferse hinter dem Sprunggelenk und erzeugt ein Plantarflexionsdrehmoment, das sich in der späten Loading response verringert.

► **Muskelaktivitäten LR**

- Zu Beginn der Bewegung fällt der Vorfuß kurz passiv in die Plantarflexion.
- Die prätibialen Muskeln mindern den Aufprall des Fußes auf dem Boden, indem sie exzentrisch die schnelle Plantarflexion abbremsen.
- Der M. tibialis anterior erreicht seine Spitzenaktivität.
- M. soleus und M. gastrocnemius werden gegen Ende der Stoßdämpfungsphase aktiv, um die Vorwärtsbewegung der Tibia zu kontrollieren.

► **Funktionelle Bedeutung LR.** Dies bewirkt die Funktion des Heel rockers. Die prätibialen Muskeln mindern den Aufprall des Fußes und ziehen die Tibia nach vorne, wodurch der Vorwärtsschwung und die Kniegelenkflexion ausgelöst werden.

Diese Phase wird in der herkömmlichen Terminologie auch *Fußsohlenbodenkontakt* (Foot flat) genannt.

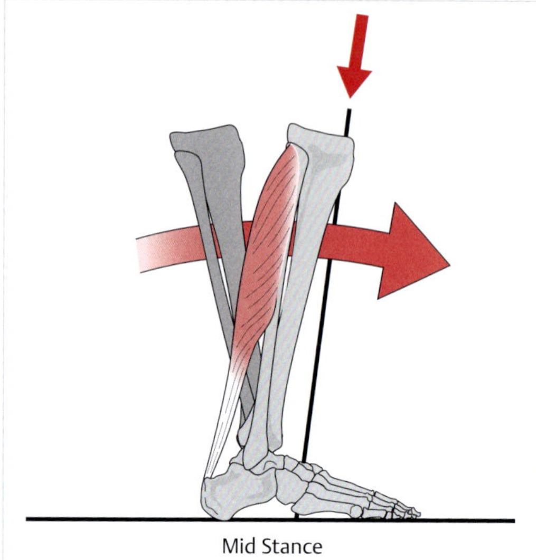

Abb. 2.43 Mid stance. Der Körpervektor verläuft vor dem Sprunggelenk und löst ein zunehmendes Dorsalextensionsdrehmoment aus. Die Vorwärtsbewegung der Tibia wird durch exzentrische Aktivität von M. soleus und M. gastrocnemius kontrolliert.

Funktionelle Aufgabe Einbeinstand

Mid stance – 12–31 % Gangzyklus (► Abb. 2.43)

► **Bewegungsausmaß MSt.** Das Sprunggelenk bewegt sich von 5° Plantarflexion in 5° Dorsalextension, die MTP-Gelenke sind in Neutral-Null-Stellung (► Abb. 2.46).

► **Drehmomentanforderung MSt.** Aufgrund der Vorwärtsbewegung des Schwungbeins und der nach vorne strebenden Körpermasse verschiebt sich der Körpervektor von der Ferse bis zum Vorfuß und erzeugt ein deutlich zunehmendes Dorsalextensionsdrehmoment im Sprunggelenk.

► **Muskelaktivitäten MSt**

- Der M. soleus beginnt seine exzentrische Muskelarbeit am 7 %-Punkt des Gangzyklus, um einen Dorsalextensionskollaps zu verhindern. Mit zunehmender Kniegelenkextension schaltet sich zusätzlich – ebenfalls mit exzentrischer Muskelarbeit – der M. gastrocnemius ein und unterstützt die Aufgabe des M. soleus. Beide Muskeln sichern durch exzentrische Arbeit die Vorwärtsprogression von Tibia und Femur.
- M. flexor hallucis longus (Längsgewölbe stützend): wird gegen Ende von Mid stance aktiv, in Vorbereitung auf die Fersenanhebung. Er stabilisiert das 1. MTP-Gelenk für die Gewichtsbelastung.
- M. flexor digitorum longus (Längsgewölbe stützend, Suppination/Inversion): durchgehend und zunehmend aktiv.

► **Funktionelle Bedeutung MSt.** Der Körper bewegt sich über den stabilen Fuß und die dynamisch stabilisierte Tibia nach vorne. Die Wadenmuskulatur kontrolliert die tibiale Bewegung und schafft Stabilität am Kniegelenk. Der vorhandene Vorwärtsschwung wird weiter aufrechterhalten, während sich das Sprunggelenk von 5° Plantarflexion nach 5° Dorsalextension bewegt *(Ankle rocker)*.

Funktionelle Aufgabe Einbeinstand

Terminal stance – 31–50 % Gangzyklus (▶ Abb. 2.44)

▶ **Bewegungsausmaß TSt**

- Das Sprunggelenk bewegt sich aus 5° Dorsalextension bis zu 10° Dorsalextension.
- Die MTP-Gelenke extendieren von der Neutral-Null-Stellung bis 30° Dorsalextension (▶ Abb. 2.46).

▶ **Drehmomentanforderung TSt.** Das Dorsalextensionsdrehmoment erreicht seinen Maximalwert. Es fordert die höchste Muskelaktivität, die innerhalb des Gangzyklus an einem Gelenk auftritt.

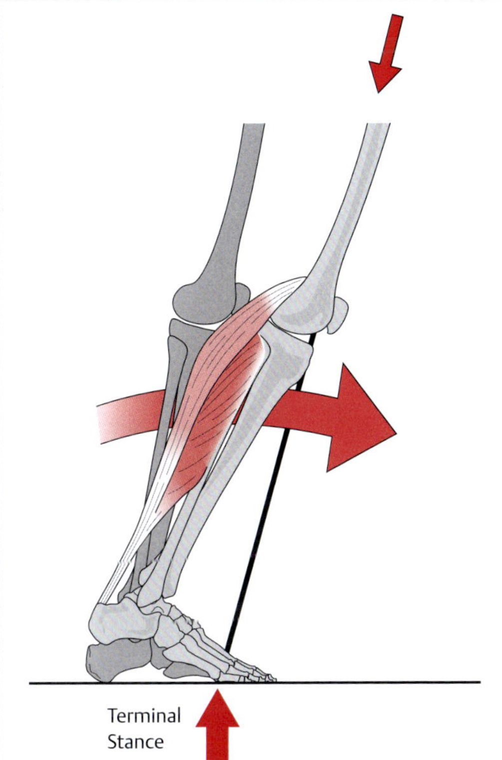

Abb. 2.44 Terminal stance. Der Körpervektor verläuft durch die Metatarsophalangealgelenke und löst ein maximales Dorsalextensionsdrehmoment aus. Um das Sprunggelenk dynamisch zu stabilisieren und eine Fersenanhebung zu erreichen, sind M. soleus und M. gastrocnemius mit Spitzenwerten aktiv.

▶ **Muskelaktivitäten TSt**

- Der M. triceps surae erreicht in dieser Phase eine maximale Aktivität, um einen Dorsalextensionskollaps der Tibia zu verhindern und die Fersenanhebung zu ermöglichen. Nach Perry (1992) und Sutherland (1980) steigt die Kraftanforderung an die Wadenmuskulatur in dieser Phase auf etwa das Dreifache von Mid stance an.
- Gegen Ende von Terminal stance erreichen zunächst der M. flexor digitorum longus und anschließend der M. flexor hallucis longus ihre jeweiligen Aktivitätsmaxima zur Stützung des Längsgewölbes.

▶ **Funktionelle Bedeutung TSt.** Der M. triceps surae ermöglicht die maximale Vorwärtsbewegung durch Kontrolle der Dorsalextension des Sprunggelenks und versetzt die Ferse in die Lage, sich vom Boden abzuheben. Der Vorgang vergrößert die kontralaterale Schrittlänge *(Forefoot rocker)*.

Beachte **M!**

Diese Phase wird in der herkömmlichen Terminologie auch als *Fersenanhebung* (Heel-off) bezeichnet. Die Bezeichnung wird problematisch, wenn der Patient keine Fersenanhebung zeigt.

Funktionelle Aufgabe Schwungbeinvorwärtsbewegung

Pre-swing – 50–62 % Gangzyklus (▶ Abb. 2.45)

▶ **Bewegungsausmaß PSw**

- Das Sprunggelenk bewegt sich sehr schnell aus 10° Dorsalextension in 15° Plantarflexion.
- Die MTP-Gelenke extendieren aus ca. 30° Dorsalextension nach 60° Dorsalextension (▶ Abb. 2.46).

▶ **Drehmomentanforderung PSw.** Der Körpervektor verringert sich entsprechend der abrupten Entlastung des Fußes durch Gewichtsverlagerung auf das kontralaterale Bein. Entsprechend schnell vermindert sich das Dorsalextensionsdrehmoment am Sprunggelenk.

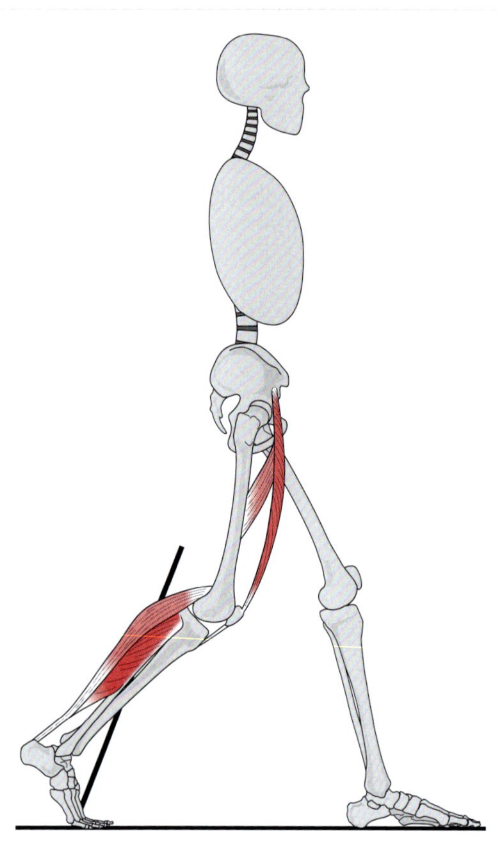

Abb. 2.45 Pre-swing. Der Körpervektor reduziert sich aufgrund der Gewichtsverlagerung auf das kontralaterale Bein abrupt. Das Dorsalextensionsdrehmoment am Sprunggelenk verringert sich entsprechend.

► **Muskelaktivitäten PSw**

- Die Aktivität der Wadenmuskulatur endet in der frühen Pre-swing. Es bleiben noch die residuale konzentrische Aktivität des M. triceps surae sowie passive Spannung, die dazu beitragen, das Sprunggelenk in Plantarflexion zu bewegen, somit die Tibia nach vorne zu bringen und das Kniegelenk zu beugen.
- Gegen Ende von Pre-swing beginnt die Aktivität der prätibialen Muskulatur zur Vorbereitung auf die bevorstehende Dorsalextension.

► **Funktionelle Bedeutung PSw**

- Die Zehen sind gerade noch auf dem Boden und tragen zur Balance bei.
- Plantarflexion und der nun nahezu vollständig entlastete Fuß unterstützen die Kniegelenkflexion und die Schwungbeinvorwärtsbewegung.

Beachte M!

Diese Phase wird zu den Standphasen gezählt, weil der Fuß noch geringfügigen Bodenkontakt hat (► Abb. 2.46). Funktionell gehört diese Phase zur Schwungbeinvorwärtsbewegung, da das Bein hier schon auf den Schwung vorbereitet wird.

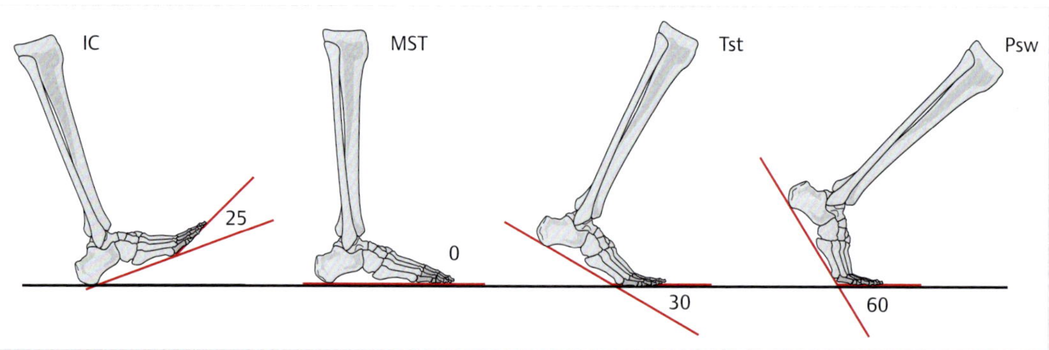

Abb. 2.46 Gelenkbewegungen der Metatarsophalangealgelenke in den Standphasen.

Beachte **M!**

Perry (1992) spricht in dieser Phase vom *Abrollen* (Roll-off) und nicht wie Winter (1983) vom *Abstoßen* (Push-off). *Ankle push-off* ist nach wie vor Gegenstand von Untersuchungen und kontroverser Diskussionen. Ungeachtet der unterschiedlichen Bezeichnungen dieser Phase herrscht jedoch Konsens darüber, dass die kinetischen und kinematischen Vorgänge am Sprunggelenk dem Zweck dienen, den Unterschenkel nach vorne zu bewegen und damit das Bein in Schwung zu versetzen (siehe Rolle der Plantarflexoren (S. 74)).

Funktionelle Aufgabe Schwungbeinvorwärtsbewegung

Initial swing – 62–75 % Gangzyklus (▶ Abb. 2.47)

▶ **Bewegungsausmaß ISw**

- Das Sprunggelenk bewegt sich in Richtung Dorsalextension, von 15° Plantarflexion nach 5° Plantarflexion.
- Die MTP-Gelenke bewegen sich aus ca. 60° Dorsalextension in Richtung Neutral-Null-Stellung.

▶ **Drehmomentanforderung ISw.** Es besteht ein sehr geringes Plantarflexionsdrehmoment.

▶ **Muskelaktivitäten ISw.** Die prätibiale Muskulatur ist konzentrisch aktiv, um eine Dorsalextension zu erzeugen. Dabei erreichen der M. extensor hallucis longus und der M. extensor digitorum longus ihre Spitzenaktivität.

▶ **Funktionelle Bedeutung ISw.** In dieser Phase beginnt die für das Abheben des Fußes vom Boden benötigte Dorsalextension am Sprunggelenk. Die Neutral-Null-Stellung wird noch nicht erreicht.

Funktionelle Aufgabe Schwungbeinvorwärtsbewegung

Mid swing – 75–87 % Gangzyklus (▶ Abb. 2.46)

▶ **Bewegungsausmaß MSw**

- Dorsalextension des Sprunggelenks von 5° Plantarflexion bis in Neutral-Null-Stellung.

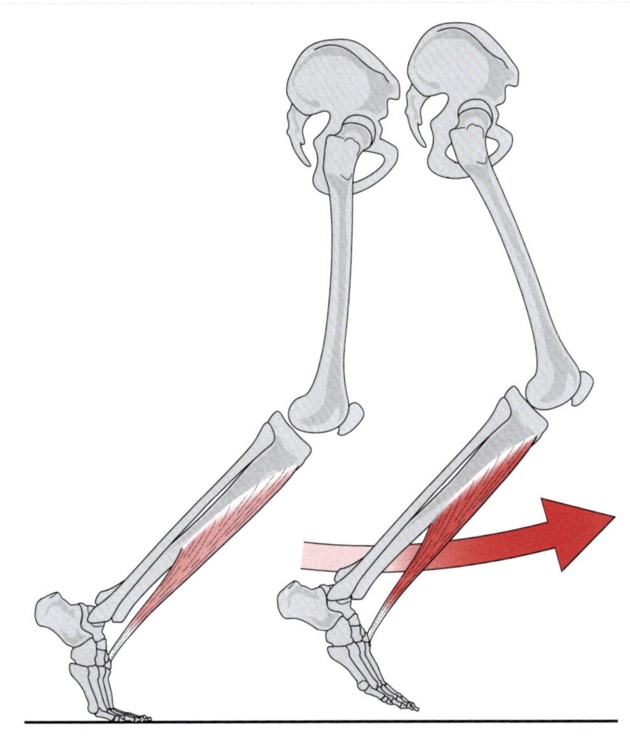

Abb. 2.47 Initial swing. Die prätibiale Muskulatur kontrolliert das geringe Plantarflexionsdrehmoment am Sprunggelenk.

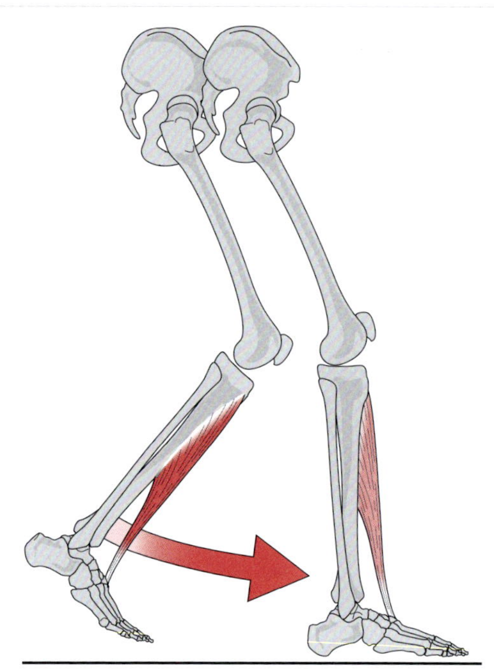

Abb. 2.48 Mid swing. Die prätibiale Muskulatur kontrolliert das geringe Plantarflexionsdrehmoment am Sprunggelenk.

- Die MTP-Gelenke befinden sich in Neutral-Null-Stellung.

▸ **Drehmomentanforderung MSw.** Es besteht ein sehr geringes Plantarflexionsdrehmoment.

▸ **Muskelaktivitäten MSw**

- Die prätibiale Muskulatur ist aktiv.
- Steht die Tibia vertikal zum Boden, verursacht das Eigengewicht des Fußes ein nach unten gerichtetes Drehmoment. Die prätibiale Muskulatur antwortet darauf mit konzentrischer Aktivität in der frühen Mid stance (Perry 1992). Anschließend verringert sich die Muskelaktivität und wird isometrisch, um den Fuß in Neutral-Null-Stellung zu halten.

▸ **Funktionelle Bedeutung MSw**

- Der Fuß wird nicht mehr als 1 cm vom Boden angehoben.
- Die Tibia steht senkrecht zum Boden.

Beachte **M!**

Eine Dorsalextension des Sprunggelenks über die Neutral-Null-Stellung hinaus findet in den Schwungphasen nicht statt, wodurch Energie eingespart wird. Ist der Fuß gelegentlich geringfügig über die Neutral-Null- Stellung angehoben, könnte das auch als eine kurzfristige Übersteuerung der prätibialen Muskulatur gedeutet werden, hat jedoch keine besondere Relevanz.

Funktionelle Aufgabe Schwungbeinvorwärtsbewegung

Terminal swing – 87–100 % Gangzyklus (▸ Abb. 2.49)

▸ **Bewegungsausmaß TSw**

- Das Sprunggelenk bleibt in der Neutral-Null-Stellung.
- Die MTP-Gelenke erhöhen ihre Dorsalextension in Vorbereitung auf den initialen Kontakt, die Ze-

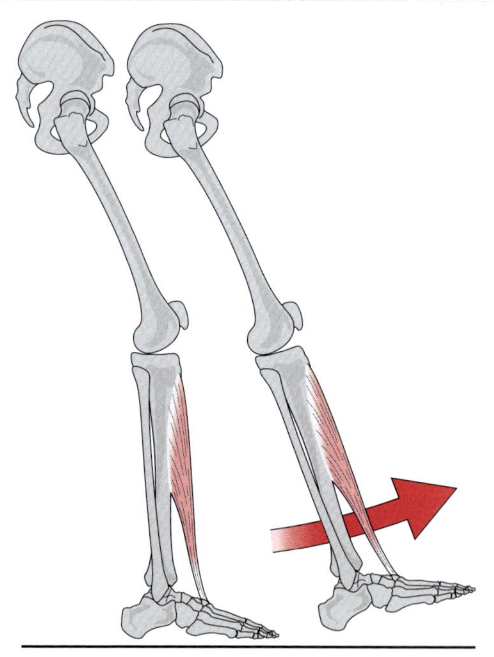

Abb. 2.49 Terminal swing. Die prätibiale Muskulatur hält das Sprunggelenk für den bevorstehenden Fersenkontakt in Neutral-Null-Stellung.

hen sind von 0–25° Dorsalextension aufwärtsgerichtet.

▶ **Drehmomentanforderung TSw.** Das geringe Plantarflexionsdrehmoment reduziert sich auf 0.

▶ **Muskelaktivitäten TSw.** Die prätibiale Muskulatur bereitet sich auf die hohe Belastung während der bevorstehenden Gewichtsübernahme vor und erhöht ihre Aktivität.

▶ **Funktionelle Bedeutung TSw**

- Die Neutral-Null-Stellung des Fußes garantiert den optimalen Fersenkontakt in Initial contact.
- Normale Gelenkbewegungen, Drehmomentanforderungen und Muskelaktivitäten am Sprunggelenk sind in einer Gesamtübersicht in ▶ Abb. 2.50 dargestellt.

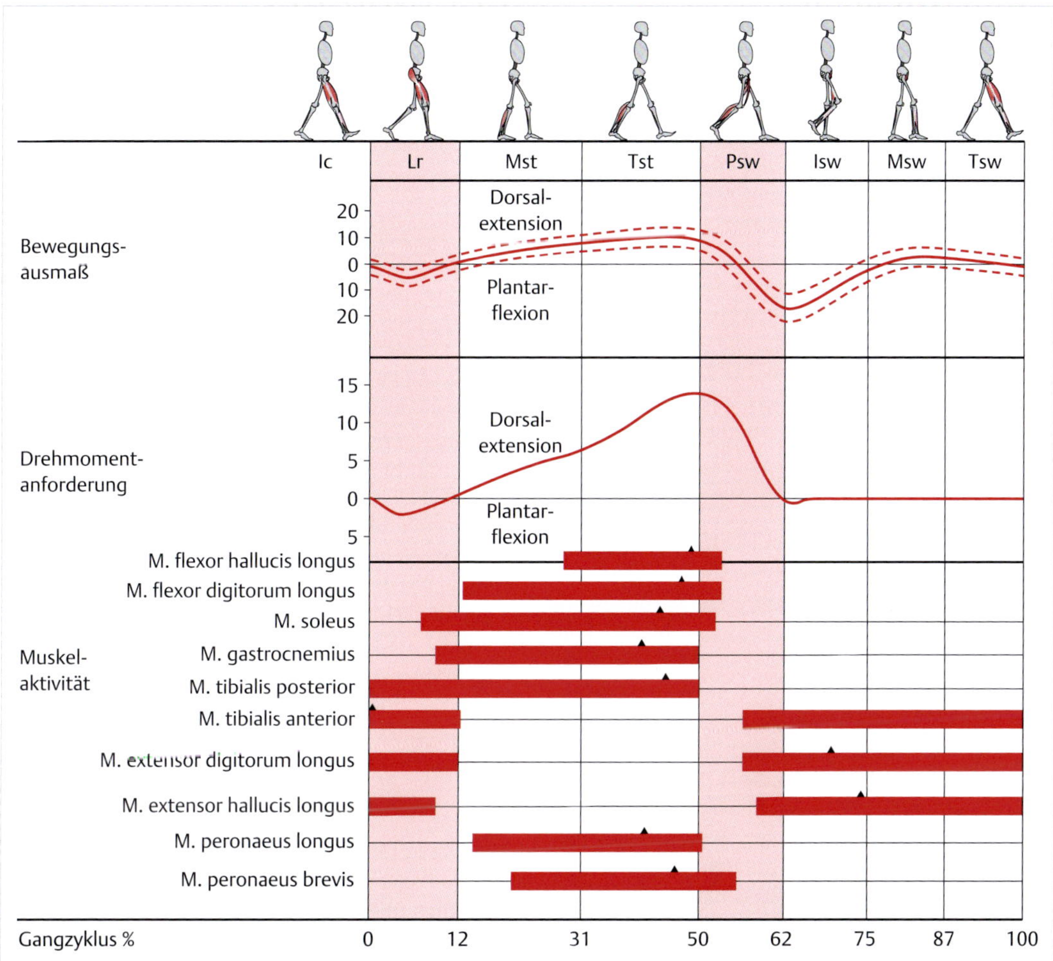

Abb. 2.50 Normale Gelenkbewegungen, Drehmomentanforderungen und Muskelaktivitäten am Sprunggelenk. Das Sprunggelenk bewegt sich innerhalb eines Gangzyklus durch 4 Bewegungsbögen. Entscheidend für die Vorwärtsbewegung der Tibia in Mid- und Terminal stance ist die geringe und kontrollierte Dorsalextension von ca. 5–10° am Sprunggelenk. Zur Stabilisierung des Gelenks im Einbeinstand ist die Anforderung an den M. triceps surae in dieser Phase hoch. (Der Zeitpunkt der Spitzenaktivität des jeweiligen Muskels wird durch ein kleines Dreieck auf dem Balken markiert.) (Modifiziert nach Ganganalyse nach RLANRC.)

Rolle der Plantarflexoren

Die funktionelle Rolle der Plantarflexoren wird bis heute kontrovers diskutiert. Einigkeit besteht jedoch hinsichtlich der hohen Bedeutung des M. triceps surae für die Fähigkeit des Gehens. Über die jeweiligen Aktivitäten von M. gastrocnemius und M. soleus existieren im Wesentlichen 2 unterschiedliche Theorien.

Winter (1991) beschreibt in seinem Konzept eine propulsive Kraft, die die Körpermasse nach vorne treibt. Seinen Untersuchungen nach ereignet sich bereits ab dem 40%-Punkt (bis 60%-Punkt) des Gangzyklus eine aktive und rapide Plantarflexion am Sprunggelenk. Die hohe anguläre Geschwindigkeit dieser Bewegung – aus einer Dorsalextensionsstellung in die Plantarflexion – multipliziert mit dem bestehenden Drehmoment zeigt einen kurzen, aber enorm starken Kraftanstieg der Plantarflexoren, den Winter mit *Ankle 2 Push-off Burst* bezeichnet.

Die Berechnung dieser Kraft beruht auf Gleichungen der Mathematiker Euler und Newton nach den geltenden Gesetzen der Physik. Die Generierung von Kraft im beschriebenen Zeitraum (40–60% des Gangzyklus) wird allgemein konzentrischer Muskelarbeit zugeordenet. Im Ergebnis geht Winter davon aus, dass die durch Berechnung erscheinende Kraft in Pre-swing die Körpermasse aktiv nach vorne bringt.

Gemäß Perry (1992) übersieht Winters Konzept (Winter 1991) wichtige Punkte. Sie gibt zu bedenken, dass sich in Terminal stance das Sprunggelenk so lange in Dorsalextension befindet, bis das kontralaterale Bein auf den Boden trifft (▸ Abb. 2.48). Die in Terminal stance vom M. triceps surae geleistete maximale exzentrische bis statodynamisch haltende Muskelarbeit ermöglicht die Fersenanhebung. Die wesendliche Aufgabe in Terminal stance besteht laut Perry in der Stabilisierung des Sprunggelenks, um Fuß, Tibia und dem gesamten Körpergewicht ein Vorwärtsrollen auf den MTP-Gelenken zu ermöglichen. In Folge wird ein Absinken des Körperschwerpunkts reduziert und die Vorwärtsbewegung verstärkt.

Erreicht wird dies durch funktionelle Verlängerung der relativen Beinlänge und durch Einsatz des Vorfußes anstelle des Sprunggelenks als Stützpunkt. Ab Pre-swing (50%-Punkt des Gangzyklus) findet die abrupte Verlagerung des Körpergewichts auf das kontralaterale Bein statt. Diese Gewichtsverlagerung verringert die Muskelaktivität von M. soleus und M. gastrocnemius schon zu Beginn von Pre-swing bis auf nahezu null, was sich durch EMG-Ableitungen der Muskelaktivitäten bestätigen lässt.

Entsprechend der Gewichtsverlagerung reduziert sich auch die Größe der Bodenreaktionskraft und somit die Drehmomentanforderung am Sprunggelenk. Nach Perry (1992) wird daher in Pre-swing (50–62% des Gangzyklus) keine zusätzliche Kraft für ein Abstoßen des Körpers hinzugefügt, weshalb sie vorschlägt, vom Abrollen (Controlled roll-off) durch den Forefoot rocker oder von *Push off the Limb* (das Bein in Schwung versetzen) zu sprechen.

Damit widerspricht sie auch der Meinung von Hoff et al. (1983), deren Therorie eine elastische Kraft beinhaltet, die die Körpermasse nach vorne katapultiert.

Beachte **M!**

Ungeachtet der geschilderten Diskussion geht es der Autorin vorrangig um die klinische Relevanz der Fakten, Argumente und Theorien. Von besonderer Bedeutung ist der Erhalt der Plantarflexorenkraft (besonders der Ausdauerkraft) oder – wenn möglich – ein Training zur Wiederherstellung dieser Kraft. Dies gilt für alle 3 Formen von Muskelkontraktionen. Gleichermaßen wichtig ist die Gelenkmobilität des oberen Sprunggelenks, sodass eine schnelle sowie kontrollierte Bewegung aus der Dorsalextension in die Plantarflexion möglich wird. Dazu müssen sowohl die exzentrische Kraft der Plantarflexoren als auch deren neuromuskuläre Ansteuerung in Bezug auf schnelle fließende Wechsel zwischen den verschiedenen Kontraktionsformen trainiert werden.

Die Vertreter und Anhänger der verschiedenen Lager diskutieren mittlerweile geradezu leidenschaftlich über die Funktionen des M. triceps surae sowie den Ankle Push-off bzw. den Roll-off. Aktuell präsentierte Untersuchungen (Neptune et al. 2001) zeigen, dass die Muskelaktivitäten in Mid stance exzentrisch sind (Ankle rocker), in Terminal stance (Forefoot rocker) fließend in kräftige statodynamische Arbeit übergehen (exzentrisch bis isometrisch) und letztlich konzentrisch mit residualer Kraft in Pre-swing arbeiten. Damit übernimmt der M. triceps surae in Mid stance die Kontrolle der tibialen Vorwärtsbewegung (Controlled roll-off, Perry 1992), trägt in Terminal stance zur Progression des Rumpfes bei (Push-off, Winter 1991; Roll-off, Perry 1992) und in Pre-swing zur Beschleunigung des Beinsegmentes (Hoff et al. 1983).

Somit werden alle Theorien zu einem gewissen Anteil bestätigt, was der Diskussion bisher keinen Abbruch getan hat, obwohl bei genauerer Betrachtung die Standpunkte nicht so weit auseinanderliegen.

Kurze Fußmuskulatur

Die kurze Fußmuskulatur wird im Wesentlichen aus 6 Muskeln gebildet, von denen der M. extensor digitorum brevis dorsal am Fußrücken verläuft, während die übrigen plantar an der Fußsohle entlangziehen. Speziell die Fußsohlenmuskulatur hilft, das mediale Längsgewölbe des Fußes zu stützen und die Abrollbewegung mit zu kontrollieren. In der frühen Mid stance etwa am 20 %-Punkt des Gangzyklus beginnt die Aktivität von M. abductor digiti quinti (oder minimi), M. flexor hallucis brevis sowie M. extensor digitorum brevis.

In Terminal stance ca. am 40 %-Punkt des Gangzyklus beginnt die unterstützende Aktivität von M. abductor hallucis, M. flexor digitorum und M. interossei. Die kurze Fußmuskulatur wird sehr oft fälschlicherweise auf ihre Funktion zur Stabilisierung der Zehen sowie als dynamischer Unterstützer des Quer- und Längsgewölbes während des Gehens reduziert. Durch ihre direkte oder indirekte Verbindung mit den Ossa sesamoidea trägt sie jedoch zur Stabilisation dieser gewichttragenden Knochen bei. Wahrscheinlich noch wichtiger ist, dass die Extension der Zehen durch exzentrische Muskelaktivität der kurzen Zehenflexoren kontrolliert wird (Tittel 1994).

Praxistipp

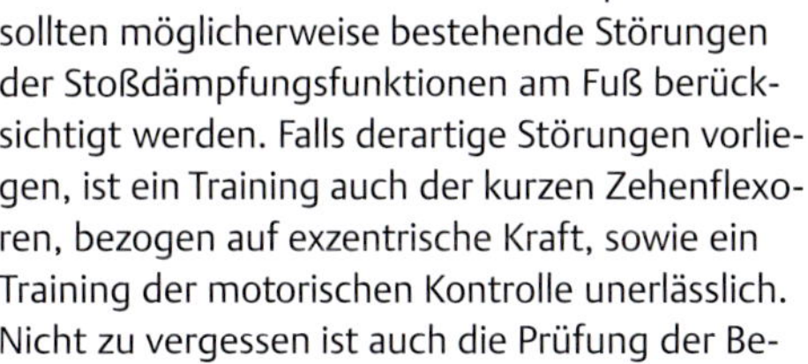
Auch bei Patienten mit Wirbelsäulenproblematik sollten möglicherweise bestehende Störungen der Stoßdämpfungsfunktionen am Fuß berücksichtigt werden. Falls derartige Störungen vorliegen, ist ein Training auch der kurzen Zehenflexoren, bezogen auf exzentrische Kraft, sowie ein Training der motorischen Kontrolle unerlässlich. Nicht zu vergessen ist auch die Prüfung der Beweglichkeit der MTP-Gelenke, vor allem in die Dorsalextension (Bojsen-Moller F., et al. 1979).

Praxistipp

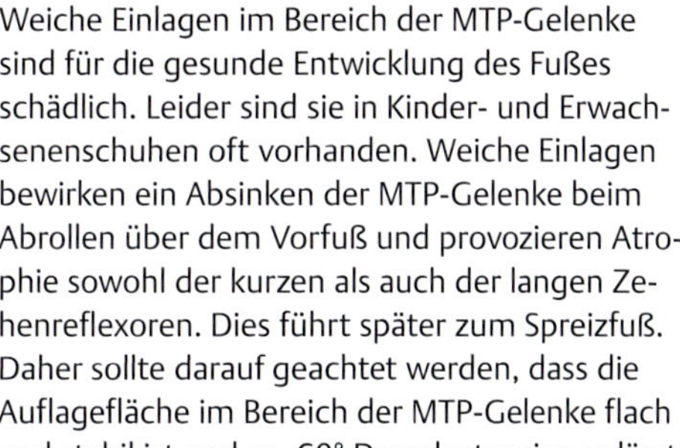
Weiche Einlagen im Bereich der MTP-Gelenke sind für die gesunde Entwicklung des Fußes schädlich. Leider sind sie in Kinder- und Erwachsenenschuhen oft vorhanden. Weiche Einlagen bewirken ein Absinken der MTP-Gelenke beim Abrollen über dem Vorfuß und provozieren Atrophie sowohl der kurzen als auch der langen Zehenreflexoren. Dies führt später zum Spreizfuß. Daher sollte darauf geachtet werden, dass die Auflagefläche im Bereich der MTP-Gelenke flach und stabil ist und ca. 60° Dorsalextension zulässt.

Plantaraponeurose

Die Plantaraponeurose ist eine flächenhafte Faszie (Sehne), die sich vom Kalkaneus bis zu den Zehen erstreckt und dort mit Fasern der kurzen Zehenbeuger verwachsen ist. Sie stützt auf passive Weise das mediale und laterale Längsgewölbe sowie die MTP-Gelenke. Die Dorsalextension der Zehen an den MTP-Gelenken spannt die Aponeurose während der Fersenablösung nach dem Prinzip einer Winde (▶ Abb. 2.51). Dabei wird die Faszie um die MTP-Gelenke herumgeführt.

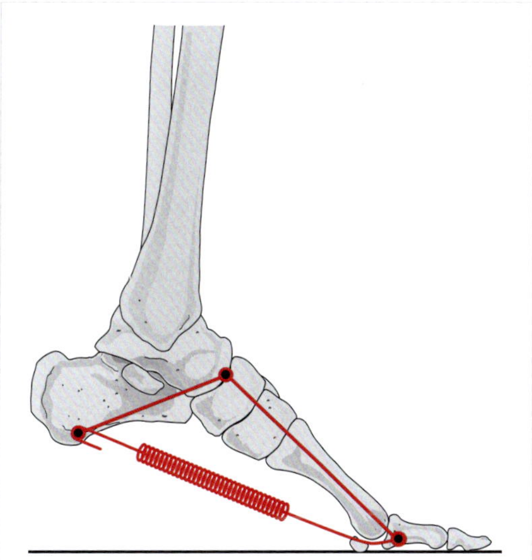

Abb. 2.51 Schematische Darstellung. Die Plantaraponeurose spannt sich entsprechend der Dorsalextension an den Metatarsophalangealgelenken.

Die Spannung der Aponeurose entspricht dem Maß der Extension und zwar unabhängig davon, ob die Bewegung aktiv oder passiv ausgelöst ist und gewichttragend ist oder nicht. Diese Mechanik trägt zur subtalaren Supination – und damit zur Stabilisierung der Rück- und Mittelfußstrukturen – bei, indem der Kalkaneus in Richtung Zehen gezogen wird. Die gespannte Aponeurose verhindert durch ihre passive flexorisch wirkende Kraft an den MTP-Gelenken eine exzessive Extension der Zehen. Diese Kraft unterstützt die aktive Zehenmuskulatur, indem sie die Zehen in den Boden zu drücken hilft, um das Körpergewicht in dieser Phase auf seiner nun verringerten Unterstützungsfläche sicher tragen zu können.

Norkin und Levangie (1982) berichten von einer Studie mit Kraftplatten, die zeigte, dass die verfügbare Kraft der Zehenflexoren bei maximaler Dorsalextension doppelt so hoch war wie bei einer willkürlich herbeigeführten Kontraktion der Zehenflexoren. Es wird davon ausgegangen, dass der Mechanismus der Plantaraponeurose am 1. MTP-Gelenk besonders effektiv ist und mit jedem weiteren Gelenk abnimmt (Norkin u. Levangie 1992).

Fußdruckverteilung

Das Körpergewicht übt Druck auf das Plantargewebe des stützenden Fußes aus. Dieser hängt von der Größe der Gewichtsbelastung und der Berührungsfläche des Fußes mit dem Boden ab. Maximaler Druck entsteht in Initial contact, da in diesem Moment innerhalb von 0,05 s 70–100 % des Körpergewichts auf einen kleinen posterior-lateralen Bereich des Kalkaneus übertragen wird (Inman 1981). Da es sich dabei um den höchsten auf das Gewebe einwirkenden Druck handelt, wird er mit 100 % angegeben, um die in der Folge in verschiedenen Bereichen der Berührungsfläche auftretenden Drücke miteinander vergleichen zu können.

Unmittelbar anschließend an den ersten Bodenkontakt verlagert sich die Belastungsfläche unter das Zentrum des Kalkaneus. Da sie sich dabei gleichzeitig vergrößert, sinkt der Druck auf 33 % des maximalen Wertes (Cavanagh 1980). Messen Sensoren lediglich in der Mitte der Ferse den vorhandenen Druck, wird der in Initial contact auftretende Maximaldruck nicht vollständig erfasst. Daher würde nun fälschlicherweise an anderen Bereichen der Berührungsfläche ein maximaler Druck gemessen (Grieve 1984).

Die laterale Druckbelastung des Mittelfußes ist gering. Hier liegt der Druck nur bei durchschnittlich ca. 10 % im Vergleich zu dem an der Ferse (Soames 1985).

In Terminal stance variiert der Druck auf die Metatarsalköpfe je nach Knochenbau und Biomechanik von Individuum zu Individuum. Auch in der Literatur finden sich hierzu sehr unterschiedliche Angaben. Im Allgemeinen liegt der gemessene Druck im Bereich von 60–100 % des initialen Fersendrucks, wobei der Druck unter dem 2. und 3. Metatarsalkopf gewöhnlich am höchsten ist (Grieve 1984).

Die auf die Zehen einwirkenden Drücke sind ebenfalls sehr unterschiedlich. Am Hallux ist der Druck von allen Zehen am höchsten und beträgt 30–55 % im Vergleich zu dem an der Ferse (Soames 1985). Der geringste Druck entsteht an der 5. Zehe und entspricht in etwa der Hälfte der Belastung, die am 3. Metatarsalkopf auftritt (Collis 1972).

Beachte **M!**

Die Empfindsamkeit der Fußsohle gegenüber Druckbelastung und Druckverteilung ist sehr hoch. Unter den Zehen können schon minimale Druckänderungen ab ca. 300 mg wahrgenommen werden. Dafür verantwortlich sind nicht-adaptierende Hautrezeptoren an der Fußsohle, die besonders im Bereich des Vorfußes und der Großzehe eine sehr hohe Dichte aufweisen. Die hauptsächlich in den 3 plantaren Hauptbelastungszonen (Ferse, lateraler Mittelfuß, Vorfuß) angeordneten propriozeptiven Mechanorezeptoren dienen der Kontrolle der aufrechten Körperhaltung und der Körperschwankungen sowie der Gewichtsverteilung auf der Fußsohle (▶ Abb. 2.52; adaptiert nach Bizzini 2000).

Praxistipp 

Falsche Abrollbewegung des Fußes, gestörte Propriozeption oder verminderte Oberflächensensibilität der Fußsohle können in der Folge zu Schmerzen an Knie- und Hüftgelenken sowie an der Wirbelsäule führen. Zudem kann es zu Problemen mit dem Gleichgewicht und dem Erhalt der aufrechten Haltung kommen. Unbehandelt können falsche kinematische Bewegungsabläufe chronische Schmerzen verursachen. Daher sollte eine Behandlung hier ein dem Krankheitsbild entsprechendes Sensibilitätstraining bzw. Wahrnehmungstraining der Fußsohle mit einschließen.

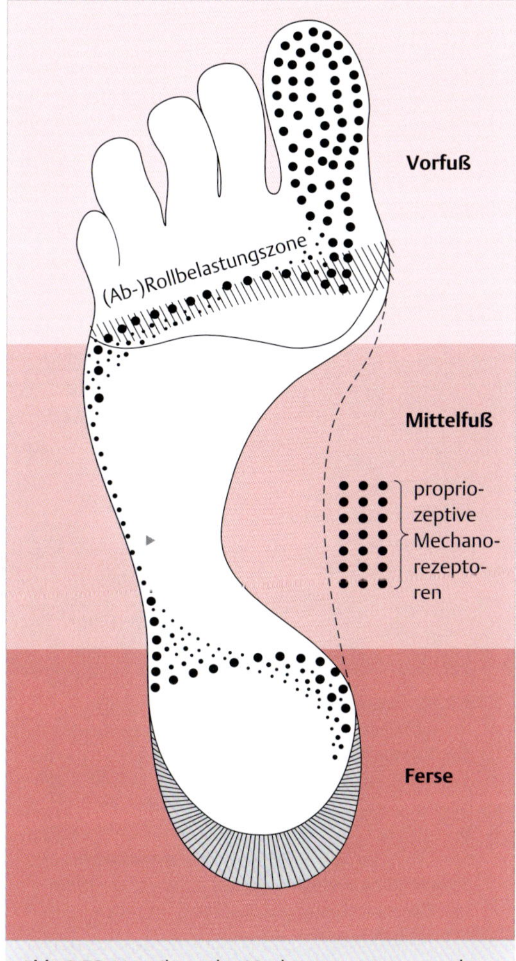

Abb. 2.52 Verteilung der Mechanorezeptoren an der Fußsohle.

2.6.2 Subtalargelenk

Das Subtalargelenk (Talokalkanealgelenk) ist ein zusammengesetztes Gelenk mit 3 unterschiedlich ausgerichteten Gelenkflächen zwischen dem oberhalb liegenden Talus und dem unterhalb liegenden Kalkaneus. Die 3 Oberflächen ermöglichen gemeinsam eine Bewegung in allen 3 Ebenen um eine einzige Gelenkachse. Die Funktion des gewichttragenden Subtalargelenks trägt entscheidend dazu bei, die durch das Körpergewicht erzeugten rotatorischen Kräfte aufzufangen, während der Fuß den stabilen Kontakt mit dem tragenden Untergrund beibehält.

Funktionelle Aufgabe Gewichtsübernahme

Initial Contact/Loading response – 0–12 % Gangzyklus (► Abb. 2.53, ► Abb. 2.54)

► **Bewegungsausmaß LR**

- Es entsteht eine Eversionsbewegung des Kalkaneus von 5°.
- Das Subtalargelenk bewegt sich in die Pronation.

► **Drehmomentanforderung LR.** Die seitliche Ausrichtung des Fersenkontakts mit dem Boden, bezogen auf den Verlauf der gewichttragenden Achse von Tibia und Talus (► Abb. 2.53), erzeugen ein Eversionsdrehmoment (► Abb. 2.54).

► **Muskelaktivitäten LR**

- Die exzentrische Muskelarbeit von M. tibialis anterior und M. tibialis posterior kontrolliert die subtalare Pronation (beide Muskeln sind Supinatoren).
- Der M. tibialis anterior beendet seine Aktivität, nachdem maximale Pronation erreicht wurde. Der M. tibialis posterior ist während der Gewichtsübernahme und der Dauer des gesamten Einbeinstands aktiv.

► **Funktionelle Bedeutung LR**

- Die subtalare Pronation unterstützt die Dämpfung des auf das Bein einwirkenden Stoßes.
- Während der Gewichtsübernahme führt die subtalare Pronation zu einer Innenrotation der Tibia, die die rotatorische Belastung des Sprunggelenks reduziert.
- Gleichzeitig entriegelt die Innenrotation das Kniegelenk für die in Loading response notwendige Kniegelenkflexion.
- Die subtalare Pronation entriegelt die Artt. tarsi transversae und ermöglicht so eine Stoßdämpfung innerhalb des Fußes, der dadurch die Fähigkeit eines mobilen Adapters zum Boden erhält (► Abb. 2.55).

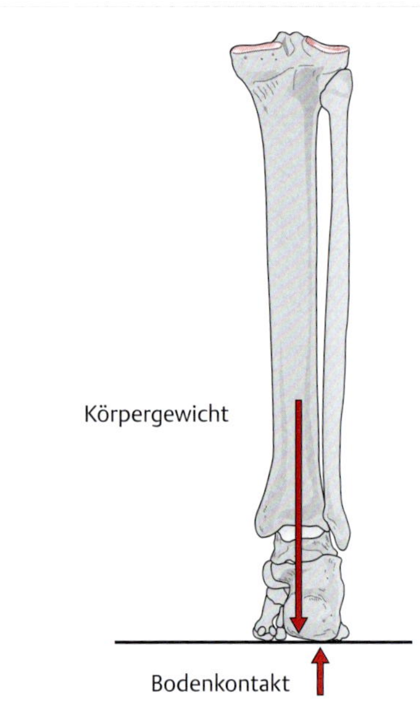

Abb. 2.53 Initial contact. Ausrichtung des Bodenkontaktpunkts und der gewichttragenden Linie.

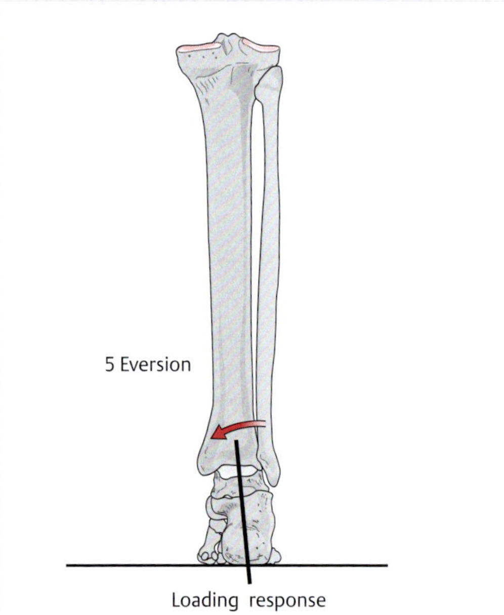

Abb. 2.54 Loading response. Das Subtalargelenk bewegt sich in dieser Phase in die Pronation. Dabei dreht die Tibia leicht nach innen.

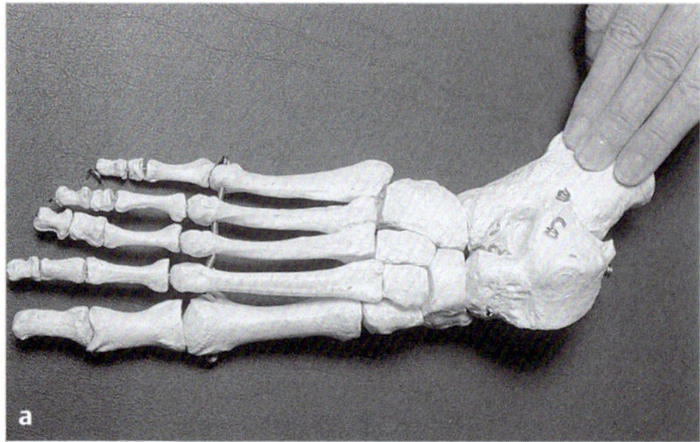

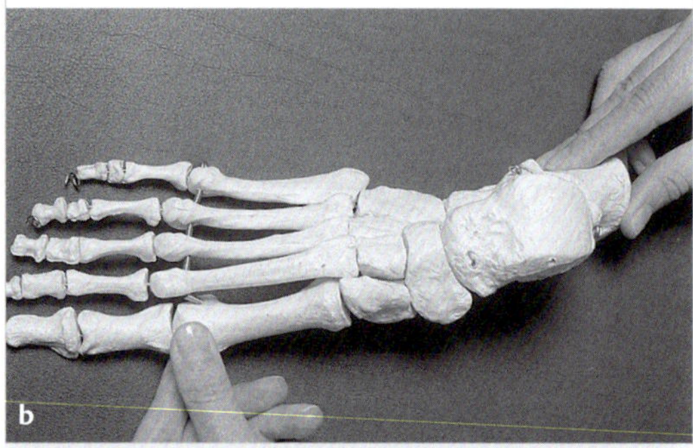

Abb. 2.55 Bewegungen des subtalaren Gelenks.

- **a** Bei subtalarer Pronation verlaufen die Gelenkachsen des Talonavikular- und des Kalkaneokuboidgelenks parallel zueinander und erlauben die Mobilität der Intertarsalgelenke zur Stoßdämpfung.
- **b** Bei subtalarer Supination verlaufen die Gelenkachsen des Talonavikular- und des Kalkaneokuboidgelenks divergent zueinander und ermöglichen die intertarsale Gelenkstabilität für den Forefoot rocker.

Exkurs

Subtalare Pronation

Um dem Fuß in Loading response eine intertarsale Stoßdämpfung zu ermöglichen, müssen die Artt. tarsi transversae und die Tarsometatarsalgelenke entriegelt sein. Die subtalare Eversion des Kalkaneus verursacht einen parallelen Verlauf der Gelenkachsen des Talonavikular- und des Kalkaneokuboidgelenks, was eine Entriegelung der intertarsalen Gelenke bewirkt (▸ Abb. 2.55).

Beachte **M!**

Die Bewegungsbögen am Subtalargelenk sind sehr klein. Schon geringfügige und daher schwer zu erkennende Abweichungen können hier weitreichende Folgen auf andere biomechanische Vorgänge an der Extremität haben. Daher hat eine kinematische Untersuchung des Subtalargelenks besonders sorgfältig zu erfolgen. Die Untersuchungsergebnisse sind immer im Zusammenhang mit dem Funktionieren der gesamten kinematischen Kette zu sehen und daher differenziert zu beurteilen.

Funktionelle Aufgabe Einbeinstand

Mid- und Terminal stance – 12–50 % Gangzyklus (▸ Abb. 2.56)

▸ **Bewegungsausmaß MSt, TSt**

- Es entsteht eine zunehmende Reduktion der Eversion von 5° auf ca. 2°.
- Die gegen Ende von Loading response erreichte Eversionsposition des Subtalargelenks verändert sich in Mid stance und der frühen Terminal stance nur geringfügig.
- In der späten Terminal stance erreicht die Eversion ca. 2°.

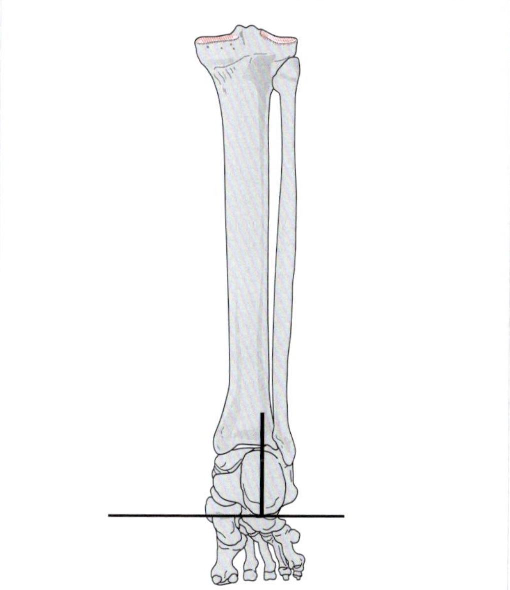

Abb. 2.56 Terminal stance. Reduzierte Eversion in dieser Phase erhöht die intertarsale Gelenkstabilität.

▸ **Drehmomentanforderung MSt, TSt**

- Das Eversionsdrehmoment verringert sich während Mid stance.
- In Terminal stance – mit Abheben der Ferse – entsteht ein Inversionsdrehmoment, einerseits verursacht durch die Verlagerung des Körpergewichts über die schräge Ausrichtung der MTP-Gelenke, andererseits durch den starken Zug des M. soleus (Supinator).

▸ **Muskelaktivitäten MSt, TSt**

- M. tibialis posterior, M. soleus, M. peronaeus longus und M. peronaeus brevis sind während des gesamten Einbeinstands aktiv.
- In Terminal stance haben alle 4 Supinationsmuskeln ihre Aktivitätsspitze erreicht: M. tibialis posterior, M. soleus, M. flexor digitorum longus und M. flexor hallucis longus.
- Der M. tibialis posterior und der M. soleus arbeiten anfänglich exzentrisch, um die Eversion zu kontrollieren. Später arbeiten sie konzentrisch, um das Subtalargelenk (Kalkaneus) in Richtung Supination (Inversion) zu bewegen.
- M. peronaeus longus und M. peronaeus brevis sorgen durch ihre Aktivität für die laterale Stabilität des Subtalargelenks und des Fußes.

▸ **Funktionelle Bedeutung TSt**

- Der Einbeinstand in Terminal stance (das Körpergewicht lastet auf dem Vorfuß) fordert maximale intertarsale Stabilität.
- Die Verringerung kalkanealer Eversion verbessert die Stabilität der Artt. tarsi transversae in Terminal stance. Dadurch entsteht ein stabiler Vorfußhebel, was den Forefoot rocker unterstützt.

Exkurs **i**

Subtalare Supination

Um dem Fuß für Terminal stance die notwendige intertarsale Stabilität zu verleihen, müssen die Artt. tarsi transversae und die Tarsometatarsalgelenke verriegelt sein. Die subtalare Inversion des Kalkaneus verursacht ein Divergieren der Gelenkachsen von Talonavikular- und Kalkaneokuboidgelenk, was die Verriegelung der intertarsalen Gelenke bewirkt. Da sich der Fuß während der Standphasen nicht vollständig in die Supination bewegt, wird dies heute als *reduzierte subtalare Pronation in Terminal stance* bezeichnet (▸ Abb. 2.55).

Funktionelle Aufgabe Schwungbeinvorwärtsbewegung

Pre-, Initial-, Mid- und Terminal swing – 50–100 % Gangzyklus

► **Bewegungsausmaß**

- Das Subtalargelenk bewegt sich in Pre-swing von 2° Eversion in die Neutral-Null-Stellung, in der es bis zum nächsten Initial contact verbleibt.
- In Terminal swing kommt es bei einigen Personen zu einer leichten Supinationsbewegung am Subtalargelenk (Murray et al. 1964, Sutherland et al. 1980).

► **Drehmomentanforderung.** Während Pre-swing reduziert sich das Inversionsdrehmoment auf null und verbleibt während der gesamten Schwungphasen nahezu auf diesem Niveau.

► **Muskelaktivitäten.** Die prätibiale Muskulatur ist während der gesamten Schwungphasen aktiv.

► **Funktionelle Bedeutung.**
Der Fuß hebt vom Boden ab. Das obere Sprunggelenk und das Subtalargelenk sind für den Fersenkontakt positioniert.

Praxistipp 

Die herausragende Fähigkeit des Fußes ist seine Flexibilität: weich für die Stoßdämpfung, fest für den Einbeinstand und die Vorwärtsbewegung. Je nach funktioneller Notwendigkeit unterstützt die Fußmuskulatur den Zustand der Fußgelenke und »schaltet« sich gleichsam dynamisch nach Bedarf zwischen den benötigten Zuständen kontrollierter Mobilität und Stabilität um. Viele Patienten haben hier Probleme. Der Therapeut sollte daher die kontrollierte Mobilität, Stabilität und Steuerung des Fußes genau untersuchen und gegebenenfalls adäquat therapieren.

Beachte **M!**

Über den Gebrauch der Begriffe *Supination/Pronation* sowie *Inversion/Eversion* herrscht kein allgemeiner Konsens. Die dreidimensionalen Bewegungen des Subtalargelenks sind unabänderlich an die spezifischen Bewegungsabläufe in den 3 einzelnen Ebenen gekoppelt. Dies provoziert anhaltende Diskussionen über eine geeignete Terminologie bei allen, die mit den Funktionen des Fußes vertraut sind, während eine fehlende Definition jedoch größtenteils zu Verwirrung führt. Dieses Buch folgt bei der Definition der Begriffe dem verbreiteten Gebrauch in der Praxis.

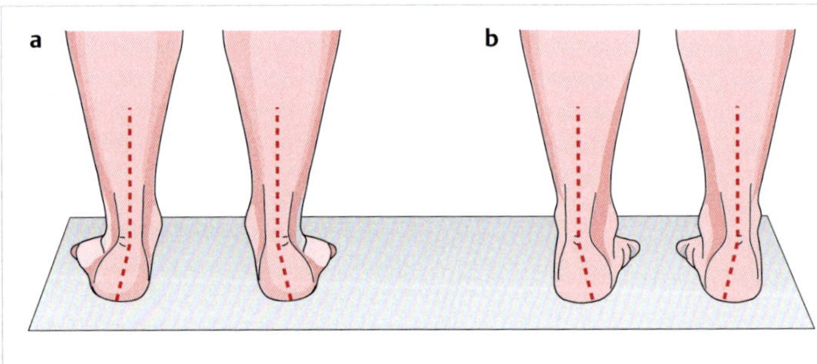

Abb. 2.57 Valgus- und Varusstellung. **a** Die subtalare Pronation wird von der Eversion des Kalkaneus begleitet. Von posterior gesehen ist der mediale Winkel zwischen Unterschenkel und Tuber calcaneus vergrößert (Valgus). **b** Die subtalare Supination wird von der Inversion des Kalkaneus begleitet. Von posterior zeigt sich lediglich ein geringer medialer Winkel zwischen Unterschenkel und Tuber calcaneus (Varus).

- *Supination/Pronation:* komplexe Bewegung des Subtalargelenks in allen 3 Ebenen.
- *Inversion/Eversion:* Bewegungskomponente des Kalkaneus in der Frontalebene.

Ungeachtet aller Diskussionen ist Tatsache, dass eine Inversion des Kalkaneus unabänderlich eine Supination des Subtalargelenks zur Folge hat und entsprechend die Eversion des Kalkaneus unabänderlich mit der Pronation des Subtalargelenks verbunden ist (▶ Abb. 2.57).

2.6.3 Kniegelenk

Funktionelle Aufgabe Gewichtsübernahme

Initial contact – 0 % Gangzyklus (▶ Abb. 2.58)

▶ **Bewegungsausmaß IC.** Das Kniegelenk erscheint beobachtbar in Neutral-Null-Stellung, kann jedoch gelegentlich auch mit 5° Flexion technisch gemessen werden.

▶ **Drehmomentanforderung IC.** Es entsteht ein kurzes schnelles Extensionsdrehmoment.

▶ **Muskelaktivitäten IC**

- Der M. quadriceps setzt seine Arbeit aus Terminal swing fort und bereitet sich auf die bevorstehende Höchstbelastung innerhalb der Stoßdämpfungsphase vor.
- Die ischiokruale Muskulatur arbeitet exzentrisch, um dem kurzen Extensionsdrehmoment am Kniegelenk entgegenzuwirken.

▶ **Funktionelle Bedeutung IC.** Das Extensionsdrehmoment stabilisiert das Kniegelenk im Moment des Initial contacts.

Funktionelle Aufgabe Gewichtsübernahme

Loading response – 0 – 12 % Gangzyklus (▶ Abb. 2.59)

▶ **Bewegungsausmaß LR.** Das Kniegelenk beugt sich aus 5° Flexion nach 15° Flexion.

▶ **Drehmomentanforderung LR**

- Sagittalebene: Es entsteht ein rasches, maßvoll intensives Flexionsdrehmoment, verursacht durch die Aktion des Heel rockers sowie durch

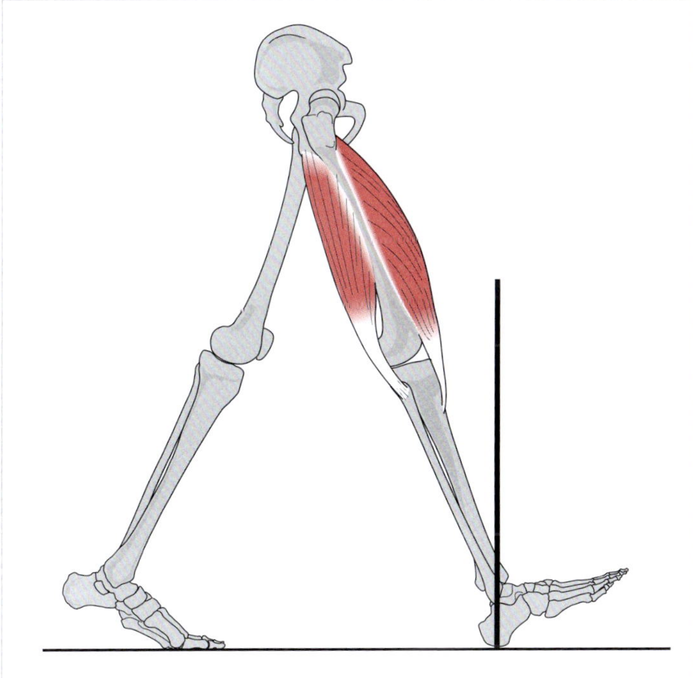

Abb. 2.58 Initial contact. Der Körpervektor verläuft vor dem Kniegelenk und löst ein kurzes Extensionsdrehmoment aus.

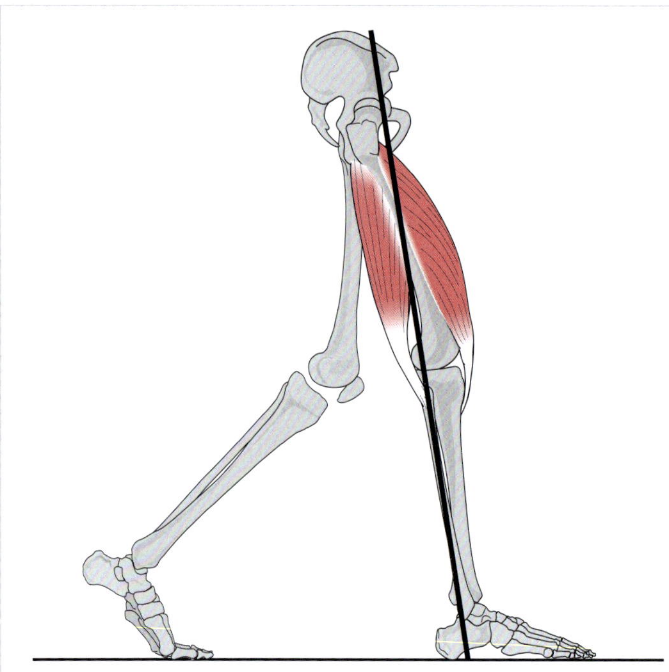

Abb. 2.59 Loading response. Der Körpervektor verläuft hinter dem Kniegelenk und löst ein Flexionsdrehmoment aus, das durch die exzentrische Aktivität des M. quadriceps kontrolliert wird.

den hinter dem Fuß positionierten Körper. Der Körpervektor verläuft hinter dem Kniegelenk.

- Transversalebene: Die subtalare Pronationsstellung des Fußes erzeugt ein Innenrotationsdrehmoment der Tibia, das auch am Kniegelenk wirksam ist. Einer exzessiven Innenrotation der Tibia wird durch außenrotatorische Zugaktivität von M. tensor fasciae latae und M. biceps femoris (langer Kopf) entgegengewirkt (► Abb. 2.60).
- Frontalebene: Es wird ein starkes Adduktionsdrehmoment erzeugt. Dies geschieht zwar in allen Standphasen, ist jedoch in Loading response am deutlichsten ausgeprägt. Kurze Aktivität des M. biceps femoris caput longum und die Spannung des M. glutaeus maximus auf das Iliotibialband erzeugen eine seitliche Gegenkraft und stabilisieren das Bein (► Abb. 2.59). Unterstützend wird gelegentlich Aktivität des M. tensor fasciae latae beobachtet.

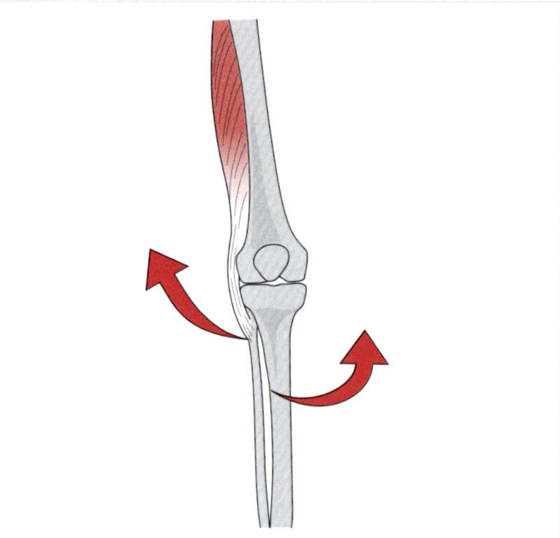

Abb. 2.60 Loading response. Der M. biceps femoris caput longum verhindert eine exzessive Innenrotation der Tibia.

► **Muskelaktivitäten LR**

- Der M. quadriceps kontrahiert exzentrisch, um dem Flexionsdrehmoment entgegenzuwirken und so zur Stoßdämpfung beizutragen. Der M. quadriceps erreicht in dieser Phase sein Aktivitätsmaximum, mit Ausnahme des M. rectus femoris, der nicht aktiv ist. (Als zweigelenkiger Muskel würde der M. rectus femoris das Hüftgelenk beugen und damit die Anforderungen an die Hüftgelenkextensoren erhöhen.)

- Die abnehmende Aktivität der ischiokrualen Muskulatur trägt primär zur Beibehaltung der Hüftgelenkposition bei.

▶ **Funktionelle Bedeutung LR**
- Der Stoß wird in allen 3 Ebenen absorbiert.
- Die Beinstabilität ist weiterhin gewährleistet.
- Die Vorwärtsbewegung wird fortgesetzt.

Funktionelle Aufgabe Einbeinstand

Mid stance – 12–31 % Gangzyklus (▶ Abb. 2.62)

▶ **Bewegungsausmaß MSt**
- Das Kniegelenk streckt sich (wenn auch nicht ganz) aus 15° Flexion bis in 5° Flexion.
- Dem Beobachter erscheint das Kniegelenk in neutraler Position.

▶ **Drehmomentanforderung MSt**
- Sagittalebene: Der durch das kontralaterale Bein erzeugte Vorwärtsschwung produziert ein Extensionsdrehmoment und damit eine für das Referenzbein passive Extensionskraft. Der Körpervektor verläuft vor dem Kniegelenk und erlaubt daher dem M. quadriceps, sich auszuschalten, auch wenn das Kniegelenk noch nicht vollständig gestreckt ist.
- Frontalebene: Es existiert ein Adduktionsdrehmoment, da sich der Körperschwerpunkt nie vollständig über die Unterstützungsfläche bewegt. Als Resultat verläuft der Körpervektor an der medialen Seite des Kniegelenks. Da das Kollateralband schmal ist und die Belastung auf der medialen Seite des Kniegelenkes steigt, erfordert dies laterale Unterstützung durch die Spannung des Iliotibialbands und die Aktivität der Hüftgelenkabduktoren (▶ Abb. 2.61).

▶ **Muskelaktivitäten MSt**
- In der frühen Mid stance sorgt der M. quadriceps am Kniegelenk für dynamische Stabilität. Mit Beginn des Extensionsdrehmoments schaltet sich der Muskel jedoch aus.
- Die Wadenmuskulatur stabilisiert das Kniegelenk indirekt durch Zurückhalten der Tibia, was dem Femur ermöglicht, sich schneller vorzubewegen (als die Tibia).

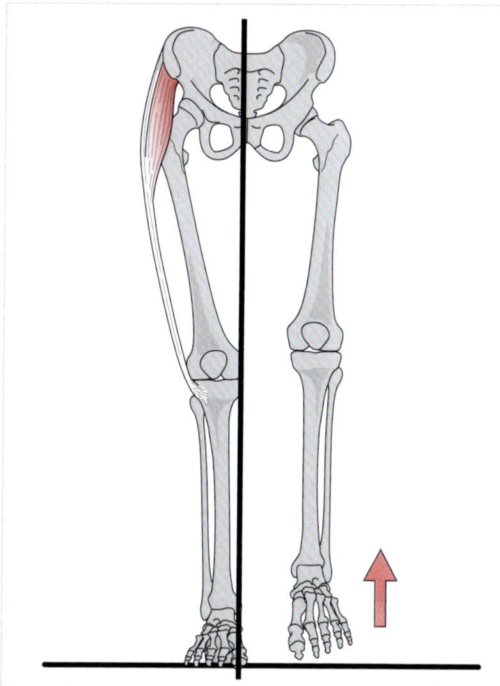

Abb. 2.61 Die Spannung des Iliotibialbands verhindert die exzessive Adduktion im Kniegelenk.

- Die Aktivität der Hüftgelenkabduktoren spannt das Iliotibialband, das dem Adduktionsdrehmoment im Kniegelenk entgegenwirkt. Dies hat große Bedeutung, da in der späten Mid stance keine weiteren Muskeln zur Stabilisierung des Kniegelenks aktiv sind.

▶ **Funktionelle Bedeutung MSt**
- Das Kniegelenk ist stabil, am Ende der Phase ohne Aktivität des M. quadriceps.
- Die Stabilität wird beibehalten, hauptsächlich durch das Extensionsdrehmoment und die exzentrisch arbeitende Wadenmuskulatur (Ankle rocker).

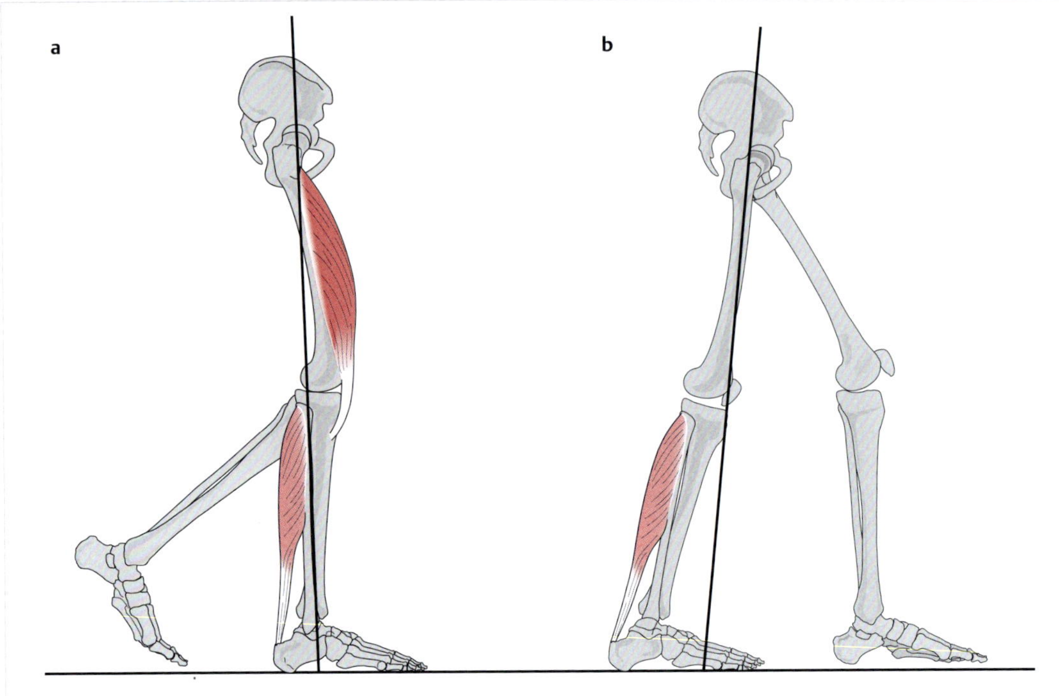

Abb. 2.62 Mid stance.
a In der frühen Phase kontrolliert der M. quadriceps das geringe Flexionsdrehmoment. **b** In der späten Phase schaltet sich der M. quadriceps mit Beginn des Extensionsdrehmoments aus. Der Körpervektor verläuft jetzt vor dem Kniegelenk.

Funktionelle Aufgabe Einbeinstand

Terminal stance – 31–50 % Gangzyklus (▶ Abb. 2.63)

▶ **Bewegungsausmaß TSt.** Das Kniegelenk erscheint dem Beobachter in Neutral-Null-Stellung (wie in Mid stance), bei Messung ist es jedoch in 5° Flexion.

▶ **Drehmomentanforderung TSt.** Das Extensionsdrehmoment ist hier am größten, lässt aber gegen Ende von Terminal stance nach.

▶ **Muskelaktivitäten TSt**

- Es sind keine Muskeln zur Kniegelenkextension aktiv.
- Die Wadenmuskulatur (Aktivitätsmaximum) kontrolliert weiterhin die Vorwärtsbewegung der Tibia und stabilisiert dadurch auch das Kniegelenk.
- In einigen Fällen ist eventuell der M. femoris caput breve kurzzeitig aktiv, um einer Hyperextension des Kniegelenks entgegenzuwirken.

▶ **Funktionelle Bedeutung TSt.** Die Gelenkstabilität wird beibehalten und die Vorwärtsprogression fortgesetzt.

Beachte **M!**

Für die Stabilität der Kniegelenkextension sorgen folgende 3 Mechanismen:

- Starke Aktivität der Plantarflexoren sorgt für Stabilität an der Tibia, über die sich das Femur hinwegbewegen kann.
- Der vom kontralateralen Bein erzeugte Schwung wird fortgesetzt, während sich der Körperschwerpunkt weiter vom Standbein entfernt (Trailing position).
- Der Verlauf des Körpervektors vor dem Kniegelenk.

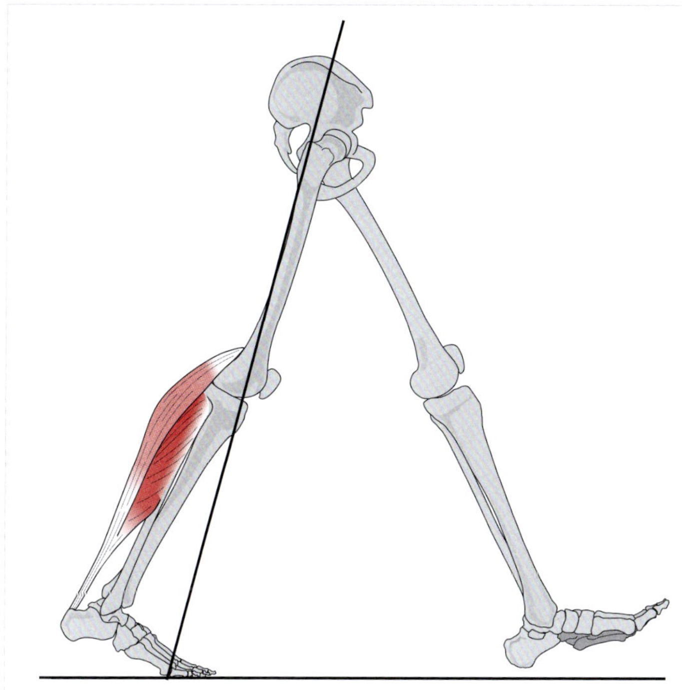

Abb. 2.63 Terminal stance. Der Körpervektor verläuft vor dem Kniegelenk und erzeugt ein Extensionsdrehmoment. Die durch die Aktivität von M. soleus und M. gastrocnemius stabilisierte Tibia unterstützt die passive Extension des Kniegelenks.

Funktionelle Aufgabe Schwungbeinvorwärtsbewegung

Pre-swing – 50–62 % Gangzyklus (▶ Abb. 2.64)

▶ **Bewegungsausmaß PSw.** Das Kniegelenk beugt sich sichtbar schnell aus der Neutral-Null-Stellung in 40° Flexion.

▶ **Drehmomentanforderung PSw.** Das sehr schnelle Entlasten des Beines durch das auf das kontralaterale Bein verlagerte Körpergewicht ermöglicht der verbleibenden Plantarflexion, am Sprunggelenk ein Kniegelenkflexionsdrehmoment zu erzeugen.

▶ **Muskelaktivitäten PSw**

- Die Kniegelenkflexion geschieht vornehmlich passiv. Der M. gracilis arbeitet mit nur sehr geringer Aktivität.
- Die gelegentliche Aktivität des M. rectus femoris dient vermutlich dem Zurückhalten einer zu schnellen passiven Kniegelenkflexion (ca. 10 % manueller Muskeltest).
- Die Wadenmuskulatur zeigt nur anfänglich auf geringem Niveau eine Restspannung (25 % manueller Muskeltest) und beschleunigt daher die Fersenanhebung und die tibiale Vorwärtsbewegung.
- Der M. popliteus erreicht seine Spitzenaktivität (nur 25 % manueller Muskeltest) und trägt zur Flexion des Kniegelenks bei.

▶ **Funktionelle Bedeutung PSw**

- Die Kniegelenkflexion in Pre-swing trägt maßgeblich zur Ablösung des Fußes vom Boden bei. In dieser Phase wird bereits über die Hälfte der für die nachfolgende Initial swing benötigte Kniegelenkflexion erzeugt.
- Pre-swing bereitet somit die Schwungphase vor und zählt daher funktionell zur Schwungbeinvorwärtsbewegung, auch wenn der Fuß gerade noch Bodenkontakt hat.

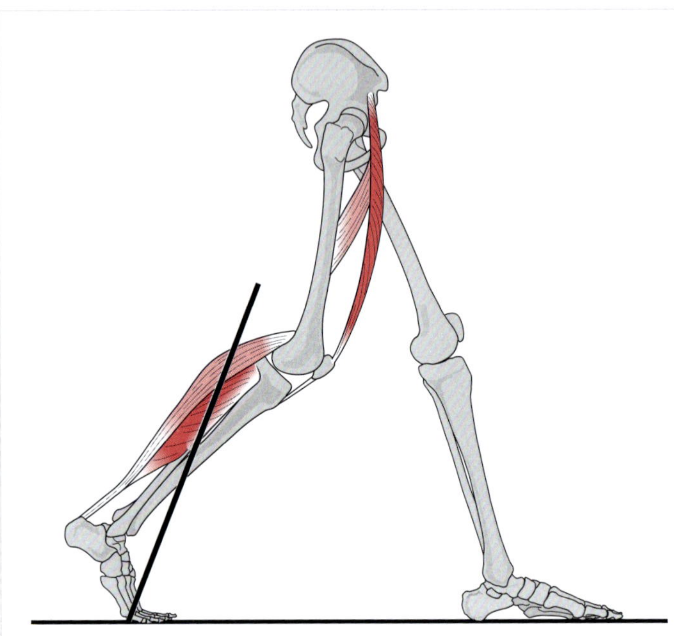

Abb. 2.64 Pre-swing. Der Körpervektor verläuft hinter dem Kniegelenk und erzeugt ein Flexionsdrehmoment. Die gelegentliche Kontrolle des M. rectus femoris bremst eine zu schnelle Flexion am Kniegelenk ab.

Funktionelle Aufgabe Schwungbeinvorwärtsbewegung

Initial swing – 62–75 % Gangzyklus (▶ Abb. 2.65)

▶ **Bewegungsausmaß ISw.** Das Kniegelenk beugt sich rasch aus 40° Flexion bis in 60° Flexion.

▶ **Drehmomentanforderung ISw.** Die Vorwärtsbewegung des Oberschenkels (aktiv durch die Hüftgelenkbeuger) erzeugt zusammen mit der Trägheit der Tibia ein Flexionsdrehmoment am Kniegelenk.

▶ **Muskelaktivitäten ISw**

- Der kurze Kopf des M. biceps femoris sowie der M. sartorius und M. gracilis sind aktiv und erreichen ihre Spitzenaktivität.
- Die Kniegelenkflexion wird durch Flexion am Hüftgelenk unterstützt.

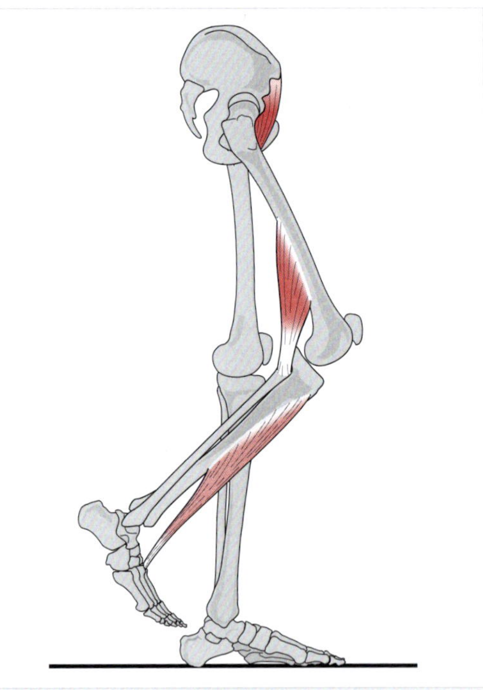

Abb. 2.65 Initial swing. Der durch die Hüftgelenkflexoren bewirkte Vorwärtsschwung des Oberschenkels erzeugt zusammen mit dem M. biceps femoris caput breve die Kniegelenkflexion von 60°.

Beachte **M!**

Der lange Kopf des M. biceps femoris ist zweigelenkig und erzeugt (neben der Kniegelenkflexion) eine Extension am Hüftgelenk. Da dies in dieser Phase nicht erwünscht ist, bleibt der Muskel hier inaktiv!

► **Funktionelle Bedeutung ISw.** Der Fuß löst sich vom Boden, der Oberschenkel wird angehoben und vorwärts bewegt.

Beachte **M!**

Die Beinposition am Ende von Pre-swing (das Bein befindet sich hinter dem Körperschwerpunkt) zusammen mit der Kniegelenkflexion bringen den Fuß in eine abwärtsgerichtete Haltung. Dies addiert die Fußlänge zur Distanz zwischen Hüftgelenk und Zehen. Folglich ist das Bein funktionell länger als der Abstand zwischen Hüftgelenk und Boden. Nur eine reine Dorsalextension des Fußes reicht nicht aus, um das Bein ungehindert durchschwingen zu lassen. Erst 60° Kniegelenkflexion ermöglicht die Bodenablösung des Fußes und ein Vorschwingen des Beines.

Um 60° Kniegelenkflexion zu erreichen, werden folgende 3 Mechanismen benötigt:

- Kniegelenkflexion von 40° bereits in der Vorschwungphase.
- Ausreichend Schwung durch schnelle Hüftgelenkflexion. Das bewegt das Femur zügig nach vorne, während die Trägheit der Tibia zur Flexion des Kniegelenks führt.
- Aktive Kniegelenkflexion durch Muskelarbeit des kurzen Kopfes des M. biceps femoris, unterstützt von M. sartorius und M. graclis (beide beugen simultan Hüft- und Kniegelenk).

► **Funktionelles Paradoxon.** Das Ziel der initialen Schwungphase ist die Zehenablösung vom Boden. Dafür ist die Kniegelenkflexion bedeutsamer als die Dorsalextension des Sprunggelenks. Eine adäquate Kniegelenkflexion erfordert nur wenig direkte Muskelarbeit am Kniegelenk. Entscheidende Faktoren sind hier die Vorbereitung der Kniegelenkflexion, ausreichend vorhandener Schwung und die Arbeit der zweigelenkigen Hüftgelenkmuskeln.

Funktionelle Aufgabe Schwungbeinvorwärtsbewegung

Mid swing – 75–87 % Gangzyklus (► Abb. 2.66)

► **Bewegungsausmaß MSw**

- Passive schnelle Extensionsbewegung des Kniegelenks aus 60° Flexion bis in 25° Flexion.
- Die Tibia nimmt eine vertikale Position zum Boden an.

► **Drehmomentanforderung MSw.** Der tibiale Schwung erzeugt in der späten Mid swing ein Extensionsdrehmoment am Kniegelenk.

► **Muskelaktivitäten MSw**

- Die Kniegelenkextension wird durch Schwerkraft und Schwung erreicht. Der kurze Kopf des M. biceps femoris kontrolliert die Geschwindigkeit der Kniegelenkextension nur wenn dies nötig wird.
- Die ischiokrurale Muskulatur wird in der späten Mid swing aktiv.

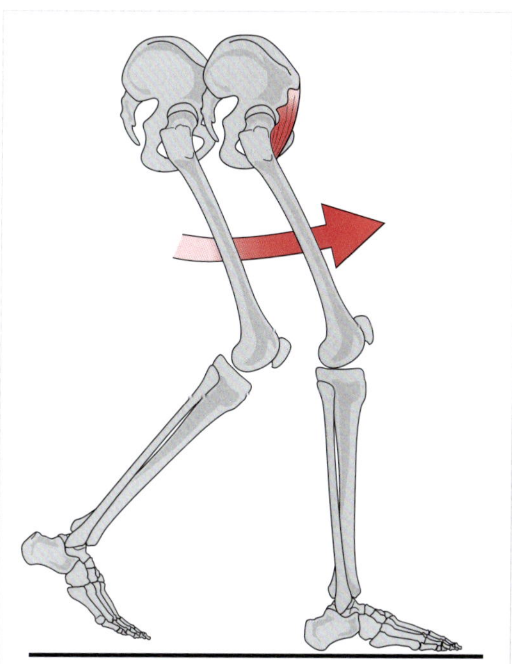

Abb. 2.66 Mid swing. Die passive Kniegelenkextension entsteht durch Schwerkraft und Schwung. Die Tibia steht vertikal.

► **Funktionelle Bedeutung MSw.** In dieser Phase beginnt die für die Schrittlänge notwendige Kniegelenkextension.

Funktionelle Aufgabe Schwungbeinvorwärtsbewegung

Terminal swing – 87–100 % Gangzyklus (► Abb. 2.67)

► **Bewegungsausmaß TSw.** Das Kniegelenk streckt sich aus 25° Flexion bis zur Neutral-Null-Stellung und bewegt sich anschließend eventuell bis nach ca. 5° Flexion.

► **Drehmomentanforderung TSw.** Das durch die schnelle Vorwärtsbewegung der Tibia erzeugte Extensionsdrehmoment am Kniegelenk bleibt erhalten.

► **Muskelaktivitäten TSw**

- Der M. quadriceps arbeitet konzentrisch, um eine vollständige Kniegelenkextension sicherzustellen.
- Die ischiokrurale Muskulatur arbeitet mit Spitzenaktivität exzentrisch, um die Bewegung des Oberschenkels abzubremsen.

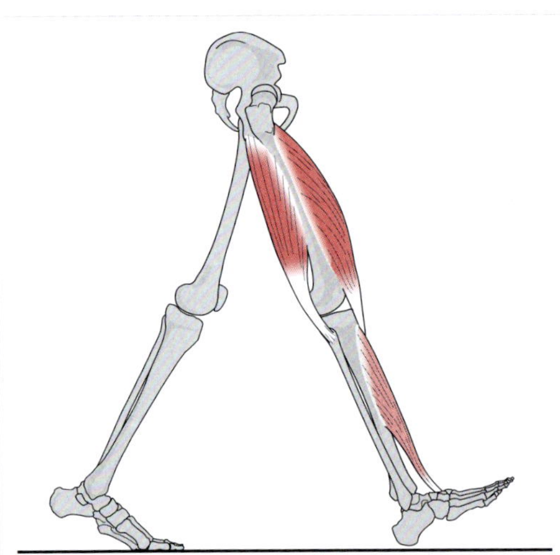

Abb. 2.67 Terminal swing. Das Kniegelenk ist gestreckt und wird für den bevorstehenden Initial contact durch gleichzeitige Aktivität der ischiokruralen Muskulatur und des M. quadriceps stabilisiert.

► **Funktionelle Bedeutung TSw**

- Das sich nach vorne streckende Bein bestimmt die Schrittlänge.
- Das Bein bereitet sich auf den bevorstehenden Bodenkontakt vor.

► **Zusammenfassung Kniegelenk**

- Standbein: Das Kniegelenk spielt die entscheidende Rolle für die Standstabilität. Der M. quadriceps kontrolliert die Extension. Während des Gehens wird er jedoch lediglich aktiviert (exzentrisch und ohne den M. rectus femoris), um die stoßdämpfende Flexion im Kniegelenk auf 15° zu beschränken. Ein weiterer wesentlicher Faktor ist die dynamische Stabilität der Tibia, gesteuert durch den M. soleus. Mechanismen, wie z. B. exzentrisch-synergistische Muskelarbeit, unterstützen die Extension im Einbeinstand, ohne dass es zu einem medialen Kollaps kommt. Die Spannung des Iliotibialbands wirkt dem belastenden Adduktionsdrehmoment im Kniegelenk entgegen.
- Schwungbein: Das Bewegungsausmaß des Kniegelenks im Schwung ist größer als bei allen anderen Gelenken. Es sind ca. 60° Kniegelenkflexion nötig, um die Zehenablösung vom Boden zu bewirken. Die in Initial swing benötigte Flexion wird nur zu einem kleinen Teil durch direkte Muskelaktivität am Kniegelenk erreicht. In erster Linie sind die residuale Aktivität der Plantarflexoren am Sprunggelenk in Pre-swing, die Hüftgelenkflexion sowie die tibiale Trägheit für die Flexion verantwortlich. Die lokalen Kniegelenkflexoren spielen nur eine untergeordnete Rolle. Daher steht die normale Kniegelenkfunktion sowohl in den Stand- als auch in den Schwungphasen in direktem Zusammenhang mit der gesamten Extremität. Normale Gelenkbewegungen, Drehmomentanforderungen und Muskelaktivitäten am Kniegelenk sind in einer Gesamtübersicht in ► Abb. 2.68 dargestellt.

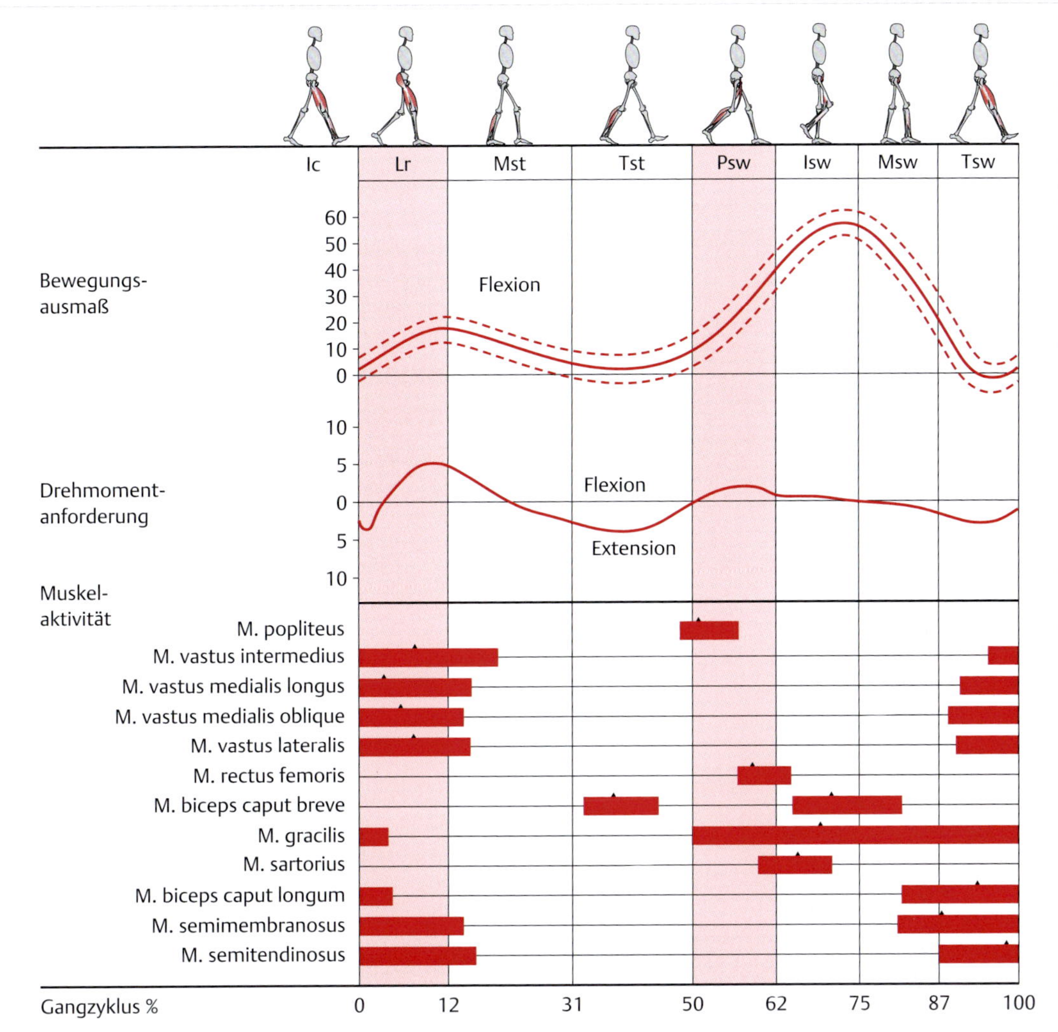

Abb. 2.68 Normale Gelenkbewegungen, Drehmomentanforderungen und Muskelaktivitäten am Kniegelenk. Modifiziert nach Ganganalyse nach RLANRC. (Die gestrichelte Linie zeigt die normale Standardabweichung des Bewegungsausmaßes an.)

2.6.4 Hüftgelenk und Pelvis (Koxofemoralgelenk)

Die beschriebenen Bewegungen des Hüftgelenks beziehen sich auf die Position des Femurs in Bezug zur Vertikalen und nicht zur Position des Beckens, da dieses seine eigenen Bewegungsmuster besitzt. Der Einsatz der Vertikalen als Referenz erleichtert Beobachtung und Beurteilung. Die neutrale Position des Beckens in der sagittalen Ebene wird mit 10° anteriorer Neigung beschrieben.

Funktionelle Aufgabe Gewichtsübernahme

Initial contact – 0 % Gangzyklus (▶ Abb. 2.69)

▶ **Bewegungsausmaß IC.** Die in Terminal swing erreichten 20° Flexion bleiben bestehen. Das Becken des Referenzbeins rotiert in der Transversalebene um 5° nach vorne.

▶ **Drehmomentanforderung IC.** Ein rasches Flexionsdrehmoment von hoher Intensität beginnt.

▶ **Muskelaktivitäten IC**

- Alle Hüftgelenkextensoren sind aktiv und bereiten sich auf ihre stabilisierende Funktion in der Stoßdämpfungsphase vor.
- Primär aktiv sind M. glutaeus maximus (exzentrisch) und M. adductor magnus als Hüftgelenkextensoren.
- Auch die Hüftgelenkextensoren M. semitendinosus und – wenn auch mit abnehmender Intensität – M. semimembranosus sowie der lange Kopf des M. biceps femoris (exzentrisch) sind aktiv.

▶ **Funktionelle Bedeutung IC.** Die Positionen von Hüftgelenk und Becken ermöglichen dynamische Stabilität sowie Vorwärtsbewegung.

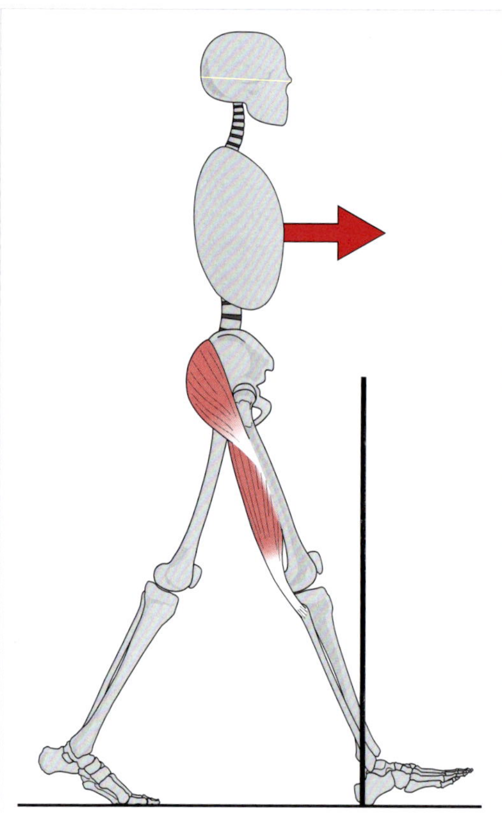

Abb. 2.69 Initial contact. Der Körpervektor verläuft weit vor dem Hüftgelenk. Der M. glutaeus maximus und die ischiokrurale Muskulatur kontrollieren das Flexionsdrehmoment am Hüftgelenk.

Funktionelle Aufgabe Gewichtsübernahme

Loading response – 0–12 % Gangzyklus (▶ Abb. 2.70)

▶ **Bewegungsausmaß LR**

- Die 20° Hüftgelenkflexion wird beibehalten.
- Das Becken bleibt in 5° Vorwärtsrotation.

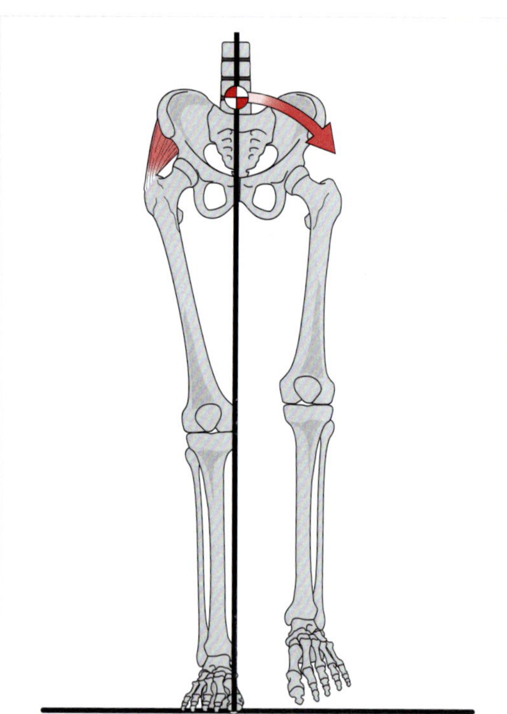

Abb. 2.70 Loading response. Das Adduktionsdrehmoment wird in dieser Phase durch die exzentrische Aktivität der Hüftgelenkabduktoren kontrolliert.

Beachte M!

Das Femur rotiert nach innen, was jedoch optisch nicht zu erkennen ist. Die Innenrotation am Hüftgelenk hat 2 Ursachen:
- Die Vorwärtsrotation des gleichseitigen Beckens,
- ein Resultat der subtalaren Pronation und der damit verbundenen Innenrotation der Tibia.

Einer exzessiven Innenrotation wirkt der Außenrotationseffekt des M. glutaeus maximus entgegen. Da die Tibia stärker nach innen rotiert als das Hüftgelenk, ist dieses im Bezug zur Tibia eher nach außen rotiert.

► **Drehmomentanforderung LR**
- Sagittalebene: Es besteht ein rasches Flexionsdrehmoment von hoher Intensität: das zweithöchste Drehmoment im Gangzyklus.
- Frontalebene: Ein Adduktionsdrehmoment beginnt am Hüftgelenk.
- Transversalebene: Es besteht ein Innenrotationsdrehmoment.

► **Muskelaktivitäten LR**
- Sagittalebene: Alle 5 Hüftgelenkextensoren arbeiten dem Flexionsdrehmoment entgegen.
- Folgende Muskeln arbeiten mit jeweils Spitzenaktivität eingelenkig:
  - Die unteren Fasern des M. glutaeus maximus sowie der M. adductor magnus.
  - Die ischiokrurale Muskulatur (M. semimembranosus, M. semitendinosus, M. biceps femoris caput longum) arbeitet als Hüftgelenkextensor dem Flexionsdrehmoment entgegen. Da sie jedoch zweigelenkig wirken, reduzieren sie ihre Aktivität aufgrund des zusätzlichen Flexionseffekts am Kniegelenk.
  - Frontalebene: Um das Becken – und somit auch den Rumpf – zu stabilisieren, arbeiten folgende Muskeln mit Spitzenaktivität exzentrisch dem Adduktionsdrehmoment im Hüftgelenk entgegen: die posterioren Fasern des M. tensor faciae latae, der M. glutaeus medius, der M. glutaeus minimus und die oberen Fasern des M. glutaeus maximus.

Beachte M!

- *Abduktoren:* Die höchste Aktivität der Abduktoren erfolgt in Loading response. Ein Grund hierfür ist die unmittelbare Belastung der Muskulatur, hervorgerufen durch den abrupten Lastwechsel in Initial contact. Entsprechend schnell und stark muss die Muskulatur absorbierend bzw. exzentrisch reagieren.
- *Extensoren:* Der M. glutaeus maximus und der M. adductor magnus beenden als Hüftgelenkextensoren ihre Aktivität bereits gegen Ende von Loading response. Dafür gibt es 2 Gründe:
  - Der Hebelarm des Körpervektors ist klein (der Vektor liegt nahe am Hüftgelenk).
  - Die Funktion des Heel rockers initiiert einen extensorischen Effekt am Hüftgelenk (► Abb. 2.71). Der Heel rocker bewegt die Tibia nach vorne, wodurch eine Kniegelenkflexion entsteht und so den M. quadriceps aktiviert. Die Vasti des M. quadriceps arbeiten zunächst exzentrisch, um die Kniegelenkflexion zurückzuhalten. Gleichzeitig wird proximal – durch den Ursprung der Vasti – das Femur nach vorne gezogen. Die Trägheit des Beckens (und des Rumpfes) verzögert die Vorwärtsbewegung (des Beckens) und eine entsprechende Extension am Hüftgelenk entsteht (Basmajian u. De Luca 1985, De Luca 2002).

► **Funktionelle Bedeutung LR**
- Gewährleistung der Stabilität an Hüftgelenk und Oberschenkel in der Stoßdämpfungsphase
- Verhindern des Nachvornefallens des Rumpfes
- Stabilisierung des Beckens in der frontalen Ebene

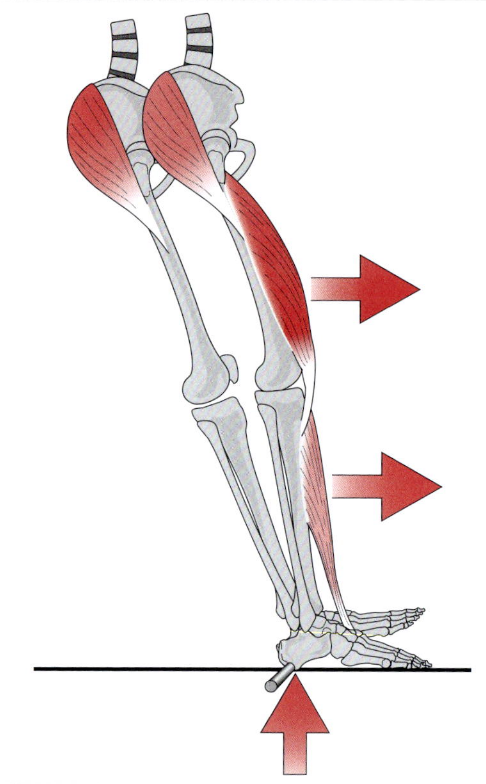

Abb. 2.71 Loading response. Der Heel rocker bewirkt die Aktivität des M. quadriceps, der mit seinem Ursprung das Femur nach vorne zieht. Zusammen mit der Trägheit von Becken und Rumpf entsteht eine Hüftgelenkextension, sodass die Aktivität der Hüftgelenkextensoren zunehmend überflüssig wird.

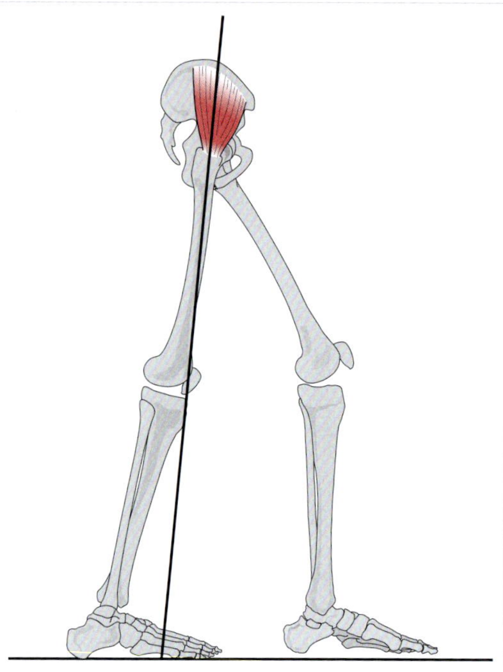

Abb. 2.72 Mid stance, späte Phase. Der hinter dem Hüftgelenk verlaufende Körpervektor löst ein Extensionsdrehmoment aus. Dadurch wird die Hüftgelenkextension ohne muskuläre Kontrolle möglich. Nur in der Frontalen bleiben die Hüftgelenkabduktoren aktiv.

Funktionelle Aufgabe Einbeinstand

Mid stance – 12–31 % Gangzyklus (▶ Abb. 2.72)

▶ **Bewegungsausmaß MSt**

- Das Hüftgelenk streckt sich aus 20° Flexion bis zur Neutral-Null-Stellung.
- Das Becken rotiert aus 5° Vorwärtsrotation bis zur neutralen Position.

▶ **Drehmomentanforderung MSt**

- Das kontralaterale Bein (befindet sich gerade in seiner Schwungphase) bewegt den Körper über das Standbein, was am Ende von Mid stance (des Referenzbeins) zu einem Wechsel von einem Flexions- in ein Extensionsdrehmoment am Hüftgelenk führt.
- Das Adduktionsdrehmoment in der frontalen Ebene bleibt bestehen.

▶ **Muskelaktivitäten**

- In der Sagittalebene sind keine Muskelaktivitäten am Hüftgelenk nötig. Sobald der Körpervektor hinter dem Hüftgelenk liegt, erzeugt das Drehmoment (und der Schwung des kontralateralen Beines) passive Hüftgelenkextension.
- In der Frontalebene wird das Abfallen des Beckens (4°) durch die Abduktoren M. tensor fasciae latae, M. glutaeus medius und M. glutaeus minimus exzentrisch kontrolliert (Basmajian u. De Luca 1985, Perry 1992). Nach dem Absenken – wenn das Becken wieder stabil ist – wechselt die Muskelkontraktionsform von exzentrisch auf statodynamisch haltend (isometrisch).

► **Funktionelle Bedeutung MSt**
- Eine stabile Gelenkposition wird in der sagittalen Ebene ohne Muskelaktivität der Hüftgelenkextensoren erreicht.
- Das Becken ist in der frontalen Ebene stabilisiert und verhindert so ein Absenken des Beckens.

Praxistipp 

Testen Sie die Hüftgelenkabduktoren der Patienten auf Kraft und Funktion! Fehlende Stoßdämpfung durch exzessives Absenken des Beckens kann als Folge enorme Schmerzen in vielen Gelenken erzeugen! Hierfür sind oftmals Scherkräfte und unerwünschte Überaktivität anderer Muskelgruppen zur Kompensation der Grund. Auch eine unentdeckte Schwäche der kleinen Glutäen kann Ursache für chronische HWS-Schmerzen bei Patienten sein!

Praxistipp 

Der Wechsel zwischen den Muskelkontraktionsformen vollzieht sich normalerweise sehr schnell und fällt daher vielen Patienten schwer. In diesen Fällen ist es sinnvoll, den Wechsel zwischen konzentrischer, exzentrischer und statodynamischer Muskelarbeit in verschiedenen Positionen und funktionellen Zusammenhängen zu trainieren.

Funktionelle Aufgabe Einbeinstand

Terminal stance – 31–50 % Gangzyklus (► Abb. 2.73)

► **Bewegungsausmaß TSt**
- Das Hüftgelenk streckt sich aus der Neutral-Null-Stellung bis in 20° Hyperextension (Trailing position).
- Die anteriore Kippung sowie 5° Rückwärtsrotation des Beckens tragen zur Hyperextension bei.

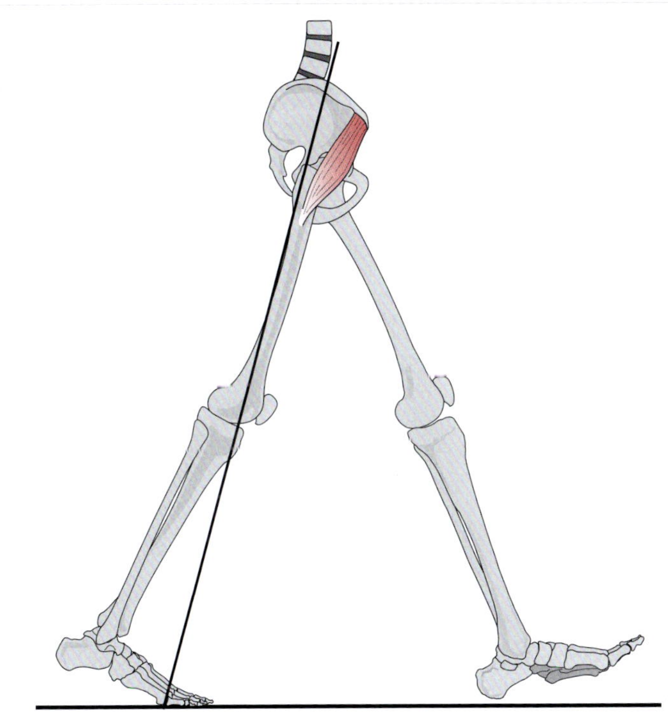

Abb. 2.73 Terminal stance. Der Körpervektor verläuft hinter dem Hüftgelenk. Das Extensionsdrehmoment wird exzentrisch über die anterioren Fasern des M. tensor fasciae latae kontrolliert.

► **Drehmomentanforderung TSt**

- Das Körpergewicht bewegt sich weit über den Vorfuß hinaus. Bei aufrechtem Rumpf befindet sich der Körpervektor hinter dem Hüftgelenk. Das dadurch entstehende Extensionsdrehmoment stabilisiert das Hüftgelenk.
- Das Adduktionsdrehmoment nimmt sehr schnell ab.

► **Muskelaktivitäten TSt**

- Die anterioren Fasern des M. tensor fasciae latae sind exzentrisch aktiv, während die posterioren Fasern ihre Aktivität beenden (Boccardi et al. 1981).
- Die EMG-Muster des M. tensor fasciae latae sind individuell verschieden!

Beachte **M!**

Die anterioren Fasern des M. tensor fasciae latae erfüllen 2 Aufgaben:

- Seine Flexionsfunktion verhindert durch exzentrische Muskelarbeit eine übermäßige Hyperextension am Hüftgelenk.
- Die Aktivität des M. tensor fasciae latae reicht aus, um dem noch bestehenden geringen Adduktionsdrehmoment entgegenzuwirken.
- Das geringe Aktivitätsniveau der Hüftgelenkabduktoren erscheint zunächst ein wenig paradox, da in Terminal stance das gesamte Körpergewicht auf einem Bein lastet. Eine mögliche Erklärung liegt in der lateralen Verschiebung des Körperschwerpunkts beim Gehen. In der Mitte von Mid stance (25 %-Punkt des Gangzyklus) erreicht der Körperschwerpunkt seinen lateralsten Punkt. Die anschließende Rückkehr zur Mittellinie leitet passive Abduktion ein, womit direkte Muskelaktion (Energie) eingespart wird. Die größeren Muskeln (M. glutaeus medius und oberer M. glutaeus maximus) entspannen sich, da der schmalere M. tensor fasciae latae für die durchgehende Stabilisierung des Beckens ausreicht.

► **Funktionelle Bedeutung TSt**

- Dem Körper wird ermöglicht, sich über die Unterstützungsfläche des Fußes hinauszubewegen und eine maximale Schrittlänge zu erzeugen. Dabei bleibt das Bein stabil.
- Die posteriore Beckenrotation lässt das Gangmuster fließend erscheinen.

Beachte **M!**

Das kontralaterale Bein befindet sich in Terminal swing, also vom Boden abgehoben. Das Referenzbein trägt folglich das gesamte Körpergewicht, da Terminal stance zu den einfach unterstützten Phasen gehört.

Die Ferse ist vom Boden abgehoben und der Körperschwerpunkt bewegt sich weit über seine Unterstützungsfläche hinaus. Diese ist jedoch sehr klein, da sie lediglich aus ein paar cm^2 Fußballen besteht. Muskuläre Kontrolle findet in diesem Moment nahezu nur noch durch die Wadenmuskulatur statt!

Aufgrund dieser besonders umfangreichen Anforderungen ist die Ausführung von Terminal stance für viele Patienten (mit neurologischer und/oder orthopädischer Genese) oft mit großer Angst besetzt. Diese ist – neben den körperlichen Einschränkungen – Grund dafür, dass Schrittlänge und daher Gehgeschwindigkeit oftmals stark reduziert sind. Um das jeweils bestmögliche Ergebnis für den Patienten sicherzustellen, empfiehlt sich folgendes Vorgehen:

- *Untersuchung:* Muskelfunktionsprüfungstest der Wadenmuskulatur (Kap. 3.6.2 Test der Plantarflexoren), Test der Hüft- und Kniegelenke auf Beweglichkeit (Extensions- und Hyperextensionsfähigkeit am Hüftgelenk) in Rückenlage und Stand sowie Test der Gleichgewichtsreaktionen.
- *Behandlung der Hauptursache mit Auswahl der geeignetsten Behandlungsstrategien:* Dabei ist zu berücksichtigen, dass der Physiotherapie auch Grenzen gesetzt sind! Möglicherweise ist es sinnvoller, dem Patienten eine funktionierende (!) Fußorthese anzupassen, falls ein weiteres Training keinen Erfolg verspricht.
- *Training des Bewegungsablaufs in Hinsicht auf Erfüllung der funktionellen Bedeutung von Terminal stance:* Der Therapeut hat dafür zu sorgen, dass der Körperschwerpunkt wieder weit vor die Unterstützungsfläche gebracht und Schrittlänge erreicht wird! Außerdem muss er eine Atmosphäre schaffen, in der der Patient seine Ängste nicht nur verstandes- sondern auch gefühlsmäßig überwinden kann. Die bloße Information »*Sie schaffen das schon*« reicht hier nicht aus. Bei der Arbeit ist sorgfältig darauf zu achten, dass die Patienten von Beginn der Befundung an durch die Behandlung Vertrauen in ihre eigenen Fähigkeiten und die des Therapeuten gewinnen (Kap. 6).

Funktionelle Aufgabe Schwungbeinvorwärtsbewegung

Pre-swing – 50–62 % Gangzyklus (▸ Abb. 2.74)

▸ **Bewegungsausmaß PSw**

- Der Oberschenkel fällt vorwärts. Er erscheint optisch in Neutral-Null-Stellung, befindet sich tatsächlich aber in leichter 10° Hyperextension.
- Das Becken bleibt in 5° Rückwärtsrotation.

▸ **Drehmomentanforderung PSw.** Mit Entlastung des Beines reduziert sich das Extensionsdrehmoment des Hüftgelenks entsprechend.

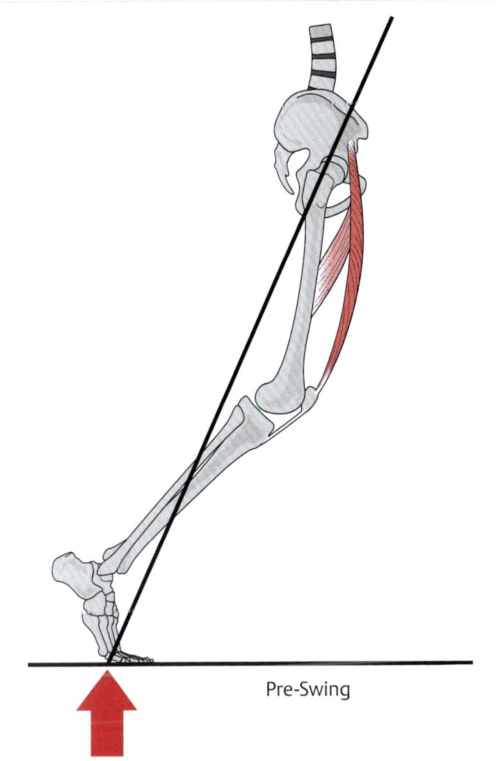

Abb. 2.74 Pre-swing. Der Körpervektor verläuft hinter dem Hüftgelenk, und das Extensionsdrehmoment reduziert sich. Der M. adductor longus bewirkt eine Hüftgelenkflexion. Die gelegentliche Aktivität des M. rectus femoris unterstützt die Flexion am Hüftgelenk und kontrolliert die Kniegelenkflexion.

▸ **Muskelaktivitäten PSw**

- Geringe flexorische Aktivität des M. adductor longus trägt – neben dem vorhandenen Schwung – dazu bei, das Femur nach vorne zu bewegen und das Abduktionsdrehmoment im Hüftgelenk abzubremsen, das durch den Gewichtstransfer auf das kontralaterale Bein entstanden ist.
- Bei einigen Personen kontrahiert der M. rectus femoris in der späten Pre-swing. Er kontrolliert dann die Kniegelenkflexion, falls der Vorwärtsschwung zu stark wird und sorgt gleichzeitig für Einleitung der Hüftgelenkflexion.

▸ **Funktionelle Bedeutung PSw**

- Die Extremität holt Schwung! Die Vorwärtsbewegung des Beines beginnt, weshalb die Phase auch *Beschleunigungsphase* (Akzeleration) genannt wird.
- Die Flexionsbewegung am Hüftgelenk trägt mit zur Kniegelenkflexion bei.

Beachte **M!**

Primär sind es die Sprunggelenkmechanismen, welche die Tibia vorwärtsbewegen, dabei eine Kniegelenkflexion bewirken, die wiederum auch den Oberschenkel nach vorne bewegt. Der Körpervektor verläuft in Pre-swing hinter dem Kniegelenk.

Funktionelle Aufgabe: Schwungbeinvorwärtsbewegung

Initial swing – 62–75 % Gangzyklus (▸ Abb. 2.65)

▸ **Bewegungsausmaß ISw**

- Das Hüftgelenk bewegt sich aus 10° Hyperextension in 15° Flexion.
- Das Becken bleibt in 5° Rückwärtsrotation.

▸ **Drehmomentanforderung ISw**

- Die Trägheit der Tibia erhält das Extensionsdrehmoment am Hüftgelenk aufrecht.
- Am Ende von Initial swing geht das Extensionsdrehmoment am Hüftgelenk gegen null.

► **Muskelaktivitäten ISw**
- Der M. iliacus, M. gracilis und M. sartorius erreichen in dieser Phase jeweils ihre Aktivitätsmaxima.
- Der M. iliacus wird in Abhängigkeit von der Gehgeschwindigkeit aktiviert.
- Der M. gracilis erzeugt am Hüftgelenk Flexion, Adduktion und Innenrotation sowie am Kniegelenk Flexion.
- Der M. sartorius erzeugt am Hüftgelenk Flexion, Abduktion und Außenrotation sowie am Kniegelenk Flexion und bildet daher – abgesehen von der Kniegelenkflexion – die Gegenkraft zum M. gracilis.
- Die Bewegung des Beines im dreidimensionalen Raum repräsentiert die Balance zwischen M. sartorius und M. gracilis.
- Der M. adductor longus bleibt aktiv.

Beachte **M!**

M. gracilis und M. sartorius sind simultan arbeitende Kniegelenkflexoren, was in dieser Phase auch erwünscht ist (Skinner et al. 1985). Aufgrund der Anforderungen für eine dreidimensionale Kontrolle des frei schwingenden Beines sowie dem Zusammenspiel zwischen Hüft- und Kniegelenk können die Aktivitätsmuster der Hüftgelenkflexoren zwischen Individuen deutlich variieren (Kadaba 1990).

► **Funktionelle Bedeutung ISw**
- Die Schwungbeinvorwärtsbewegung wird fortgeführt.
- Der in Pre-swing erreichte Schwung bleibt in dieser Phase erhalten.

► **Funktionelles Paradoxon.** Das Ziel von Initial swing ist die Zehenablösung vom Boden. Dafür ist die Kniegelenkflexion bedeutender als die Dorsalextension des Sprunggelenks. Eine adäquate Kniegelenkflexion erfordert nur wenig direkte Muskelarbeit am Kniegelenk. Entscheidende Faktoren hierbei sind die Vorbereitung der Kniegelenkflexion (in Pre-swing), ausreichend vorhandener Schwung und die Arbeit der zweigelenkigen Hüftgelenkmuskeln M. gracilis und M. sartorius.

Funktionelle Aufgabe Schwungbeinvorwärtsbewegung

Mid swing – 75–87 % Gangzyklus

► **Bewegungsausmaß MSw.** Hüftgelenkflexion aus 15° bis in 25° Flexion. Das Becken rotiert nach vorne in die neutrale Position.

► **Drehmomentanforderung MSw.** Die Trägheit des Beines, die auf der schnellen Vorwärtsbewegung der Tibia beruht, erzeugt ein allmählich ansteigendes Flexionsdrehmoment am Hüftgelenk.

► **Muskelaktivitäten MSw**
- Dies ist die Periode praktisch passiver Hüftgelenkflexion. EMG-Ableitungen fehlen oder sind nur sehr schwach aufnehmbar (Biden et al. 1987).
- Nur noch der M. gracilis ist aktiv.
- Die ischiokrurale Muskulatur beginnt ihre Aktivität in der späten Mid swing.

► **Funktionelle Bedeutung MSw**
- Die Vorwärtsbewegung des Oberschenkels verlangsamt sich.
- Die vom Referenzbein durch Schwung erzeugte Kraft hilft, den Körper über das kontralaterale Bein (Standbein) hinweg nach vorne zu transportieren.

Funktionelle Aufgabe Schwungbeinvorwärtsbewegung

Terminal swing – 87–100 % Gangzyklus (► Abb. 2.75)

► **Bewegungsausmaß TSw**
- Der Oberschenkel fällt leicht aus 25° auf 20° Flexion zurück.
- Das Becken rotiert aus der Neutral-Null-Stellung um 5° vorwärts.

► **Drehmomentanforderung TSw.** Das Flexionsdrehmoment am Hüftgelenk verringert sich am Ende von Terminal swing.

► **Muskelaktivitäten TSw**
- Die ischiokrurale Muskulatur erreicht hier ihr Aktivitätsmaximum. Exzentrische Muskelarbeit bremst den Oberschenkel kontrolliert ab.
- Sagittalebene: Der M. adductor magnus sowie die unteren Fasern des M. glutaeus maximus be-

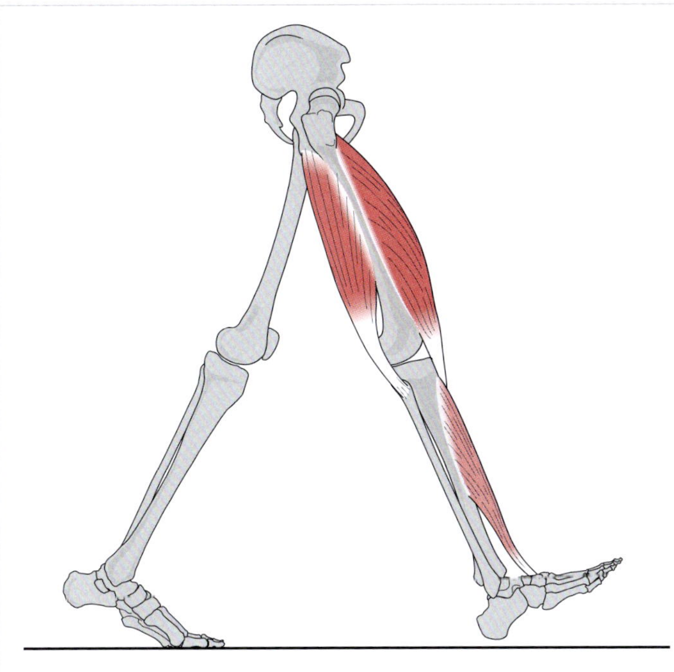

Abb. 2.75 Terminal swing. Die vorbereitende Aktivität der Hüftgelenkextensoren für Initial contact beendet die Flexion des Hüftgelenks in dieser Phase.

ginnen ihre Aktivität in dieser Phase. Sie bereiten sich auf ihre stabilisierende Funktion am Hüftgelenk während der bevorstehenden Gewichtsübernahme vor.

- Frontalebene: Gleichzeitig werden der M. tensor fasciae latae, M. glutaeus medius und die oberen Fasern des M. glutaeus maximus aktiv. Sie bereiten sich auf ihre stabilisierende Funktion am Becken während der bevorstehenden Gewichtsübernahme vor.

Beachte: ischiokrurale Muskulatur **M!**

Es entsteht eine leichte Innenrotation. Perry (1992) führt dies auf die ungleiche Muskelmassenverteilung in der ischiokruralen Muskulatur zurück. M. semimembranosus und M. semitendinosus (medial liegend) sind durchschnittlich 50 % größer als der lange Kopf des M. biceps femoris.

► **Funktionelle Bedeutung TSw**

- Das Bein ist für den initialen Fersenkontakt richtig positioniert und muskulär auf die Gewichtsübernahme vorbereitet.
- Die Vorwärtsrotation des Beckens trägt zur Schrittlänge bei.
- Terminal swing ist eine Übergangsphase zwischen Schwung- und Standphase.

► **Zusammenfassung Hüftgelenk.** Die Bewegung des Hüftgelenks ermöglicht dem Becken und dem Rumpf, in den Standphasen aufrecht zu bleiben, während sich das Bein über den stützenden Fuß hinwegbewegt (Inman et al. 1981). Die Hüftgelenkextensoren haben 2 wesentliche Aufgaben (► Abb. 2.76):

- Das Abbremsen des Schwungbeins in Terminal swing, um die Standphasen vorzubereiten.
- Die Extensoren arbeiten, um die in der Schwungphase entstandene Vorwärtsbeschleunigung des Rumpfes (und des Beckens) zurückzuhalten und damit ein Nachvornefallen des Passagiers zu verhindern.

Die Abduktoren werden aktiv, um ein zu starkes Absinken der kontralateralen Beckenseite – erzeugt durch die mediale Ausrichtung des Körpergewichts – zu verhindern (Inman 1981). In der Schwungphase arbeiten die Hüftgelenkflexoren

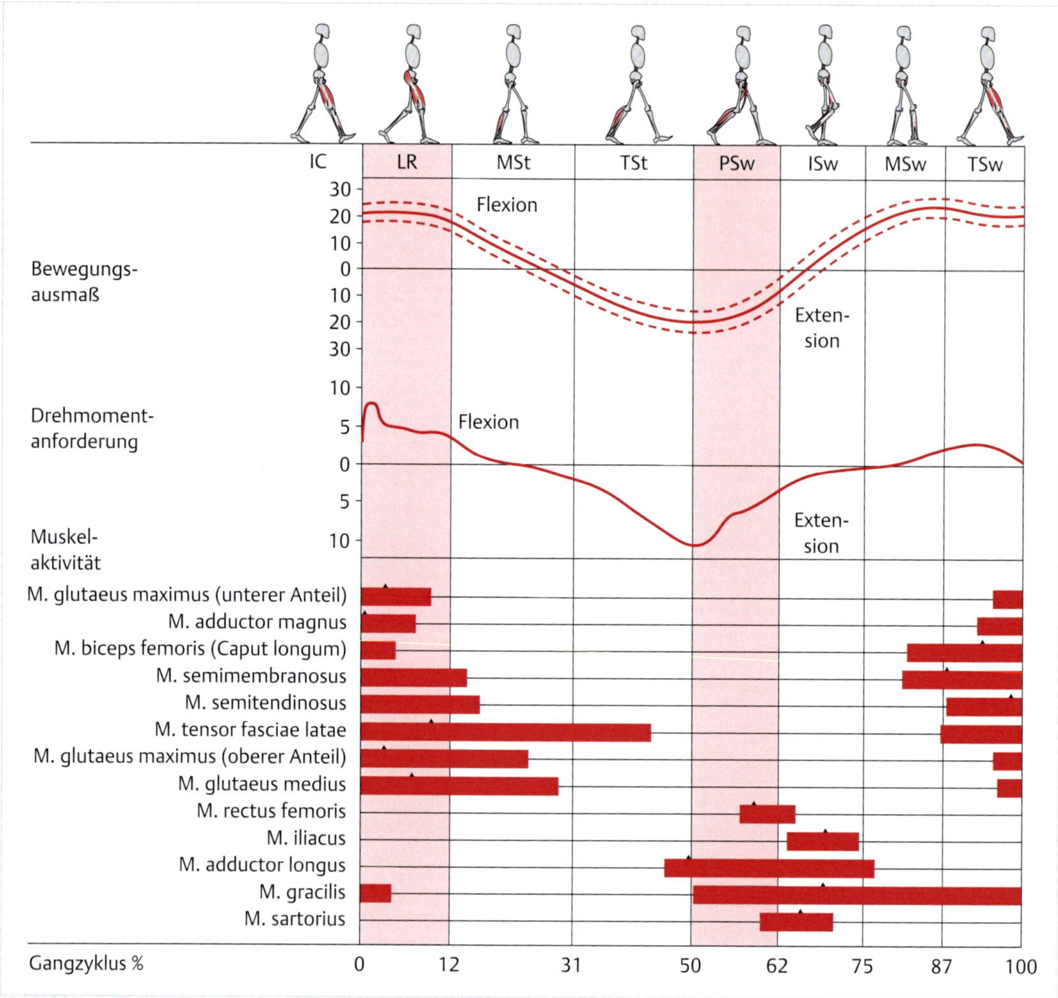

Abb. 2.76 Normale Gelenkbewegungen, Drehmomentanforderungen und Muskelaktivitäten des Hüftgelenks. Modifiziert nach Ganganalyse nach RLANRC. (Die gestrichelte Linie zeigt die normale Standardabweichung des Bewegungsausmaßes an.)

mit nur geringer Aktivität, um das Bein nach vorne zu bewegen (Perry 1992).

▸ **Rotationsverhalten des Hüftgelenks in den Stand- und Schwungphasen.** In der Literatur finden sich zu den Bewegungen des Hüftgelenks in der Transversalebene folgende Angaben, die zur besseren Übersicht hier in der ▸ Tab. 2.16 dargestellt werden (Smidt 1993, Winter 1991, Perry 1992).

2.6.5 Rumpf

Untersuchungen (Waters 1972, 1973) zeigen, dass die Rumpf-Becken-Koordination dazu dient, die potenziell destabilisierenden Rumpfbewegungen entgegen der Schwerkraft – wie sie üblicherweise während der täglichen Aktivitäten entstehen – zu verringern. Da etwa zwei Drittel der gesamten Körpermasse oberhalb der Taille liegen, ist die Kontrolle des Rumpfes, besonders für die aufrechte Haltung und den Erhalt des Gleichgewichts, notwendig (Krebs et al. 1992). Während des freien Ge-

Tab. 2.16 Bewegungen des Hüftgelenks

Initial contact	Loading response	Mid stance	Terminal stance	Pre-swing	Initial swing	Mid swing	Terminal swing
leichte Innenrotation von ca. 3°	• maximale Innenrotation	• Innenrotation reduziert sich	• ca. 1° Innenrotation	• maximale Außenrotation	aus 8° Außenrotation bis in Neutral-Null	aus Neutral-Null-Stellung bis 3° Innenrotation	• leichte Innenrotation von ca. 3°
	• ca. 5° Innenrotation	• 2° Innenrotation	•	• 8° Außenrotation			

hens sind die Rückenextensoren und die Abdominalmuskeln aktiv, um den Rumpf in allen 3 Ebenen zu stabilisieren.

► **Bewegungsausmaß**

- Der Rumpf rotiert um ca. 5° in der transversalen Ebene.
- Die Rumpfrotation erzeugt eine Rotation der Schultern, die ihrerseits den reaktiven Armpendel auslöst. Die Rotationsrichtung der Schulter ist der des Beckens entgegengesetzt.
- Der Armpendel ist oftmals ein guter Indikator für kontrollierte Mobilität am Schultergelenk und am oberen Rumpf.
- Im Unterschied zum leicht wahrnehmbaren Armpendel ist die segmentale Rotation des Rumpfes nur schwer zu erkennen.
- Der Rumpf erscheint in der frontalen und sagittalen Ebene aufrecht.

► **Muskelaktivitäten**

- Muskulatur: M. obliquus externus abdominis und M. obliquus internus abdominis arbeiten mit geringer Aktivität während des gesamten Gangzyklus. M. rectus abdominis ist – wenn überhaupt – normalerweise während ipsilateraler und kontralateraler Mid swing und Terminal swing aktiv.
- Extensoren: Die bilateralen tiefen Rumpfextensoren und -rotatoren sind aktiv, um den Rumpf in Loading response zu stabilisieren. Das Flexionsdrehmoment ist hier am höchsten. Der ipsilaterale M. errector spinae ist in Pre-swing aktiv, während das kontralaterale Bein belastet wird (Waters et al. 1972).

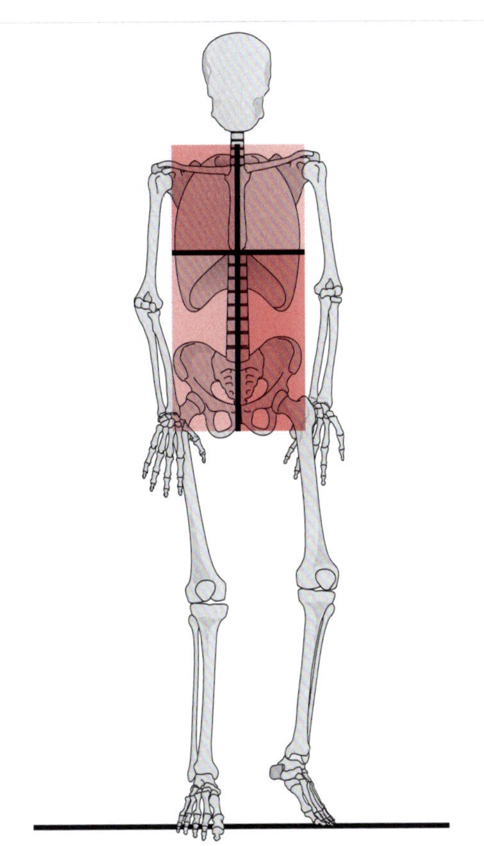

Abb. 2.77 Eine Einteilung des Rumpfes in 4 Quadranten ist bei der beobachtenden Ganganalyse hilfreich. Die Beurteilung erfolgt jeweils nach den Stadien der motorischen Kontrolle (PNF).

Praxistipp 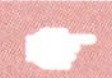

Die Untersuchung des Rumpfes sollte fester Bestandteil der Ganganalyse sein. Ergänzend hilfreich dabei sind:

- Beobachtungen des ganzen Körpers, wie z. B. beim Treppensteigen (auf- und abwärts) sowie beim Aufstehen und Hinsetzen.
- Die Einteilung des Rumpfes in 4 Quadranten, um diese jeweils nach den Stadien der motorischen Kontrolle (Mobilität, Stabilität, kontrollierte Mobilität und Geschicklichkeit) zu beurteilen (► Abb. 2.77).
- *Beachte:* Dies ist lediglich eine grobe Einteilung, die jedoch bei der Auswahl der geeigneten Behandlungsmaßnahmen hilft.
- Die Ausrichtung des Körperschwerpunkts in Bezug auf die Unterstützungsfläche und die Gelenke des Beines ist zu beachten.
- Auch wenn im Ganglabor gewöhnlich nur die Beinsegmente aufgenommen werden, sollte die Ausrichtung des Rumpfes in der Auswertung der Daten unbedingt mit beachtet werden.

2.6.6 Arme

Schulter-Arm-Hand-Komplex – unabhängig oder nicht?

Die Fähigkeit des Gehens entspricht keinem Schrittmuster oder Bewegungsschema, sondern ist Teil einer aktiven ganzkörperlichen Antwort eines Individuums auf spezifische motorische Anforderungen. Dabei können sowohl die Beine als auch der Schulter-Arm-Hand-Komplex gleichzeitig funktionell eingesetzt werden. Arme und Hände können den Akt des Gehens sinnvoll unterstützen oder aber auch – unabhängig vom Gehen – völlig andere funktionelle Aufgaben erfüllen, wie z. B. das Tragen oder Manipulieren von Gegenständen.

Beispielsweise können einerseits Armschwingen oder der Einsatz von Unterarmgehhilfen den Bewegungsablauf beim Gehen unterstützen, andererseits können Hände auch eine bis zum Rand gefüllte Tasse mit heißem Kaffee balancieren, während man zum Tisch geht. Schon bei Kleinkindern im Alter ab ca. 1 Jahr kann beobachtet werden, dass die Armbewegungen des Kindes nicht mit denen der Beine verbunden sind. Die Arme des Kindes dienen ihm zur posturalen Stabilität und der Manipulation von Objekten (Higgins u. Higgins 1995).

Zur Funktion und Bedeutung des Schulter-Arm-Hand-Komplexes gibt es vergleichsweise nur wenige wissenschaftliche Untersuchungen. Elftman (1939) hat bei der Untersuchung des Armschwungs in den 3 funktionellen Ebenen festgestellt, dass die Bewegungsmuster der Arme entgegengesetzt zum Bewegungsverhalten des übrigen Körpers stehen. Daher wird es nach seiner Schlussfolgerung möglich, dass die Beine die zum Gehen notwendigen Bewegungen ausführen können, ohne dabei dem Körper größere Rotation zu verleihen.

Die Bedeutung dieser Überlegungen wird durch die Ergebnisse einer Studie von Ralston (1965) weiter ergänzt, der Untersuchungen zum Energieverbrauch beim Gehen durchführte. Dabei konnte keinerlei erhöhter Energieverbrauch gemessen werden, wenn die Arme gesunder Personen fixiert wurden und nicht frei vor- und zurückschwingen konnten. Aufgrund dieser Ergebnisse und eigener Forschungen kommt Perry (1992) zu der Ansicht, dass der Armschwung das Gehen unterstützen kann, aber keine mechanisch notwendige Komponente darstellt.

Higgins und Higgins (1995a) gehen bei der Betrachtung der Unabhängigkeit von Armen und Beinen beim Gehen noch eine Stufe weiter. Sie stellen den Begriff Arm-Hand-Komplex (einschließlich Schulter) als eine zusammenhängende Einheit dar, die sowohl morphologisch als auch funktionell den Händen maximale Bewegungsfreiheit ermöglicht. Dabei werden alle knöchernen, gelenkigen und muskulären Anteile sowie die Teile des sensorischen und motorischen Nervensystems mit einbezogen, die gemeinsam und integrativ im Dienste der Hände agieren.

Dies unterstreicht die Ansicht von Higgins und Higgins (1995a), dass die Arme und der Schulterkomplex den Händen und deren Einsatz dienen. Es gibt sogar Argumente für die Überlegung, dass sowohl der gesamte Körper als auch die Beine den Zweck haben, den Händen und ihren Aufgaben zu dienen.

► **Bewegungsabläufe.** Fluss und Effizienz des Gehens hängen in einem gewissen Ausmaß von den Bewegungen von Rumpf und Armen ab. Es gibt jedoch nur sehr wenige wissenschaftliche Ganganalyseuntersuchungen, die sich mit diesem Thema eingehend auseinandersetzen. Die hier zusammengefassten Informationen über den Schulter-Arm-Komplex beruhen auf den Forschungen von Fernandez-Ballesteros et al. (1965), die die muskulären Muster der Armbewegungen beim Gehen mithilfe von EMG-Messungen untersuchten, sowie auf biomechanischen Untersuchungen von J. Perry (1992).

Die Ergebnisse zeigen zunächst, dass das Ausmaß des symmetrisch reziproken Armschwungs von Person zu Person große Unterschiede aufweist und außerdem stark von der Gehgeschwindigkeit beeinflusst ist. Je höher die Geschwindigkeit, desto größer das Bewegungsausmaß. Beim Laufen verkürzt sich das Armpendel durch Flexion im Ellenbogen und schwingt entsprechend der höheren Schrittfrequenz. Bei geringem Gehtempo (z. B. beim Bummeln oder Schlurfen) entsteht nur noch geringfügiger oder gar kein Armschwung. Die Arme schwingen immer *reaktiv.* Sie folgen der zum Becken gegenläufigen oberen Rumpfaktivität. Bei langsamer Gehgeschwindigkeit reduzieren sich die Rumpfrotationen und entsprechend auch das Schwingen der Arme.

Während des freien Gehens erreicht der ipsilaterale Armschwung in Initial contact maximale Extension und in Terminal stance maximale Flexion (▶ Abb. 2.78). Dabei ist die phasische Korrelation zwischen der jeweils maximalen Auslenkung der Arme und dem Initial contact des ipsilateralen oder kontralateralen Beines durchgehend beständig. Untersuchungen von Perry an gesunden Personen zeigten hierbei lediglich Abweichungen von weniger als 0,1 s (Perry 1988).

Die Extension des Schultergelenks geschieht aktiv unter dynamischer muskulärer Kontrolle, während das ipsilaterale Bein nach vorne schwingt. Dagegen erscheint die Flexion (Vorschwingen des Armes) als ein nahezu passiver Vorgang, während sich das ipsilaterale Bein in die Extension bewegt.

In Initial contact sind sowohl Schulter- als auch Ellenbogengelenk des ipsilateralen Armes maximal

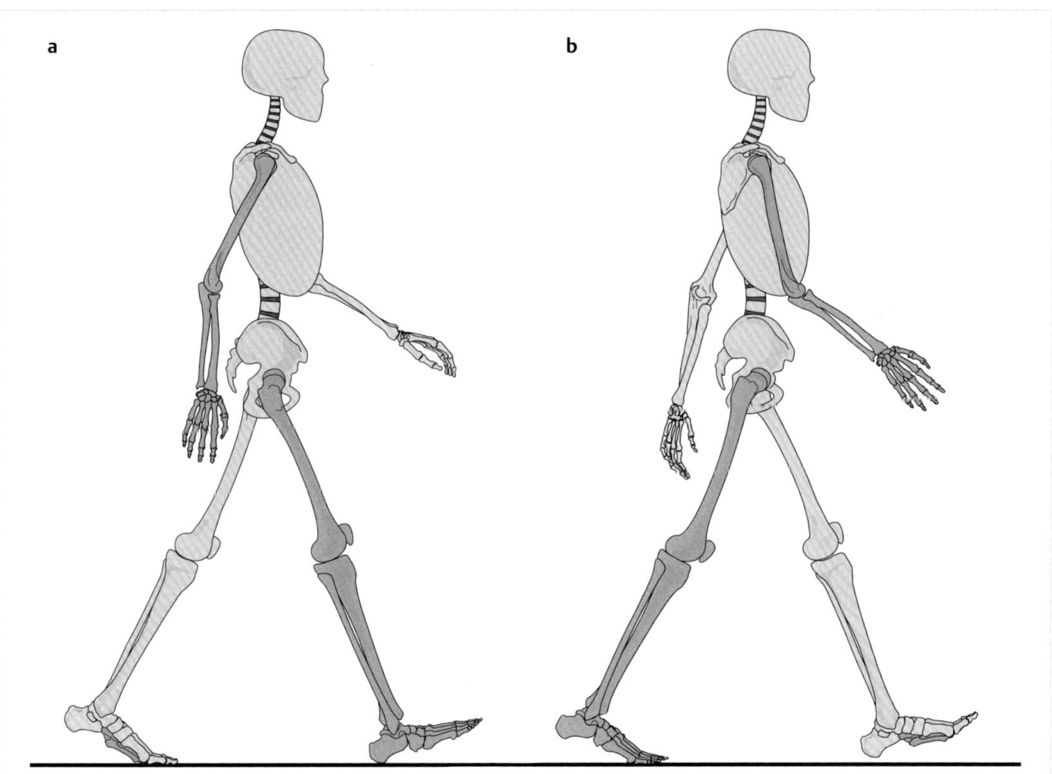

Abb. 2.78 Armschwung während des Gehens.
a Bei Initial contact (maximale Extension). **b** bei Terminal stance (maximale Flexion).

gestreckt. Die Extension des Schultergelenks reicht dabei von ca. 8–20° (gemessen hinter der Vertikalen). Das Ellenbogengelenk befindet sich zur selben Zeit in ca. 20° Flexion, eine Position über die es sich im Verlauf des gesamten Gangzyklus nie weiter hinausstreckt (Murray 1967, Perry 1992).

Nach Initial contact und der maximalen Extension des Schultergelenks beginnt etwa am 5%-Punkt des Gangzyklus eine zunehmende Bewegung in die Flexion. Am Ellenbogengelenk setzt eine verstärkte Flexionsbewegung erst ab Mid stance ein, vermutlich aufgrund seiner bereits bestehenden geringen Flexion von ca. 20°.

Gegen Ende von Terminal stance (ca. 45%-Punkt des Gangzyklus) erreicht das Schultergelenk seine maximale Flexion von ca. 24°. Nur kurze Zeit später (55%-Punkt) endet auch die Flexionsbewegung des Ellenbogengelenks in seiner maximalen Flexionsposition von ca. 45°.

Mit dem Beginn von Pre-swing (Initial contact auf der kontralateralen Seite) werden sowohl Schulter- als auch Ellenbogengelenk stimuliert, aus der Flexions- in eine Extensionsbewegung überzugehen. Diese Extensionsbewegung erstreckt sich durch alle Schwungphasen. Nach Perry (1992) erreicht das Ellenbogengelenk schon in Mid swing seine beim Gehen maximale Extension von 20° Flexion, während das Schultergelenk erst mit Initial contact des ipsilateralen Beines seine maximale Extension (ca. 8–20°) erreicht. Nun sind sowohl Schulter- als auch Ellenbogengelenk des ipsilateralen Armes wieder maximal gestreckt.

► **Muskelaktivitäten.** Durch elektromyografische Messungen konnte bei 5 von 12 untersuchten Muskeln am Schultergelenk relevante Aktivität gemessen werden (Fernandez-Ballesteros et al. 1965). Muskeln unterhalb der Schultergelenkregion (z. B. M. biceps brachii caput breve, M. triceps brachii caput laterale, M. flexor carpi ulnaris, M. flexor carpi radialis brevis) tragen nach Hogue (1969) nicht zum Armschwung bei.

Die dynamische Stabilisierung der Skapula mit ihren Gleitbewegungen auf dem Brustkorb geschieht wohl durch Muskelschlingen im Schulterbereich (Rohen 2000). Interessanterweise zeigen die Messungen von Fernandez-Ballesteros et al. (1965), dass sowohl der M. infraspinatus als auch der M. rhomboideus am Armschwung nicht beteiligt sind. Hingegen wurde anhaltende Aktivität beim M. trapezius pars descendens gemessen, der die Skapula unterstützt, ebenso wie beim M. supraspinatus, der durch seine horizontale Lage den Humeruskopf in die Gelenkpfanne zieht und den Humerus anhebt (Perry 1992). Die Muskelaktionen beginnen jeweils kurz nach Initial contact und setzen sich bis Ende Terminal swing fort. Dabei zeigen beide Muskeln lediglich eine kurze Inaktivität am 50%-Punkt des Gangzyklus.

Vor allem die Extension, aber auch das Abbremsen der Flexion des Schultergelenks sind dynamische Ereignisse unter deutlicher Kontrolle von M. teres major und M. deltoideus pars spinata (hinterer Anteil). Die Aktivität des M. deltoideus pars acromialis (mittlerer Anteil) trägt zur besseren Abduktion des Armes bei, sodass dieser frei nach posterior schwingen kann. Gegen Ende der Flexion (Terminal stance) beginnen M. deltoideus pars spinata und M. deltoideus pars acromialis gleichzeitig mit ihrer Aktivität, die innerhalb der Extensionsbewegung anhält und erst unmittelbar vor Inital contact endet. Während des übrigen Gangzyklus zeigen sie keine Aktivität.

Der Komplex von M. latissimus dorsi und M. teres major zeigt gemeinsame Aktivität sowohl gegen Ende der Extensionsbewegung der Arme (Loading response) als auch zu Beginn der Extension (Pre-swing). Im Gegensatz zur Extension erscheint die Flexionsbewegung des Armes als ein nahezu passiver Vorgang.

Bislang gibt es keine konkreten Hinweise für eine aktive Beteiligung der Beugemuskulatur an der Flexion des Armes. Nach Untersuchungen von Fernandez-Ballesteros et al. (1965) sind der M. deltoideus pars clavicularis, M. pectoralis major pars clavicularis sowie M. biceps an der Flexionsbewegung nicht aktiv beteiligt. Über die Rolle des M. coracobrachialis kann nur spekuliert werden, da es bis heute keine Studien darüber gibt.

Praxistipp 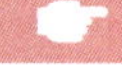

Wie beschrieben, sollte der Armschwung symmetrisch sein. Unterschiede zwischen linker und rechter Armbewegung können Hinweise auf funktionelle Probleme an der reziproken oder ipsilateralen unteren Extremität enthalten (Ganganalyseformular O.G.I.G., siehe Anhang).

Beachte M!

Obwohl die oben genannten Untersuchungsergebnisse und tägliche Beobachtungen zeigen, dass das Gehen mechanisch nicht auf den Armschwung angewiesen ist, kann ein wechselseitiger Einfluss aufeinander nicht geleugnet werden. Diese Wechselwirkungen zwischen Armen, Rumpf und Lokomotor können und sollen in der Therapie sinnvoll genutzt werden. Die Erfahrungen der Autorin bei der Arbeit mit Patienten hat immer wieder gezeigt, wie sinnvoll es ist, den Schulter-Arm-Hand-Komplex ebenso wie den Rumpf in die Therapie mit einzubeziehen. Dadurch wurde oft auch das Gehen weiter verbessert.

Ebenso wurde der Wunsch der Patienten deutlich, die Arme unabhängig vom Gehen bewegen zu können, damit die Hände frei sind, um bestimmte Abläufe ausführen zu können. Patienten ist nicht geholfen, wenn ihr Gangbild lediglich in Abhängigkeit vom Armschwung verbessert wird, bei unabhängiger Armaktivität die Probleme beim Gehen aber weiterhin bestehen. Der Therapeut wird also ein Behandlungsdesign entwerfen müssen, in dem sowohl die unterstützende Funktion der Arme als auch deren Unabhängigkeit von Gehen hinreichend trainiert werden.

3 Beobachtende Ganganalyse

3.1 Geschichte der beobachtenden Ganganalyse

Die systematische Ganganalyse entstand in den sechziger Jahren am Rancho Los Amigos National Rehabilitation Center, einer großen renommierten Rehabilitationsklinik in Los Angeles (USA). Dr. Jacquelin Perry, die 1955 zum Institut kam und die Pathokinesiologie bis Anfang der neunziger Jahre leitete, schuf ein System der beobachtenden Ganganalyse, weil sich zu der damaligen Zeit die üblichen klinischen Untersuchungsmethoden nur mangelhaft zur Feststellung von Dysfunktionen beim Gehen eigneten. Die ausgebildete Physiotherapeutin und orthopädische Chirurgin mit enormem klinisch funktionellem und wissenschaftlichem Wissen aus fast 40 Jahren Berufserfahrung entwickelte zusammen mit einer Gruppe hervorragender und speziell ausgesuchter Physiotherapeuten in den siebziger Jahren ihr System der beobachtenden Ganganalyse zu einem umfangreichen Konzept. Dieses machte es erstmals möglich, die unterschiedlichen Dysfunktionen der verschiedensten Pathologien systematisch zu beobachten und zu katalogisieren.

Die Bewegungsanalyse wurde zunächst mithilfe von Videokamera und -rekorder durchgeführt und nach und nach durch kinematische und kinetische Messsysteme, wie z. B. Infrarotkameras Vicon™, im Boden eingelassene Kraftplatten und Geräte zur Messung von Muskelaktivitäten (EMG) ergänzt. So entstand im Jahr 1968 ein von Dr. Perry gegründetes Ganglabor am Institut. Es wurde ursprünglich ins Leben gerufen, um besser entscheiden zu können, ob ein operativer Eingriff die beste Alternative für den jeweiligen Patienten darstellt und um dessen Verbesserungen nach rekonstruktiven operativen Eingriffen genau dokumentieren zu können. Schon bald wurde das Ganglabor sowohl für wissenschaftliche Untersuchungen als auch für die tägliche klinische Anwendung genutzt.

Heute wird am Pathokinesiologischen Institut des Rancho Los Amigos Medical Center die beobachtende Ganganalyse als Basistechnik auch eingesetzt, um die computergestützten Daten nochmals auf ihre Relevanz hin genau zu kontrollieren. Denn trotz aller Technik gilt am Institut die Maxime, dass die beobachtende Ganganalyse und ihr Wissen vom normalen Gang die grundlegende Technik darstellt und für die wissenschaftliche Arbeit sowie im täglichen Umgang mit dem Patienten unverzichtbares Werkzeug ist.

Diese Gründe führten 1998 in Los Angeles zusammen mit Dr. Perry und weiteren Teammitgliedern des Rancho Los Amigos National Rehabilitation Centers und der University of Southern California zur Gründung der Observational Gait Instructor Group (O.G.I.G.). Die internationale Vereinigung von Ganganalyseexperten machte sich zur Aufgabe, die vorhandenen wissenschaftlichen Erkenntnisse interessierten Therapeuten zugänglich zu machen. Neben regelmäßigen Fortbildungskursen (auch in Deutschland und Österreich) bietet die O.G.I.G. Beratung durch Experten für Patienten und Therapeuten sowie die Vermittlung von Patienten an geschulte Ganganalysetherapeuten an.

Dr. Jacquelin Perry ist Autorin von über 400 wissenschaftlichen Veröffentlichungen in Bereichen wie Gangabweichungen nach Schlaganfall, Gehirnverletzungen, Amputation, Myelodysplasie, zerebrale Lähmung, Arthritis, Gelenkersatz, inkomplette Querschnittlähmung, Muskeldystrophie, Guillan-Barré-Syndrom, Postpoliosyndrom, Encephalomyelitis disseminata und schweren Frakturen. Inhalte weiterer Studien waren Orthesen und andere Hilfsmittel sowie die Fortbewegung im Rollstuhl.

Ihr 1992 veröffentlichtes Buch über die Ganganalyse ist die Zusammenfassung ihres klinischen Fachwissens und ihrer wissenschaftlichen Arbeit vieler Jahre und ist das Standardwerk auf diesem Gebiet. Zusammen mit dem Team des pathokinesiologischen Labors sowie der physiotherapeutischen Abteilung des RLAMC arbeitet Dr. Perry bis heute aktiv an der Aktualisierung der beobachtenden Ganganalyse, um sicherzustellen, dass den Therapeuten bei ihrer täglichen Arbeit mit den Patienten die aktuellsten wissenschaftlichen Erkenntnisse zur Verfügung stehen. Dr. Perry war und ist auch heute noch Mentor vieler Persönlichkeiten aus den verschiedensten Bereichen der Rehabilitation. Sie ist Professor (i. R.) der University of Southern California der Abteilungen operative Orthopädie, Biokinesiologie und Physiotherapie. Sie unterrichtet Ärzte, Physio- und Ergotherapeuten sowie Orthopädiemechaniker. Ihr Leben hat sie dem aufrechten menschlichen Gang gewidmet und gibt jederzeit großzügig ihr Wissen weiter. Durch ihren Unterricht und ihre Anleitungen hat sie unzählige Karrieren ermöglicht.

3.2 Was leistet die beobachtende Ganganalyse?

Bei der beobachtenden Ganganalyse handelt es sich um eine auf Forschung beruhende, effizient problemlösende Vorgehensweise und nicht um eine auf Überzeugung begründete Philosophie. Frei von spezifischen Behandlungsansätzen bietet sie ein systematisches Modell des Problemlösens, das sich unmittelbar an den anatomisch-strukturellen Schaden, die funktionellen Einschränkungen und potenziellen Behinderungen des Patienten richtet. Sie ist ein objektives klinisches Beurteilungswerkzeug, das sich in vieler Hinsicht hervorragend für die tägliche Arbeit am Patienten mit Störungen des Bewegungsapparats und seiner Steuerung eignet.

Bei der beobachtenden Ganganalyse geht es nicht darum, kleinste Veränderungen von Gelenkwinkeln zu erkennen. Dies ist auch nicht möglich, da selbst der geschulte und erfahrene Beobachter nur auf etwa 5° genau Winkeländerungen an Gelenken wahrnehmen kann. Vielmehr geht es darum, die normalen Funktionen des Gehens zu kennen, diese mittels der beobachtenden Ganganalyse am Patienten zu überprüfen und einen individuellen Behandlungsplan für festgestellte Funktionsabweichungen zu entwerfen.

Daher umfasst die Ganganalyse das Wissen über die Mechanik des normalen Gehens, Kenntnisse von Abweichungen und deren möglichen primären und sekundären Ursachen sowie eine eindeutige Terminologie zur exakten Beschreibung des normalen sowie pathologischen Gangbilds. Auf dieser Grundlage ist die Ganganalyse eine problemlösende Strategie, die den Therapeuten befähigt, das funktionelle Hauptproblem zu identifizieren und zu bestimmen, worin die Ursachen der festgestellten Abweichungen liegen. Mithilfe dieser Informationen können die geeigneten Behandlungsansätze ausgesucht und individuell auf die Bedürfnisse des Patienten abgestimmt werden.

Die beobachtende Ganganalyse nutzt die Untersuchung durch *geschulte visuelle Beobachtung* als Basistechnik zur Feststellung von Gangabweichungen. Aussagen über Art und Umfang einer Abweichung beruhen dabei auf der Beurteilungsfähigkeit des Beobachters/Therapeuten. Zu den damit verbundenen Vorteilen zählen beispielsweise Unabhängigkeit von Zeitpunkt und Räumlichkeit, da die Untersuchungen überall und jederzeit durchgeführt werden können. Es bedarf keinerlei zusätzlicher Vorbereitungen, weiterer Therapeuten oder aufwendiger technischer Hilfsmittel. Diese Eigenschaften machen die beobachtende Ganganalyse zu einer effektiven und kostengünstigen Untersuchungsmethode.

Wichtige Voraussetzungen für die effektive Durchführung der beobachtenden Ganganalyse sind:

- Eine standardisierte spezifische Ausbildung und das Training der Beobachtungsfähigkeit des Therapeuten.
- Die exakte Kenntnis der Mechanik des normalen Gehens (Kinematik und Kinetik) und deren mögliche, durch Pathologien verursachten Veränderungen;.
- Beherrschung der standardisierten international gebräuchlichen Terminologie.
- Kenntnisse über die geeignete Vorgehensweise bei der Beobachtung, Datenerhebung und deren Auswertung.

Diese Kriterien alleine sichern eine Patientenbeurteilung, die in jedem einzelnen Fall hohe Gültigkeit besitzt und auch im täglichen Einsatz dauerhaft zuverlässig ist.

Zu beachten ist, dass bei ungeschulten Therapeuten die eigene Einschätzung ihrer Ganganalyse- und Beobachtungsfähigkeiten in großer Diskrepanz zu ihren objektiv real existierenden Fähigkeiten stehen, wie umfangreiche Studien zeigten (Malouin 1995). Das alleinige Studium von Handbüchern und der Einsatz der Ganganalyseformulare ohne entsprechende Ausbildung führt daher schnell zu falschen Beurteilungen und – im günstigsten Fall – zu ineffektiver Behandlung. Hier ist auf internationaler Ebene dringend zu empfehlen, eine entsprechende Ausbildung bei anerkannten Ganganalyseinstruktoren zu absolvieren. Ebenso wie eine Behandlungsmethode muss auch diese Untersuchungsweise erlernt und geübt werden.

Insgesamt ist festzustellen, dass die systematische beobachtende Ganganalyse unter den oben genannten Voraussetzungen ein objektives klinisches Beurteilungswerkzeug (Malouin 1995) und eine Basistechnik für den täglichen Umgang mit Patienten ist. Angehörige jeder Berufsgruppe, die zur Behandlung von Gangabweichungen mit einbezogen werden, wie z. B. Ärzte, Physio- und Ergotherapeuten, Orthopädiemechaniker und Ingenieure (z. B. im Ganglabor) sollten über diese Fertigkeiten verfügen (Perry 1992).

3.3 Problemlösende Vorgehensweise – beobachtende Ganganalyse in der Praxis

Das eigentliche Ziel der beobachtenden Ganganalyse ist, dem Therapeuten die Voraussetzung zu liefern, individuell angemessene Behandlungsmaßnahmen für seine Patienten zu entwickeln und gezielt anzuwenden. Eine Behandlung ist für den Patienten dann wirksam, wenn sich die ausgewählten therapeutischen Maßnahmen an die anatomisch-strukturellen Ursachen der funktionellen Hauptprobleme richten.

Die problemlösende Vorgehensweise ist eine systematische Methode, das Hauptproblem zu identifizieren und mögliche Ursachen dafür zu bestimmen. Unter der Voraussetzung, dass Kinematik und Kinetik des Gehens und die gebräuchliche Terminologie bekannt sind, werden folgende 3 Schritte in der vorgegebenen Reihenfolge durchgeführt:

1. Problemidentifizierung und Bestimmung des Hauptproblems bzw. der Hauptabweichung
2. Bestimmung der möglichen Hauptursachen
3. Behandlung und Prüfung des Behandlungserfolgs

3.3.1 Problemidentifizierung und Bestimmung des Hauptproblems bzw. der Hauptabweichung

Beachte **M!**

Beobachten Sie sorgfältig den Gang des Patienten und tragen Sie alle festgestellten Abweichungen und Testergebnisse in das Ganganalyseformular (siehe Anhang) ein.

Es ist sehr wichtig, auch subtile Abweichungen zu erkennen und zu dokumentieren, da sich hinter ihnen auch bedeutsame Probleme verbergen können. Oft werden durch vordergründig erscheinende Abweichungen geringfügige verdeckt. Daher ist es immer unbedingt nötig und von Nutzen, eine Gangsequenz des Patienten auf Video aufzunehmen und in Zeitlupe nochmals sorgfältig zu analysieren. Auch auf reduzierte Gehgeschwindigkeit (mittels Stoppuhr) und Schrittlänge ist zu achten, da dahingehende Abweichungen ebenfalls auf eventuell gestörte Gangfunktionen hinweisen. Zusätzlich müssen die Patienten bestimmten Tests unterzogen werden, wie z. B. Muskelfunktionsprüfung (MFP) Bewegungsausmaß und Schmerzskala (VAS, Visual Analogue Scale). Diese Informationen können bei der gezielten Beobachtung einzelner Gelenke hilfreich sein.

Der nächste Schritt besteht in der Bestimmung derjenigen Abweichungen, die sich nachteilig auf die Erfüllung der 3 funktionellen Aufgaben des Gehens (Gewichtsübernahme, Einbeinstand und Schwungbeinvorwärtsbewegung) auswirken. Dazu muss untersucht werden, ob alle entscheidenden Ereignisse sowie die Rocker-Funktionen in den jeweiligen Phasen vorhanden sind und korrekt ablaufen. Erfolgt ein entscheidendes Ereignis nicht zum richtigen Zeitpunkt innerhalb seiner Phase, ist dies gewöhnlich ein Hauptproblem. Zur Übersicht und Dokumentation dient das Beurteilungsformular der Observational Gait Instructor Group (Anhang). Anschließend kann unter Zuhilfenahme der festgestellten Gangabweichungen (2. Seite des Formulars) entschieden werden, ob und welches Hauptproblem in den jeweiligen Gangphasen besteht. Das Hauptproblem wird im Formular am besten mit einem Marker hervorgehoben.

Praxistipp 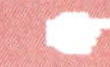

Der »Meister«-Therapeut wird unvoreingenommen zunächst die reine Beobachtung und die Tests vornehmen und erst anschließend die Diagnose zu seinen Überlegungen hinzuziehen. Steht die Diagnose von Anfang an im Vordergrund, besteht die Gefahr vorgefasster Betrachtungsweisen (Malouin 1995).

Oft lassen sich kompensatorisch eingesetzte Bewegungen sehr viel leichter beobachten als die eigentlichen Hauptprobleme. Die Bewegungen der Kompensation sind jedoch keine Hauptabweichungen, sondern lediglich sekundäre Begleiterscheinung der Hauptursache, was sorgfältig unterschieden werden muss. Die anschließende, nötige Patientenbildung für eine gelungene und für den Patienten verstehbare Therapie erfolgt nun u. A. durch die Aufklärung des Patienten mittels seines eigenen Gang-Videos.

3.3.2 Bestimmung der möglichen Hauptursachen

Es gibt folgende 5 Kategorien von Hauptursachen (Kap. 3.4):

- geschädigte motorische Kontrolle und/oder Muskelschwäche
- abnormale Gelenkbewegungsausmaße
- Sensibilitätsstörungen
- Schmerz
- limbisch-emotionale Ursachen

Grundsätzlich sind alle für die Hauptabweichung infrage kommenden Ursachen in Betracht zu ziehen. Hauptabweichungen, die typischerweise durch Schäden am neuromuskulären oder muskuloskelettalen System verursacht werden, fallen gewöhnlich unter die oben genannten Kategorien.

Die passenden Ursachen einer Abweichung werden bestimmt, indem die Beobachtungs- und Testergebnisse mit den normalerweise in jeder Gangphase erscheinenden Drehmomentanforderungen, Muskelaktivitäten und Gelenkpositionen verglichen werden. Anschließend wird überprüft, ob die Muskeln in Bezug auf Funktion und zeitliche Aktivierung (timing) ihren normalen Beitrag zum entscheidenden Ereignis liefern.

Beispiel B

Der M. triceps surae ist während des Einbeinstands (Mid- und Terminal stance) aktiv, um die Tibia bei ihrer Vorwärtsbewegung dynamisch zu stabilisieren. Ist der Muskel zu schwach, erscheint gegebenenfalls übertriebene Dorsalextension oder Wobbeln, je nach Ausmaß der Schwäche.

Hingegen zeigt Schwäche des M. triceps surae in Loading response gewöhnlich keine übertriebene Dorsalextension, da die Muskulatur in dieser Phase normalerweise nicht aktiv ist.

Eine festgestellte Abweichung kann eine unmittelbare (primäre) Ursache haben. Im oben beschriebenen Beispiel liegt die Hauptursache für exzessive Dorsalextension während des Einbeinstands in der Schwäche des M. triceps surae. Für eine exzessive Dorsalextension können jedoch auch verborgene Ursachen vorliegen. So kann sie im Einbeinstand das Ergebnis einer Flexionskontraktur des Hüftgelenks sein. In diesem Fall können das Kniegelenk gebeugt und das Sprunggelenk exzessiv dorsalextendiert sein, um die Ausrichtung des Körpers über dem Fuß halten zu können. Dann sind sowohl übertriebene Kniegelenkflexion als auch übertriebene Dorsalextension des Sprunggelenks sekundäre Abweichungen. Da die Ursachen sekundärer Abweichungen weniger offensichtlich sind, muss der Beobachter zur Klärung ihres Ursprungs auf biomechanische Zusammenhänge beim Gehen und auf klinisches Fachwissen zurückgreifen.

Die möglichen Ursachen werden auf die hauptsächlich infrage kommenden Gründe eingegrenzt und alle Möglichkeiten gestrichen, die als Gründe für die beobachteten Abweichungen am wenigsten infrage kommen. Dabei sind auch die Diagnose und das am Patienten erscheinende klinische Bild sowie die Ergebnisse der durchgeführten Tests zu berücksichtigen.

Das einzelne jeweils infrage kommende Gelenk wird während eines gesamten Gangzyklus fokussiert beobachtet. Es muss geprüft werden, ob die in einer Phase beobachtete Abweichung auch in anderen Phasen erscheint. So lässt sich bestimmen, welche Ursachen möglicherweise ausgeschlossen werden können. Zum Beispiel kann sich in Mid stance anstelle einer Kniegelenkextension übertriebene Kniegelenkflexion zeigen. In Terminal swing ist jedoch die Streckung des Kniegelenkes zu beobachten. Dies bedeutet, dass eine Kniegelenkbeugekontraktur ausgeschlossen werden kann. Bei Bedarf werden weitere Tests durchgeführt und die bereits vorhandenen Untersuchungen (z. B. MRT, Röntgenbild) mit einbezogen, um die möglichen Ursachen sicher zu bestätigen.

Beispiel 

Ermittlung der Ursache

Beim Auftreten von übertriebener Plantarflexion anstelle einer Dorsalextension bis zur Neutral-Null-Stellung in Mid swing handelt es sich um eine Hauptabweichung, da die funktionelle Aufgabe der Schwungbeinvorwärtsbewegung beeinträchtigt ist. Unter Berücksichtigung von Muskelaktivitäten und Bewegungsausmaß in dieser Phase kommen folgende Ursachen für die exzessive Plantarflexion infrage:

- Schwäche der prätibialen Muskulatur
- Plantarflexionskontraktur
- Plantarflexionshypertonus
- Schmerzen im Sprunggelenk

Im obigen Beispiel hat der Patient durchgehende Frakturen der unteren Extremität, sodass ein durch Schädigung des ZNS bedingter Hypertonus der Plantarflexoren ausgeschlossen werden kann. Bei weiterer *Beobachtung* zeigt der Patient normale Dorsalextension in Mid- und Terminal stance, was vermuten lässt, dass ein ausreichendes Bewegungsausmaß im Gelenk vorliegt. Eine Kontraktur der Plantarflexoren kann jedoch noch nicht als infrage kommende Ursache ausgeschlossen werden, da möglicherweise eine flexible Plantarflexionskontraktur vorliegt, die unter dem Körpergewicht im Einbeinstand nachgibt!

Hier ermöglicht nur die *Untersuchung* des tatsächlichen Bewegungsausmaßes den eindeutigen Ausschluss einer Kontraktur. Auf *Befragung* gibt der Patient an, keine Schmerzen im Sprunggelenk zu haben, sodass auch diese Ursache entfällt. Damit verbleibt nur noch die *Prüfung* auf Schwäche der prätibialen Muskulatur.

Zum Abschluss der Ursachenerkennung wird ein manueller Muskeltest für diese Muskelgruppe durchgeführt. Dieser bestätigt die Ursachenhypothese, dass eine Schwäche der prätibialen Muskulatur vorliegt.

Praxistipp: Es ist sinnvoll, den Patienten vor Beginn der Untersuchungen nach alten, fast schon vergessenen Verletzungen und Schädigungen zu befragen. Diese können unter Umständen ein wesentlicher Faktor der vorliegenden Pathologie sein.

Beachte **M!**

Die exakte Erfassung der Hauptabweichung(en) und der auslösenden Ursache(n) sind entscheidend für den Entwurf eines wirksamen individuellen Behandlungsplans. Zur Feststellung der tatsächlichen Ursachen bedarf es gründlicher Untersuchung und Tests.

Es ist wichtig, sich die notwendige Zeit dafür zu nehmen. Eine Behandlung, die sich nicht an die Ursachen der funktionellen Probleme des Patienten richtet, ist reine Zeitvergeudung, ist ineffektiv und unter Umständen sogar schädlich!

3.3.3 Behandlung und Prüfung des Behandlungserfolgs

Für die Genesung des Patienten ist die genaue Untersuchung als 1. Schritt der Behandlung wesentlich! Nach der Feststellung der Ursache sucht der Therapeut die geeigneten und effektivsten Behandlungsmaßnahmen aus. Diese basieren auf der Abstimmung mit dem Patienten, den bestmöglichen adäquaten Behandlungskonzepten und der Anwendung bewiesener wissenschaftlicher Erkenntnisse. Regelmäßige Prüfungen durch erneute sorgfältige Ganguntersuchungen zeigen, inwieweit die gewünschten Funktionen durch die erfolgten Behandlungsmaßnahmen bereits wiederhergestellt werden konnten. Die Überprüfungen sind ein essenzieller Teil der Behandlung.

Beachte **M!**

Die Zusammenhänge zwischen Schaden (anatomisch-strukturell), Abweichung und Behandlung sind äußerst vielschichtig.

► **Eine Hauptursache, vier Gangabweichungen.** Ein einziger Schaden kann durch mehrere Abweichungen sichtbar werden.

Beispiel **B**

Ein Funktionsverlust der Plantarflexoren kann 4 beobachtbare Gangabweichungen (während Mid- und Terminal stance) bewirken:

- exzessive Kniegelenkflexion
- exzessive Dorsalextension
- ipsilaterale Beckenabsenkung
- fehlende Fersenanhebung

Die durch den Schaden verursachte Hauptabweichung ist exzessive Dorsalextension. Die übrigen beobachtbaren Abweichungen sind kompensatorische Strategien des Patienten, um trotz vorhandenen Schadens die Effizienz des Gehens zu optimieren. Hier muss der verursachende Schaden (Funktionsverlust der Plantarflexoren) erkannt und behandelt werden, und zwar durch Kräftigung des M. triceps surae oder Anpassung einer Fußorthese als Funktionsersatz.

Eine Behandlung der kompensatorischen Abweichungen wäre falsch. Die an die Ursache der

Hauptabweichung adressierte Behandlung wird im Ergebnis diese und gleichzeitig die kompensatorischen Abweichungen minimieren oder sogar vollständig beseitigen.

▶ **Mehrere Ursachen, eine Gangabweichung.** Eine einzelne Gangabweichung kann durch mehrere Schäden verursacht sein. Eine Spastik der Plantarflexoren bei gleichzeitiger Kontraktur dieser Muskelgruppe verursacht exzessive Plantarflexion. Um die Abweichung zu reduzieren, müssen sowohl die Spastik als auch die Kontraktur behandelt werden.

▶ **Zwei Ursachen, eine Behandlung.** Innerhalb eines einzelnen Behandlungsprogramms können mehrere Schäden gemeinsam behandelt werden.

Beispiel 

Ein Patient leidet an Schwäche der Hüftgelenkabduktoren bei gleichzeitiger Kontraktur der Hüftgelenkadduktoren. In diesem Fall ist es angemessen, die Hüftgelenkabduktoren zu trainieren und die Hüftgelenkadduktoren zu dehnen. Beides sollte Bestandteil einer einzelnen Behandlungseinheit sein.

▶ **Zusammenhängende Abweichungen und Ursachen.** Einige Abweichungen lassen sich nur effektiv beseitigen, indem auch die Ursachen anderer bestehender Abweichungen abgebaut werden.

Beispiel 

Bei einem Patienten mit einer Schwäche der Plantarflexoren bei gleichzeitiger Kontraktur der Kniegelenkflexoren wird der Therapeut in Mid- und Terminal stance exzessive Dorsalextension und exzessive Kniegelenkflexion beobachten. Um die Beugekontraktur des Kniegelenks effektiv zu reduzieren, muss neben der Dehnung der Kniegelenkflexoren auch eine Kräftigung der Wadenmuskulatur erfolgen. Findet diese Kräftigung nicht statt, wird das Kniegelenk durch Vorwärtsfallen der Tibia weiterhin, trotz Dehnung der Kniegelenkflexoren, gebeugt bleiben.

Beachte M!

Bei der individuellen Behandlungsplanung stellt sich vorab die Frage, ob die notwendige Therapie des zu behandelnden Schadens schwerpunktmäßig im Kompetenzbereich der Physiotherapie liegt. Häufig treten Problemstellungen auf, die möglicherweise von anderen medizinischen Berufsgruppen besser wahrgenommen werden können.

Daneben gibt es Probleme, für deren Lösung die physiotherapeutischen Möglichkeiten begrenzt sind. Bei Patienten mit Schwäche durch Überanstrengung, wie z. B. bei Postpoliosyndrom oder chronisch progredienter Multipler Sklerose, können Übungen zum Auftrainieren der insuffizienten Plantarflexoren nicht wirken und sogar schädlich sein. Hier ist es in den meisten Fällen sinnvoll, angepasste Fußorthesen oder Gehhilfen einzusetzen oder die Lebensgewohnheiten des Patienten entsprechend anzupassen, falls dies als Lösung infrage kommt.

Für andere Problemstellungen, wie z. B. patellofemorale Schmerzen, deren Ursache in einer fehlerhaften kinematischen Kette mit muskulären Dysbalancen liegt, besitzt die Physiotherapie hervorragende Möglichkeiten der Untersuchung und Behandlung, die den operativen Methoden sicher vorzuziehen sind (Powers 2000).

Beispiel 

Kombinierte interdisziplinäre Behandlungen

Die intervenierende Maßnahme bei einem Patienten mit diagnostizierter prätibialer Muskelschwäche aufgrund einer Fraktur ist die Kräftigung der schwachen Dorsalextensoren. Damit soll erreicht werden, dass die wiederhergestellte adäquate Dorsalextension die funktionelle Aufgabe – hier die Schwungbeinvorwärtsbewegung – wieder uneingeschränkt ermöglicht.

Solange jedoch die nötige Kraft dafür fehlt und Stolpergefahr aufgrund exzessiver Plantarflexion für den Patienten besteht, ist eine Orthese indiziert, die den Fuß in der Neutral-Null-Stellung für Mid swing positioniert. Dieselbe Maßnahme positioniert den Fuß für Initial contact, was den Vorfußkontakt beseitigt und somit gleichermaßen das Hauptproblem während der Gewichtsübernahme eliminiert.

Praxistipp 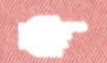

Bei der Versorgung von Patienten mit Orthesen und/oder anderen Hilfsmitteln gelten folgende Regeln:

- So viel wie nötig, so wenig wie möglich! Es besteht grundsätzlich die Gefahr muskulärer Atrophie durch Inaktivität.
- Es muss überprüft werden, inwieweit das Hilfsmittel das Hauptproblem beseitigt und die funktionelle Aufgabe wieder erfüllt werden kann. Stellt der Therapeut fest, dass gewünschte Funktionen noch nicht wieder hergestellt sind, muss erneut überlegt bzw. gegebenenfalls Rücksprache mit dem Orthopädiemechaniker gehalten werden.
- Damit die wertvollen Orthesen und Hilfsmittel nicht ungenutzt im Besenschrank landen, ist der Patient zu befragen, ob das jeweilige Hilfsmittel komfortabel passt und ihm auch wirklich hilft. Nur er selbst kann spüren, ob diese Dinge gewährleistet sind. Also: *Nicht den Arzt oder Apotheker, sondern den Patienten fragen!*
- Der Patient braucht Zeit (individuell, ca. 2–3 Wochen, eventuell auch länger), um sich auch zentralmotorisch an das neue Hilfsmittel zu gewöhnen. Spätestens nach 1 Monat muss der Therapeut überprüfen, ob eventuell Nachjustierung und/oder Nachbesserung nötig ist.
- Zeigt der Patient einen raschen Therapieerfolg, muss das Hilfsmittel ebenfalls entsprechend angepasst werden. So kann beispielsweise bei intensivem Muskelaufbautraining eine Orthese schnell zu klein werden. Um einen Behandlungserfolg zu garantieren, ist eine interdisziplinäre Zusammenarbeit notwendig.

► **Zusammenfassung.** Die Wiederherstellung optimaler Gangfunktionen wird am besten durch die systematische Identifizierung der Hauptabweichungen, der Bestimmung der Hauptursachen und der Wahl der angemessenen therapeutischen Maßnahmen erreicht. Der Ablauf der Vorgehensweise ist in ► Abb. 3.1 dargestellt.

3.4 Ursachenkategorien

Die Liste der Krankheiten, die pathologische Veränderungen an der Mechanik des Gehens bewirken, ist lang. Der entstehende Dschungel beobachtbarer Gangabweichungen macht es auch dem erfahrenen Therapeuten nicht leicht, sich zurechtzufinden. Zur besseren Orientierung hat das RLANRC die vielen beobachtbaren Ganganomalien in 4 funktionelle Kategorien unterteilt (Physical Therapy Department, RLANRC 2001). Dabei beschreibt jede Kategorie den speziellen Charakter einer Gruppe von Erkrankungen. Kennt der Therapeut diese Unterscheidungen, kann er bei der Beobachtung und anschließenden Beurteilung primäre pathologische Mechanismen schneller von kompensatorischen Bewegungen differenzieren.

Ursachenkategorien:

- geschädigte motorische Kontrolle (Muskelschwäche)
- abnormale Gelenkbewegungsausmaße
- Sensibilitätsstörungen
- Schmerz

Aufgrund der therapeutischen Erfahrung der Autorin und neuer wissenschaftlicher Erkenntnisse (Umphred 2000, Damasio 2000) ist noch eine weitere Kategorie zu nennen, die beobachtbare Gangabweichungen verursachen und zusätzlich auf die übrigen Kategorien Einfluss nehmen kann, nämlich die

- limbisch-emotionalen Ursachen.

3.4.1 Geschädigte motorische Kontrolle

Diese Kategorie ist die umfangreichste der 5 genannten Gruppen. Die vielschichtigen Probleme, die sich dieser Kategorie zuordnen lassen, beinhalten Defizite sowohl peripheren als auch zentralen Ursprungs.

- *Periphere Defizite:* Inaktivitätsatrophien, Muskelerkrankungen oder Verletzungen sowie Verletzungen peripherer Nerven, die alle unmittelbar eine Muskelschwäche hervorrufen.
- *Zentrale Defizite:* Sie führen zu fehlender selektiver Kontrolle, Spastik, Rigidität, Ataxie oder Apraxie, in deren Folge es zu Muskelschwäche kommen kann.

Muskelschwäche peripheren Ursprungs

Muskelschwäche führt dazu, dass die Anforderungen des Gehens nicht oder nur teilweise erfüllt werden können. Die Kraftanforderung an die Muskulatur während des normalen Gehens liegt bei durchschnittlich 25 % der Maximalkraft eines ge-

unvoreingenommene Beobachtung des Gangbilds
Dokumentation der beobachteten Abwicklungen
Bestimmung der bedeutenden Abweichungen,
die sich störend auf die funktionellen Aufgaben auswirken
Überprüfung aller möglichen Ursachen der Abweichungen:
– Schwäche/gestörte motorische Kontrolle
– eingeschränktes Bewegungsausmaß
– gestörte Sensibilität
– Deformität
– limbisch-emotionale Probleme
Bestimmung der möglichen Ursachen, basierend auf den Test- und Untersuchungsergebnissen
und (falls notwendig)
Durchführung weiterer Untersuchungen und Tests (eventuell auch instrumentiert)
Bestimmung angemessener Maßnahmen, die sich an die Ursachen des Hauptproblems richten
Durchführung der Behandlungsmaßnahmen
erneute sorgfältige Ganguntersuchung zur Überprüfung der Wirksamkeit der Maßnahmen

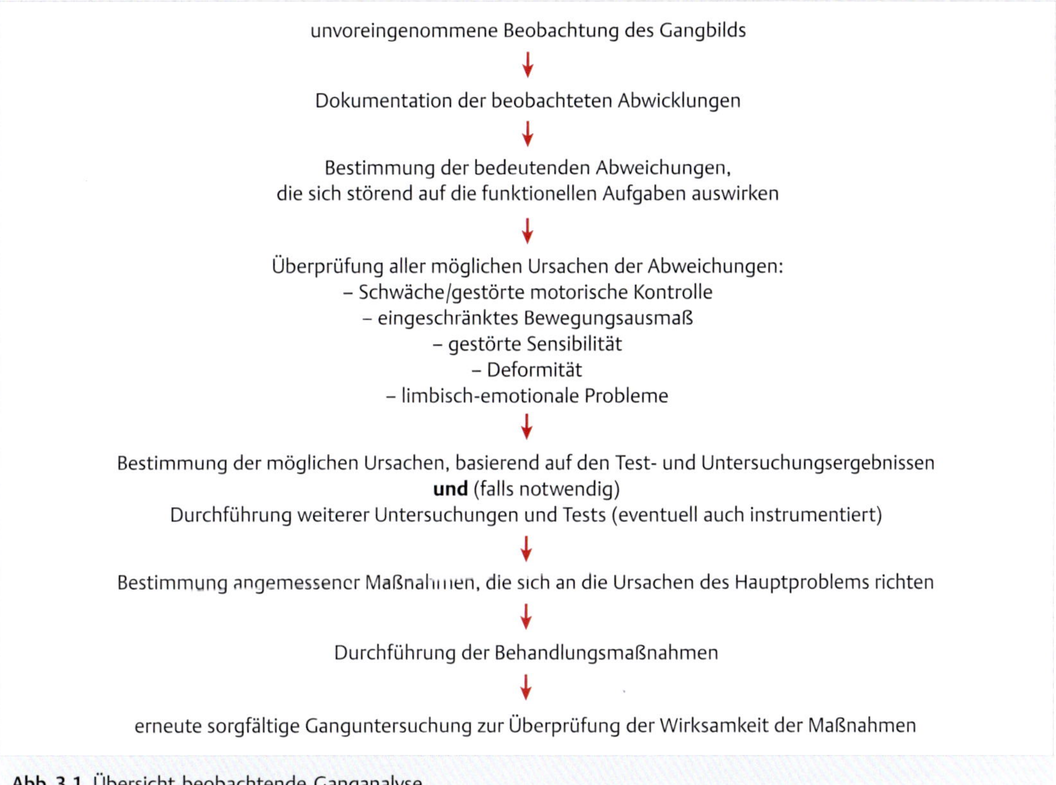

Abb. 3.1 Übersicht beobachtende Ganganalyse.

sunden Menschen. Diese relativ geringe Leistung erlaubt adäquate Reserven und vermeidet Erschöpfung bei längerem Gehen (Perry et al. 1986). Der zum Gehen eingesetzte Kraftaufwand entspricht ca. 3 + Muskelfunktionsprüfung (MFP). Dennoch können Patienten mit einer manuell getesteten Muskelkraft von 3 + nicht alle Anforderungen des Gehens erfüllen. Da sie bereits 100 % ihrer Kraft zum Gehen aufwenden, besitzen sie keinerlei Reserven für zusätzliche oder eventuell unerwartete Belastungen und keine Ausdauer.

Wichtig in diesem Zusammenhang ist das sorgfältige Testen und die richtige Perspektive, in die der Therapeut die Test- und Untersuchungsergebnisse setzen muss (Test der Plantarflexoren (S. 123)).

Patienten, denen es lediglich an Muskelkraft fehlt, nicht aber an selektiver neuromuskulärer Kontrolle und gesunder Wahrnehmung, finden schnell kompensatorische Bewegungen. Diese ermöglichen ihnen, eine sichere Position während des Gehens einzunehmen. Auf Dauer sind kompensatorische Bewegungen für den Patienten jedoch von Nachteil, da sie wahrscheinlich zu Schädigungen anderer Bereiche des Körpers führen.

»Alles-oder-nichts«-Situation bei Muskelschwäche

Patienten mit Kompensationsbewegungen erwecken leicht den Anschein, gut zurechtzukommen, was allerdings über das tatsächliche Ausmaß ihrer Muskelschwäche hinwegtäuschen kann. Therapeuten neigen in dieser Situation daher dazu, die Muskelkraft ihrer Patienten zu überschätzen.

Kommt es beim Gehen zu einer unvorhergesehenen Anforderung an die Muskulatur, kann der Patient von einem zum anderen Moment die dynamische Stabilität an den Gelenken nicht mehr aufrechterhalten, sodass er plötzlich stürzt.

Da die Gelenke bei der Fortbewegung nur die Zustände stabil oder instabil – mit abrupten Übergängen – kennen, wird dies die *Alles-oder-nichts-Situation* genannt. Bevorstehende Überlastungen kündigen sich kaum an und sind nur für das geschulte Auge erkennbar. Solche Fälle treten häufig außerhalb der Therapie auf und bedeuten eine erhebliche Gefahr für den Patienten.

Geschädigte motorische Kontrolle zentralen Ursprungs (Spastik)

Die häufigsten Ursachen eines spastischen Gangbilds sind Schlaganfälle, zerebrale Lähmung, Gehirnverletzungen, inkomplette Rückenmarksverletzungen und Encephalomyelitis disseminata (Multiple Sklerose).

Patienten dieser Kategorie verfügen aktiv nur über primitive Bewegungsmuster. Die selektive Kontrolle der Bewegungen ist gestört, und die Intensität der Muskelaktionen kann aufgrund der Spastik nicht variiert werden. Zusätzlich ist die muskuläre Kontrolle durch pathologische Ausrichtung der Extremitäten und des Rumpfes verändert. Die Muskelsynchronisation ist gestört und auch die Propriozeption des Patienten kann betroffen sein.

Zur Pathophysiologie der Spastik gibt es derzeit 2 Theorien, die aber leider nicht alle Fragen zu dem Thema vollständig klären. Beim Patienten liegt eine Spastik jedenfalls offensichtlich vor, wenn eine kurze schnelle Dehnung (Quick stretch) des betroffenen Muskels einen Klonus auslöst. Ein langsamer Stretch ruft dagegen eine nicht nachlassende Anspannung des Muskels hervor.

Spastik verhindert exzentrische Muskelaktivität. Der Patient ist nicht mehr in der Lage, fließende Bewegungen auszuführen, bei denen sich die Muskeln unter Spannung kontrolliert verlängern. Bei einer Spastik des M. soleus und des M. gastrocnemius kommt es zu anhaltender Plantarflexion und zum Verlust aller 3 Rocker-Funktionen (S. 47). Hier fehlt die nachgebende und kontrollierende Qualität exzentrischer Muskelarbeit, die besonders in den Standphasen benötigt wird. Damit ist die Vorwärtsbewegung stark behindert.

Anhaltende spastische Aktivität des M. quadriceps in Pre-swing verhindert die Kniegelenkflexion und damit die Vorbereitung des Beines auf die Schwungbeinfunktion. Dadurch werden fließende Übergänge zwischen Stand- und Schwungphasen unmöglich.

Spastik der ischiokruralen Muskulatur bewirkt eine anhaltende Kniegelenkflexion. Die Vorwärtsbewegung des Oberschenkels in den Standphasen wird beeinträchtigt und aufgrund der fehlenden Kniegelenkextension in Terminal swing kommt es zu reduzierter Schrittlänge.

Spastik der Hüftgelenkflexoren verhindert die in Mid- und Terminal stance notwendige Hüftgelenkextension, wodurch ebenfalls eine reduzierte Schrittlänge entsteht.

Primitive Bewegungsmuster, wie z. B. Massenflexion und -extension, versetzen den Patienten in die Lage, willkürlich Schritte zu initiieren (▶ Abb. 3.2). In den Schwungphasen wird dazu die Massenflexion genutzt. Hüft- und Kniegelenke werden gleichzeitig gebeugt, begleitet von einer Dorsalextension mit einer Inversion des Fußes. In den Standphasen erfolgt das Massenextensionsmuster, um Standstabilität zu erzeugen. Dabei werden Hüft- und Kniegelenkextensoren sowie die Plantarflexoren gleichzeitig aktiviert.

Ein fließender Bewegungsablauf zwischen Stand- und Schwungphasen ist bei diesen Bewegungsmustern unmöglich, da immer nur entweder Extensoren oder Flexoren aktiv sind. Für fließende Übergänge zwischen den Phasen ist jedoch eine Mischung von Flexion und Extension Voraussetzung.

Fehlgeleitete Muskelaktivitäten, d. h. eine zu den gewünschten Bewegungsabläufen unpassende Synchronisierung, resultieren aus Spastik und Fehlern in der Bewegungskontrolle. Daher sind die Muskelaktivitäten verlängert oder verkürzt, zu früh oder verzögert, kontinuierlich oder fehlend (Perry 1992).

Jeder Patient dieser Kategorie mit dem Wunsch nach selbständiger Fortbewegung wird versuchen, die verloren gegangenen Fähigkeiten durch Ersatzbewegungen auszugleichen. Wie erfolgreich diese Strategie für ihn ist, entscheidet sein verbliebenes Ausmaß an selektiver Kontrolle der Bewegungen sowie der Schärfe seiner Propriozeption und der übrigen Sinne. Die verbleibenden funktionellen Möglichkeiten sind von Patient zu Patient jeweils einzigartig und ergeben sich aus der individuellen Mischung der oben genannten Einschränkungen.

Spastik ist in diesem Zusammenhang nicht immer nur von Nachteil. Sie kann – quasi als Notprogramm des Körpers – vielen Patienten trotz Einschränkungen bestimmte Funktionen ermöglichen. Man stelle sich nur vor, anstelle von Spastik läge eine komplett schlaffe Lähmung vor!

Wichtig ist jedoch die richtige Beurteilung der funktionellen Vor- und Nachteile einer Spastik, damit eine sinnvolle individuelle Therapie möglich wird.

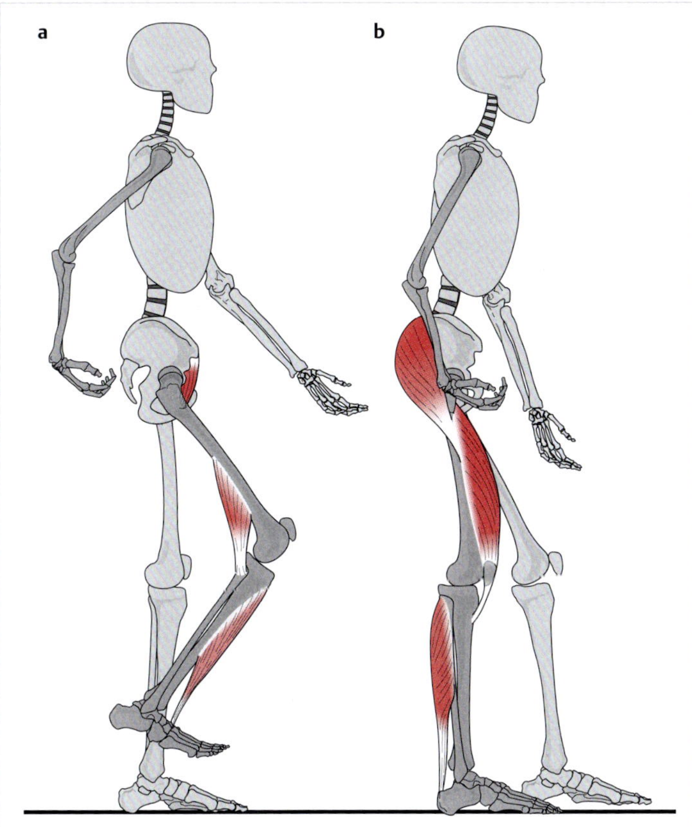

Abb. 3.2 Beispiele für primitive Bewegungsmuster.
a Massenflexion. **b** Massenextension.

Von großer Bedeutung für die Kategorie geschädigte motorische Kontrolle sind die Untersuchungen von Taub et al. (1994). Diese zeigen, dass ein Teil der bleibenden Behinderungen von Patienten nach Schlaganfall nicht alleine auf die Schädigung kortikaler oder spinaler Strukturen, sondern auch auf den *erlernten Nichtgebrauch* (engl.: learned non-use) zurückzuführen ist. Dabei geht es um Lernerfahrungen. Der Patient gerät in einen Kreislauf positiver Lernerfahrung durch die funktionierende Kompensation mit der gesunden Extremität und negativer Lernerfahrung aus Schmerz und Bewegungsmisserfolg an der betroffenen Extremität. Dies motiviert ihn zunehmend, den Einsatz der betroffenen Extremität zu vermeiden, wodurch er in eine Art Teufelskreis gerät, der zur Aufrechterhaltung der Parese beiträgt. Möglicherweise verbliebene oder auch wiedergewonnene Potenziale durch Rückbildung der Schädigungen bleiben daher ungenutzt. Somit hängt die Rückgewinnung der motorischen Fertigkeiten nicht nur mit den physiologischen Aspekten einer Schädigung, sondern entscheidend auch mit den negativen Lernerfahrungen zusammen (Taub et al. 2001).

Leider beziehen sich die Untersuchungen bisher nur auf die oberen Extremitäten. Allerdings ist mit hoher Wahrscheinlichkeit davon auszugehen, dass *erlernter Nichtgebrauch* generalisiert werden kann und auch für die unteren Extremitäten zutrifft. Die Überwindung des gelernten Nichtgebrauches wird im Behandlungsansatz von Taub et al. (2001) durch den »erzwungenen« Einsatz mit positiver Lernerfahrung der betroffenen Extremität (hier des Armes) erarbeitet. Dabei werden Verhaltenskompensationen im Alltag durch die Stilllegung des gesunden Armes mithilfe einer Armschlinge in Kombination mit sehr intensivem anhaltendem Training erreicht.

Dieser Behandlungsansatz hat sich als sehr erfolgreich erwiesen (Taub et al. 2001). In Bezug auf die unteren Extremitäten besteht die Herausforderung in dem Umstand, dass das gesunde Bein des

Patienten nicht einfach »stillgelegt« werden kann. Hier bleibt noch eine Menge Arbeit zu leisten.

3.4.2 Abnormale Gelenkbewegungsausmaße

Diese Kategorie beinhaltet eingeschränkte sowie übertriebene Gelenkbewegungsausmaße. Zu den Ursachen zählen beispielsweise Gelenkkontrakturen infolge von Weichteileinschränkungen, Gelenkathrodesen, knöchern bedingte Fehlstellungen des Körpers (Deformität) sowie Bänderschwäche.

Eine häufige Ursache von Funktions- und Bewegungseinschränkungen an Gelenken ist die Kontraktur. Sie repräsentiert strukturelle Veränderungen innerhalb der fibrös verbindenden Gewebekomponenten von Muskeln, Bändern oder Gelenkkapseln, beispielsweise nach längerer Inaktivität oder Verletzungen mit Narbenbildung (Verbrennungen und Entzündungen).

Klinisch werden 2 Typen unterschieden, elastische und rigide Kontrakturen.

Elastische Kontraktur

Normalerweise lässt sich ein Gelenk widerstandsfrei durch sein gesamtes Bewegungsausmaß führen. Eine elastische Kontraktur gibt nur einer manuellen Muskeldehnung mit erhöhter Kraft nach. Diese Art von Kontraktur bleibt unerkannt, wenn es versäumt wird, den für die jeweilige Bewegung benötigten Kraftaufwand genau wahrzunehmen.

Elastische Kontrakturen zeigen während des Gehens ein uneinheitliches Bild. In den Schwungphasen sind sie an der Einschränkung des Bewegungsausmaßes erkennbar, da die Muskulatur nicht programmiert ist, stärker als normal zu ziehen.

In den Standphasen wird das Gewebe durch die Körpergewichtskraft gedehnt. Die passiv erreichte Mobilität erscheint in diesen Phasen als normal oder lediglich geringfügig verzögert (Dvorak 1991, Perry 1992).

Rigide Kontraktur

Eine rigide Kontraktur gibt keiner manuellen Muskeldehnung nach und die Qualität des Endgefühles ist fest bis hart. Die erhebliche Einschränkung des Bewegungsausmaßes ist in allen Phasen des Gangzyklus zu erkennen. Rigide Kontrakturen erzeugen für jedes Gelenk spezifische Funktionsstörungen und produzieren in Abhängigkeit eine Kette von weiteren Störungen an anderen Gelenken.

Eine Plantarflexionskontraktur am Sprunggelenk unterbindet die Stoßdämpfung und blockiert die für die tibiale Vorwärtsbewegung nötige Dorsalextension. Dies verhindert in den Standphasen die Vorwärtsbewegung des Beines über den unterstützenden Fuß hinweg. Je nach Ausmaß der Kontraktur sind auch die nachfolgenden Phasen betroffen. Plantarflexionskontrakturen in den Schwungphasen verhindern die Ablösung des Fußes vom Boden.

Eine Flexionskontraktur des Kniegelenks blockiert die Vorwärtsbewegung des gesamten Körpers während der Standphase durch Hemmung der Vorwärtsbewegung des Oberschenkels. Um das Kniegelenk auch in Flexion ausreichend zu stabilisieren, muss die muskuläre Aktivität erhöht werden, da in dieser Situation ein größeres Flexionsdrehmoment besteht.

Eine Extensionskontraktur des Kniegelenks steigert den Energieaufwand in den Schwungphasen, da zusätzliche Becken- und Passagierbewegungen ausgeführt werden, um den Fuß vom Boden lösen zu können.

Praxistipp 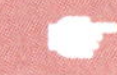

Veränderte knöcherne Strukturen sind oft Grund für laterale patellare Fehlstellungen und/oder femoropatellare Schmerzsyndrome bei jungen Patientinnen. Die eigentliche Ursache ist häufig die Abflachung des kondylären Sulkuswinkels (▶ Abb. 3.3; Powers 2000). Diese Tatsache muss Einfluss auf die Behandlung haben. Werden patellare Fehlstellungen primär von knöchernen Strukturen vorgegeben, haben Behandlungsprozeduren, die sich nur auf Weichteilgewebekomponenten (Soft tissue component) beziehen (z. B. Kräftigung des M. quadriceps femoris vastus medialis oder lateraler Retinacular release) nur sehr begrenzten Erfolg. Wesentlich für die Therapie ist die dauerhafte Rückpositionierung der Patella innerhalb ihrer knöchernen Begrenzung der Trochlea (Powers et al. 1997).

Therapiemaßnahmen, die eine verbesserte Ausrichtung aller Gelenke (Realignment procedure) zueinander erreichen, bilden hierbei eine günstige Ausgangssituation. Neuere Untersuchungsmethoden wie das Kinematic Magnet Resonance Imaging (KMRI, Magnetresonanzuntersuchung) bieten die Möglichkeit, vor größeren Therapieinterventionen genauere diagnostische Erkenntnisse zu liefern.

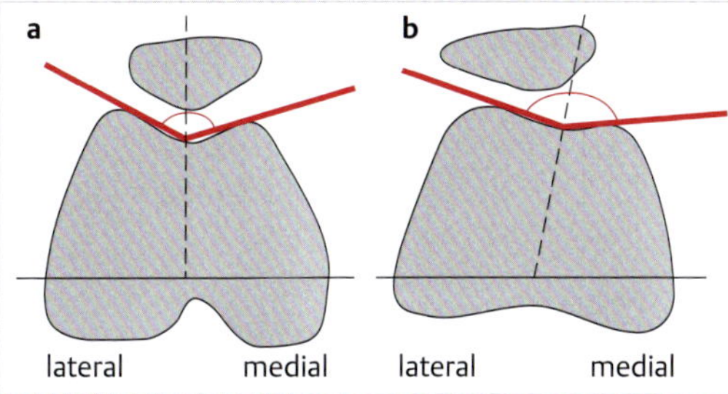

Abb. 3.3 Schnittbild durch die Femurkondylen.
a Normaler Sulkuswinkel. **b** Abgeflachter Sulkuswinkel bei Innenrotation des Femurs.

Praxistipp 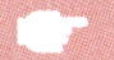

Patellofemoraler Schmerz

Oft verstärkt eine übermäßige Innenrotation des Femurs, z. B. infolge von Schwäche der kleinen Glutäen, die Problematik. Durch Training der das Becken stabilisierenden Muskeln kann hier das Femur »neutraler« eingestellt werden, was die Patella in ihrem trochlearen Graben selbst bei leichter knöcherner Abflachung besser stabilisiert. Zudem müssen alle Vasti des M. quadriceps femoris gleichmäßig trainiert werden. Da isolierte Schwäche des Vastus medialis nicht Ursache bei patellofemoralen Schmerzen ist und dieser nicht isoliert auftrainiert werden kann, macht es auch keinen Sinn, dies zu versuchen (Powers 1998, 2001).

3.4.3 Sensibilitätsstörungen

Bei Sensibilitätsstörungen handelt es sich um eine veränderte Wahrnehmung von Sinnesreizen. Jede Form von Sensibilitätsstörung hat je nach Ausmaß Einfluss auf das Gangbild.

Quantitative Veränderungen beinhalten dabei vollständig fehlende (Anästhesie, Analgesie), herabgesetzte (Hypästhesie, Hypalgesie) oder gesteigerte Sinnesreize (Hyperästhesie, Hyperalgesie).

Qualitative Veränderungen beschreiben eine andersartige Wahrnehmung von Sinnesreizen, wie z. B. die ungenaue Reizlokalisation (Allästhesie) sowie dumpf brennende Schmerzwahrnehmung (Kausalgie).

Dissoziierte Sensibilitätsstörungen basieren auf Beeinträchtigungen der Schmerz- und Temperaturempfindung bei erhaltener Tiefensensibilität und Berührungsempfindung (bei Schädigung des Tractus spinothalamicus z. B. bei Brown-Séquard-Syndrom).

Neben Bewegungsabweichungen können Sensibilitätsstörungen auch motorische Lernbehinderungen hervorrufen. Stehen nicht genügend adäquate Feedback-Informationen über die ausgeführten Bewegungen zur Verfügung, kann der Patient den Bewegungsablauf nicht richtig erlernen und als motorisches Muster abspeichern. Dies verhindert die zur Automatisierung der Bewegung (feedforward) notwendigen Wiederholungen.

Gleichgewichtsstörungen sind schwer zu kategorisieren. Sie können sowohl auf Störungen der motorischen Kontrolle als auch auf beeinträchtigte Sensibilität zurückgeführt werden.

Normalerweise werden von den Rezeptoren des somatosensorischen Informationssystems (Oberflächen- und Tiefensensibilität) unterschiedliche Reizmodalitäten aufgenommen und zur Bewertung und Verarbeitung an das ZNS weitergeleitet. Zur Oberflächensensibilität gehören unter anderem die Wahrnehmung von Berührungen sowie thermische Empfindungen, zur Tiefensensibilität die propriozeptiven Informationen. Die Empfindung von Schmerz bildet aufgrund von Häufigkeit und Bedeutung eine eigene Kategorie.

Gestörte Tiefensensibilität (Propriozeption)

Die propriozeptiven Informationen geben dem ZNS Auskunft über die Lage der einzelnen Körperteile im Raum, ihre Ausrichtung zueinander und die Dynamik ihrer Bewegungen. Die Angaben müssen präzise sein, da sie die Voraussetzung für die Kontrolle von Gleichgewicht und Körperbewegungen bilden. Propriozeptive Informationen gehören zu einem Regelkreis. Sie sind Kontrollsignale der Peripherie (feedback), die den Erfolg bzw. den Misserfolg einer beabsichtigten Bewegung vor, während und nach der Bewegung melden müssen. Folglich beeinträchtigen Einschränkungen der Propriozeption das Gehen, weil der Patient kein oder nur ein fehlerhaftes Feedback über die Körperstellung und die Position der Extremitäten im Raum erhält. Ebenso fehlend oder falsch können die Informationen über den vorhandenen Bodenkontakt sein. Die Folge ist große Unsicherheit beim Patienten, da er nicht weiß, zu welchem Zeitpunkt er das

Körpergewicht sicher auf das Standbein transferieren kann.

Patienten mit gestörter Propriozeption halten daher möglicherweise aus Sicherheitsgründen das Kniegelenk in Extension eingerastet (zum Erhalt der Stabilität) oder treten mit erhöhter Wucht auf den Boden auf, um den Moment des Initial contacts besser wahrnehmen zu können. Bei sensorischer Einschränkung in Kombination mit muskulärer Schwäche sind derartige Ersatzbewegungen nicht mehr möglich. Selbst bei nur geringer sensorischer Einschränkung wird der Gang langsam und vorsichtig werden. Bestehen größere propriozeptive Defizite, ist der Patient nicht mehr in der Lage, eventuell vorhandene Muskelkraft einzusetzen. Er kann den Bewegungen nicht mehr vertrauen, da er sie nicht mehr wahrnimmt.

Beachte M!

Alle hier genannten Probleme können durch zusätzliche Oberflächensensibilitätsstörungen noch weiter verstärkt werden!

Da sensorische Einschränkungen nicht direkt beobachtet werden können, neigt der Therapeut dazu, sie nicht zu überprüfen und zu testen. Zudem ist die Klassifizierung der Beurteilung der Tiefensensibilität recht grob, da sie nur aus den 3 Graden *normal, eingeschränkt* und *fehlend* besteht.

Die Beurteilung »normal« darf nur dann gegeben werden, wenn der Patient alle Testaufgaben schnell und konsequent richtig bewältigt. Zögern ebenso wie gelegentliche Fehler sind Zeichen einer Einschränkung. Langsame Reaktionen zeigen das Unvermögen des Patienten, ein z. B. übermäßig gebeugtes Kniegelenk oder einen invertierten Fuß während des Gehens schnell genug korrigieren zu können.

Praxistipp 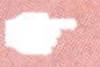

Da die Propriozeption des Patienten für die Gehfähigkeit von sehr großer Bedeutung ist, sind ein sorgfältiges Testen sowie eine klare und kritische Beurteilung dringend zu empfehlen.

Beachte M!

Die propriozeptiven Informationen der Fußsohle sind für alle Gleichgewicht erhaltenden Reaktionen von fundamentaler Bedeutung (Kauffmann et al. 1997).

3.4.4 Schmerzen

Als stärkster Reiz des Körpers verursacht ein Schmerz immer Gangabweichungen. Ein Patient wird sich stets bemühen, sich vom Schmerz zu befreien oder ihm auszuweichen. Der Schmerz steht oft in direktem Zusammenhang mit den übrigen Kategorien, kann aber klinisch die größere Bedeutung für eine Gangabweichung haben. Ein Patient mit z. B. einer Bänderverletzung am Kniegelenk demonstriert zwar eingeschränkte Kniegelenkbeweglichkeit, doch der damit verbundene Schmerz beeinträchtigt seinen Gang möglicherweise weitaus mehr!

Schmerz durch Gelenködeme

Exzessive Gewebespannung durch Gelenködeme ist häufig die primäre Ursache für Skelettmuskelschmerz. Gelenködeme entstehen oft nach Traumen oder Arthritis. Die 2 natürlichen Reaktionen auf den Schmerz *Deformität* (Fehlstellung von Gelenken bis hin zur Missbildung) und *Inaktivitätsatrophien* verhindern oder erschweren das physiologische Gehen.

▸ **Deformität.** Die Deformität resultiert aus der natürlichen Ruhehaltung eines geschwollenen Gelenks. Experimentell konnte gezeigt werden, dass in dieser Position der niedrigste intraartikuläre Druck im Gelenk herrscht und daher die Schmerzen am geringsten sind (Eyring u. Murray 1964, van den Berg 1999). Jede Gelenkbewegung – egal in welche Richtung – erhöht die Gelenkspannung und verstärkt dadurch die Schmerzen.

Beim Sprunggelenk liegt die minimale intraartikuläre Druckposition bei 15° Plantarflexion. Am Kniegelenk reicht die Ruhehaltung von 30–45° Flexion. Am Hüftgelenk wird der geringste intraartikuläre Druck bei 30° Flexion gemessen. Die Gelenkpositionen mit minimalen intraartikulären Druckverhältnissen zeigen an, dass hier Kapsel und Bänder die geringste Spannung im Gelenk erzeugen. Wann immer ein Gelenk in Ruhehaltung gehen will, wird es diese Position einnehmen wollen.

▶ **Inaktivitätsatrophien.** Zu Inaktivitätsatrophien kommt es infolge von Bewegungsmangel aufgrund des schmerzhaft geschwollenen Gelenks. Experimentell erzeugte Schwellungszustände eines Kniegelenks mit sterilem Plasma steigerten den intraartikulären Druck, wobei die Aktivität des M. quadriceps femoris zunehmend erschwert wurde. Nachdem der Druck alle Muskelaktivitäten durch hohen Schmerz verhinderte, konnte die normale Muskelfunktion des M. quadriceps durch Narkotisierung des Gelenks wieder vollständig hergestellt werden (de Andrade 1965, Perry 1992)! Diese Reaktion zeigt einen Rückmeldemechanismus an, der dazu dient, Gelenkstrukturen vor schädigendem Druck zu schützen. Am Patienten zeigt sich der kumulative Effekt dieses Schutzreflexes in Form einer Inaktivitätsatrophie.

Praxistipp 

Bei Gelenkschwellungen sollte sich der Therapeut auf reduzierte verfügbare Kraft und gesteigerte Schutzhaltung beim Patienten einstellen. Ebenso muss er darauf achten, dass rein passives Bewegen (unter Schmerzen) geschwollener Gelenke, z. B. nach chirurgischen Eingriffen, dem Patienten schadet, wenn nicht vorher alle resorptionsfördernden Maßnahmen getroffen wurden.

Eine bessere Durchblutung und der Rücktransport von Gewebeflüssigkeit durch die Schwerkrafteinwirkung kann durch assistives, besser noch aktives Arbeiten (schmerzfrei) in Hochlagerung erreicht werden. Eine Eisanwendung (Cool pack) sollte nicht isoliert und – wenn überhaupt – nur als zusätzliche Maßnahme vorsichtig angewendet werden. Leichtes, schmerzfreies Bewegen im Bewegungsbad ist dagegen sehr zu empfehlen.

3.4.5 Limbisch-emotionale Ursachen

»Der Krückstock wird fürs Bein gebraucht, dass es an Kraft nicht fehle. Doch ist die Seele erst verstaucht, so braucht es starker Pfähle. Ich wünsch' dir gute Besserung. Es soll nun täglich aufwärts gehen. Kommt deine Seele erst in Schwung, dann wird's dein Körper überstehen« (Elli Michler).

Limbisch-emotionale Aspekte haben erheblichen Einfluss auf das Gangbild (Damasio, 2000). Sie können sich sowohl negativ wie auch positiv auf das Gehen auswirken und treten isoliert ebenso wie gemeinsam mit Ursachen anderer Kategorien auf. Wie schon ausführlich beschrieben (Kap. 2.1), gehören zu den Funktionen des limbischen Systems die Bereiche Motivation und Gedächtnis, das olfaktorische System, der viszerale und der emotionale Bereich.

Auf alle Wechselwirkungen und Einflüsse dieser Bereiche einzugehen, ist an dieser Stelle nicht möglich. In diesem Zusammenhang sei auf das wegweisende Buch von Umphred (1995) verwiesen.

Stellvertretend für alle Aspekte sollen hier einige Beispiele genannt werden, die in der täglichen Praxis des Therapeuten Bedeutung haben.

Ängste aller Art haben großen Einfluss auf das Bewegungsverhalten von Patienten. Dabei handelt es sich unter anderem um Angst vor befürchteten Schmerzen, eventuellem Versagen oder auch aus Unsicherheit.

Beispiel 

Ein Patient hat lange Zeit unter starken Schmerzen im Kniegelenk gelitten. Nach einer erfolgreichen Kniegelenkoperation kann er im Sitzen sein Kniegelenk ohne Schmerzen und Einschränkungen strecken und beugen. Dennoch hält er das Gelenk während des Gehens in allen Gangphasen gestreckt. Angst vor neuerlichen Schmerzen und die Erinnerung an die bisher schmerzhafte Belastung kann für dieses Verhalten die Hauptursache sein.

Ängste in Kombination mit tatsächlich existierenden leichten pathologischen Veränderungen des Körpers lassen unter Umständen (bei Nichterkennung) aus kleinen schnell große Probleme entstehen, da sich ständig wiederholende Ausweichbewegungen und Fehlbelastungen zusätzliche Schäden hervorrufen können. Es darf keinesfalls unterschätzt werden, wie umfassend sich das gesamte zentrale motorische Programm – und damit das Bewegungsverhalten – verändert, wenn ein Patient Angst vor Schmerzen oder bestimmten Bewegungen hat.

Einfluss hat auch das Selbstbild des Patienten. Stuft er sich selbst als unfähig ein – hat also ein negatives Selbstbild – wird dies erheblichen Einfluss auf sein Bewegungsverhalten haben.

Beispiel **B**

Eine 18-jährige Patientin mit Teilruptur des vorderen Kreuzbands konnte nach 6 Wochen konservativer Therapie trotz guter Gelenkbeweglichkeit, vorhandener muskulärer Kontrolle sowie Kraft bei Reiz- und Schmerzlosigkeit nicht ohne Unterarmgehstützen gehen. Enge Verwandte waren sehr umsorgt und ängstlich und mahnten das »Kind«, sehr vorsichtig zu sein, was letztlich ein negatives Selbstbild der Patientin prägte. Sie traute es sich nicht mehr zu, ohne Gehstützen zu gehen.

Hier ging es nicht um die Verbesserung der Biomechanik oder der Muskelkraft, wohl aber darum, der Patientin zu helfen, ihr Selbstvertrauen zurückzugewinnen und der eigenen Kraft des betroffenen Beines wieder zu vertrauen.

Auch die in der westlichen Medizin beliebte defizitäre Sprache (Einschränkung des ..., Ausfall des ..., Insuffizienz des ...) nimmt Einfluss auf den emotionalen Zustand eines Patienten und somit auf sein Bewegungsverhalten. Erlernte Hilflosigkeit ist ein weiteres Problem, das Therapeuten vermeiden müssen. Werden Patienten ermutigt, z. B. von Medikamenten, Hilfen und Therapiemaßnahmen abhängig zu werden, verringert das drastisch ihre Aussichten, von medizinischen Dienstleistungen zu profitieren und die motorische Kontrolle wiederzuerlangen.

Praxistipp 

Die vorangegangenen Beispiele zeigen, dass die Einflüsse des limbischen Systems auf das Bewegungsverhalten vielfältig und subtil sind, da es eng mit dem motorischen System verknüpft ist. Das limbische System beeinflusst daher drastisch den Misserfolg oder den Erfolg physiotherapeutischer oder anderer Therapieprogramme. Dies gibt dem Therapeuten die Möglichkeit, durch positive Einflussnahme auf den emotionalen Zustand des Patienten den Therapieerfolg zusätzlich zu sichern. Der Therapeut muss aber zwischen einem tatsächlich vorhandenen Problem des Bewegungssystems und dem Einfluss des limbischen Systems auf das Bewegungssystem unterscheiden können (Umphred 1995).

Beispiel 

Die 18-jährige Patientin aus dem vorangegangenen Beispiel konnte – nach nur einer Behandlungseinheit ohne besonderes physisches Training – wieder ohne Stützen gehen und Treppen steigen.

In diesem Fall war der positive Grundgedanke angezeigt, die Potenziale des Patienten zu erkennen und zu fördern (in Übereinstimmung mit ihm), weil Eigenständigkeit das oberste Ziel sein sollte. Eine vertrauensvolle Atmosphäre zwischen Therapeut und Patient, zusammen mit positiver Aufmunterung und Bestärkung, Ermutigung zur Selbständigkeit und das Eingehen auf seine gesamten Bedürfnisse sind daher essenzieller Bestandteil jeder Behandlung. Spricht der Patient seine Gefühle und Bedürfnisse offen aus, kann der Therapeut direkt darauf eingehen. Besonders die nonverbalen Signale, die unmittelbar den emotionalen Zustand des Patienten widerspiegeln, müssen vom Therapeuten wahrgenommen und sogleich berücksichtigt werden.

Das gelingt immer besonders gut, wenn der Therapeut seine ungeteilte Aufmerksamkeit und Konzentration auf die Gesamtheit des Patienten richten kann. Dabei trägt er die Verantwortung für die nötigen Voraussetzungen und hat darüber hinaus dafür zu sorgen, dass es ihm selbst auch gut geht. Dies überträgt sich auf den Patienten und sichert den Erfolg (Umphred 1995). Zur Überprüfung der eigenen Stimmigkeit eignet sich der Test nach Aaron Antonovsky *Fragebogen zur Lebensorientierung* (SOC-Skala; Download im Internet unter http://www.gehen-verstehen.net).

► **Ergänzung.** Die Untersuchungsergebnisse von Freiwald (2000) und Engelhardt (2001) nach Traumen und Kniegelenkoperationen zeigen, dass Patienten nachweislich kein propriozeptives Defizit haben, sondern eine an das Trauma und die operative Versorgung angepasste, veränderte propriozeptive Information. Der Patient entscheidet unter vorwegnehmender Annahme, ob er bestimmte Bewegungen durchführt oder nicht.

Nach der Operation soll das Ziel sein, latent vorhandene Bewegungsfähigkeiten, wie z. B. das Gehen unter Berücksichtigung der aktuellen Belastbarkeit, wieder abzurufen. Diese Programme muss der Patient nicht neu erlernen. Da er aber seine Bewegungsprogramme durch seine negativ vorweggenommenen sensorischen Erwartungen modifiziert, müssen die wesentlichen afferenten Einflüsse wie Schmerz, Schwellung und Erguss als Voraussetzung für das Training unterbunden oder ihnen entgegengewirkt werden.

Zudem ist zu beachten, postoperative Übungen so auszuwählen, dass den Patienten ermöglicht wird, alltagsnahe positive sensorische Erfahrungen (Gedächtnisinhalte, somatosensorischer Kortex) zu sammeln. Denkbar ist dabei auch der gezielte Einsatz mentaler Trainingsformen (z. B. idiomotorisches Training).

Von ärztlicher Seite ist über die intra- und perioperative Verhinderung negativ konditionierender sensorischer Informationen nachzudenken. Für Freiwald (2000) sind dabei Verfahren der peripheren intraartikulären Anästhesie und die medikamentöse Bekämpfung von Schwellung, Erguss und Schmerz sinnvoll.

3.5 Achtzehn Tipps und Tricks – Hilfen zur Beobachtung

Die Beobachtung des Gehens und das Erkennen möglicher Abweichungen sind Fertigkeiten, die in einer strukturierten Art und Weise geübt werden müssen. Die nachfolgenden 18 Punkte bieten hierfür eine gute Vorlage sowie Anregungen und Gedanken für die Praxis.

3.5.1 Mentale Voraussetzungen

Jeder Therapeut, der mit der beobachtenden Ganganalyse effiziente Hilfe leisten will, braucht neben Sachkenntnis und praktischen Hilfsmitteln auch die geeigneten mentalen Voraussetzungen:

- Motivation, der wahren Pathologie einer Funktionsstörung auf den Grund zu gehen
- Neugierde, um Gehirn und Sinnesorgane auch für subtilste Abweichungen aufnahmefähig zu machen
- Unvoreingenommenheit, um zu erkennen, was wirklich ist und sich nicht durch Anschein täuschen zu lassen
- Geduld mit sich selbst, mit dem Patienten und in Bezug auf die notwendige Erfahrung und Routine, die sich erst durch beständiges Üben und Wiederholen nach und nach einstellt (Hüter-Becker 1999).

3.5.2 Praktische Hilfsmittel

- Stoppuhr zur Messung der Gehgeschwindigkeit
- selbstklebende Punkte zur Markierung der Gelenke
- Videokamera zur Dokumentation
- Maßband
- Beckenwaage

3.5.3 Patientenauswahl

Zur Entwicklung der zur Ganganalyse notwendigen Beobachtungsfähigkeiten des Therapeuten sollten zunächst Patienten ausgesucht werden, die genügend Ausdauer besitzen, einige Minuten gehen zu können.

Sinnvoll ist auch, den Patienten kurz vor der Ganganalyse eine adäquate Zeit gehen zu lassen, da sich einige Pathologien erst bei leichter Ermüdung zeigen und dann deutlicher zu erkennen sind.

3.5.4 Kleidung des Patienten

Um alle relevanten Gelenke gut beobachten zu können, sollte der Patient nach Möglichkeit eng anliegende, dennoch hinreichend elastische Kleidung tragen. Ideal sind Shorts oder Radlerhosen sowie ein enges Unterhemd (falls möglich auch Bikini oder Badeanzug). Dadurch erhält der Therapeut den besten Blick auf alle Gelenke bzw. Bewegungen.

Außerdem sollte der Patient möglichst keine Hilfsmittel, wie z. B. Sprunggelenkorthesen oder Unterarmgehstützen, benutzen. Falls Hilfsmittel unerlässlich sind, sollten sie auf ein Minimum reduziert werden.

3.5.5 Aufklärung des Patienten

Vor der eigentlichen Untersuchung/Analyse ist der Patient vom Therapeuten über die Prozedur und deren Zweck aufzuklären. Zudem sollten alle seine Fragen für ihn verständlich (z. B. mithilfe eines Posters der Gangphasen an der Wand) beantwortet sein.

3.5.6 Aufstehen und Hinsetzen

- Das Gehen beginnt mit dem Aufstehen und endet letztendlich mit dem Hinsetzen. Die Beobachtung dieser Mechanismen erbringt viele wertvolle Vorabinformationen:
- Von wo leitet der Patient die Bewegung ein?

- Welches Bein wird stärker belastet?
- In welchem Maß werden die oberen Extremitäten zur Hilfe eingesetzt?
- Während des Bewegungsablaufs sind die Positionen von Kopf und Becken besonders aussagekräftig, auch für den Gang (Ehara u. Yamamoto 2001).

3.5.7 Auswahl eines Referenzbeins

Zur Beobachtung muss ein Referenzbein ausgewählt werden, da es nicht möglich ist, die komplexen Bewegungsabläufe an beiden Beinen gleichzeitig im Detail zu erfassen. Bei Patienten mit bilateralen Störungen bietet sich zunächst das stärker betroffene Bein bzw. das mit den offensichtlicheren Problemen an. Danach folgt – wenn nötig – eine weitere Analyse für das andere (kontralaterale) Bein.

3.5.8 Markierung der Gelenke

Um die Beobachtungsfertigkeit zu trainieren, können die Gelenke mit kleinen selbstklebenden Punkten markiert werden. Dies unterstützt die fokussierte und konzentrierte Beobachtung einzelner Gelenke.

3.5.9 Auf-und-ab-Gehen

Der Patient geht am besten einige Male auf und ab, wenn nötig mit kleinen Erholungspausen zwischendurch. Dabei verschafft sich der Therapeut zunächst einen ersten allgemeinen Eindruck über die erscheinenden Gangabweichungen durch Beobachtung folgender Parameter:

- Gehgeschwindigkeit
- Stabilität
- Kontinuität der Bewegungen
- Schrittlänge
- Unterstützung durch die obere Extremität
- Stadien der motorischen Kontrolle des Rumpfes (oberer und unterer Rumpf) sowie die Einstellung des Kopfes im Raum
- Ausrichtung des Körperschwerpunkts

3.5.10 Beobachtung von allen Seiten

Der Patient wird zunächst von der Seite beobachtet, wobei die beobachteten Gelenkbewegungen mit den normalen Werten verglichen werden. Im Fokus sollte immer nur ein Gelenk liegen, das beginnend mit der Standphase durch alle 8 Phasen hindurch beobachtet wird.

Angefangen wird mit dem Sprunggelenk (oberes Sprunggelenk und Subtalargelenk) und anschließend zu Kniegelenk, Hüftgelenk, Rumpf und Kopfposition sowie den Armbewegungen übergegangen. Es ist sehr hilfreich, wenn sich der Therapeut bei der Beobachtung die entscheidenden Kriterien des Gehens vergegenwärtigt und sich auf die Hauptabweichungen an jedem Gelenk konzentriert. Dabei dienen die Tabelle mit den normalen Werten (Anhang) sowie das Beurteilungsformular für den gesamten Körper (Anhang) zur leichteren Orientierung.

Um alle Abweichungen exakt beobachten zu können, muss der Patient von lateral, ventral und dorsal beobachtet werden. Dabei hat der Therapeut darauf zu achten, dass er sich in den Beobachtungsebenen optimal positioniert – in der sagittalen Ebene muss er gegebenenfalls mit dem Patienten mitgehen.

Beachte **M!**

Der Therapeut sollte niemals versuchen, alle Bewegungen des Patienten gleichzeitig zu erfassen!

3.5.11 Beobachtung der Rocker-Funktionen

Die Beobachtung der 3 Rocker-Funktionen ermöglicht einen schnellen Überblick am Fuß:

- Heel rocker (Ferse): Funktion in Initial contact und Loading response
- Ankle rocker (Sprunggelenk): in Mid stance
- Forefoot rocker (Vorfuß): in Terminal stance

3.5.12 Ausfüllen des Beurteilungsbogens

Im Beurteilungsformular (Anhang) werden die erkannten Abweichungen angekreuzt bzw. ergänzende Bemerkungen eingetragen. (Originalkopiervorlagen können bei der Observational Gait Instructor Group, Düsseldorf, angefordert werden oder als Download im Internet unter www.gehen-verstehen.net.

3.5.13 Strategieplanung

Während der Patient zwischendurch eine kleine Pause macht, überprüft der Therapeut, ob er den Beurteilungsbogen schon vollständig und korrekt ausgefüllt hat, vergegenwärtigt sich nochmals die normalen Bewegungsausmaße für jedes Gelenk in jeder Phase und plant Strategien für weitere Beobachtungen.

3.5.14 Videoaufzeichnungen

Eine Videokamera und ein Bildschirm bieten sowohl dem Therapeuten als auch dem Patienten viele Vorteile. Eine aufgenommene Gangsequenz kann jederzeit und beliebig oft beobachtet werden, ohne dass der Patient immer wieder gehen muss. Außerdem sind Beobachtungen in Zeitlupe und mit Standbild möglich. Damit kann dem Patienten sehr anschaulich gezeigt werden, welches konkrete funktionelle Problem vorliegt und woran in Abstimmung mit seinen Zielen noch gearbeitet werden muss.

3.5.15 Erweiterte Wahrnehmung

Die beobachtende Ganganalyse nutzt nicht alleine den optischen Sinn zur Gewinnung von Informationen. Zusätzliche akustische Signale und taktilkinästhetische Reize können das Bild vervollständigen. Ein *Foot slap* (Fußplatschen) auf dem Boden kurz nach Initial contact oder quietschende Unterarmgehstützten, die den Boden berühren, sind gut zu hören. Mit etwas Rhythmusgefühl lassen sich so gegebenenfalls Unterschiede der rechten und linken Schrittlängen feststellen.

Durch Anlegen der Fingerspitzen auf die Spina iliaca posterior superior des Patienten können geringfügige iliosakrale Bewegungsabläufe leicht identifiziert werden, die alleine durch Beobachtung gar nicht erkennbar sind! Ebenso lassen sich auch Bewegungsveränderungen des Beckens spüren und muskuläre Spannungsveränderungen erkennen. Dazu muss der Therapeut lediglich hinter dem Patienten hergehen.

Eine weitere Methode der Wahrnehmung besteht darin, wenn der Therapeut möglichst exakt das gleiche Gangbild annimmt wie sein Patient und dessen Bewegungen und Körperhaltung nachspürt. Im Allgemeinen haben Physiotherapeuten gute Fähigkeiten der kinästhetischen Wahrnehmung, die für die Ganganalyse genutzt werden können. Hin und wieder kann es sehr sinnvoll sein, die Augen zu schließen und sich ganz auf das Fühlen und Hören zu konzentrieren.

3.5.16 Geeignete Trainingsorte

Bei hoffentlich täglicher Übung (wenn möglich auch unter kompetenter Supervision) sollte der Therapeut bald in der Lage sein, den Patienten nicht allzu lange ständig auf und ab gehen zu lassen. Für das Training sind auch Straßencafés und ähnliche Orte ideal, von denen aus sich viele gehende Menschen gut beobachten lassen.

3.5.17 Positive Trainingsatmosphäre

Die offenkundige Beobachtung kann das Bewegungsverhalten von Patienten verändern. Daher empfichlt sich während der Analyse ein reger wechselseitiger und sachlicher Informationsaustausch zum Thema mit dem Patienten. Dadurch kann die notwendige »positive« Atmosphäre geschaffen werden, in der sich der Patient zwar wahrgenommen, aber nicht »unangenehm« beobachtet fühlt.

Für den »Beobachtungsprofi« fängt die Analyse jedoch schon viel früher an, d. h., wenn sich der Patient noch gar nicht beobachtet fühlt, z. B. beim Betreten der Praxis oder auf dem Weg zum Umkleiden.

3.5.18 Ergebnisinterpretation

Die beobachtende Ganganalyse unterscheidet klar zwischen Beobachtung und Interpretation. Die Beobachtung dient der sachlichen Feststellung möglicherweise vorliegender Normabweichungen. Alleine daraus ergibt sich nicht automatisch die Aufgabe, therapeutisch tätig zu werden. Erst im nächsten Schritt, der Gesamtinterpretation der Potenziale und Fähigkeiten des Patienten wird entschieden, welche Ursache vorliegt und welche Maßnahmen eine hilfreiche und nützliche Weiterentwicklung des Patienten ermöglichen.

Beachte **M!**

Im Einzelfall kann sich vielleicht sogar die Schlussfolgerung ergeben, dass eine erkannte Abweichung für den Patienten die bestmögliche funktionelle Lösung seines Problems darstellt und nicht weiter behandelt werden sollte oder dass eine andere medizinische Disziplin bessere Hilfestellung leisten kann als die eigene.

3.6 Untersuchungsverfahren

3.6.1 Klinische Tests

Für die problemlösende Vorgehensweise der systematischen beobachtenden Ganganalyse spielen klinische Tests eine wichtige Rolle und sind daher als essenzielles Handwerkzeug jedes Gangtherapeuten zu betrachten. Tests erfüllen 3 wichtige Aufgaben:

- Verifizierung der genauen Ursachen für Abweichungen
- Überprüfung der Effizienz der Behandlungsinterventionen
- Dokumentation der Fortschritte des Patienten nach einer Behandlungseinheit oder einer Behandlungssequenz

Die nachfolgende Liste beinhaltet eine Reihe häufig durchgeführter klinischer Tests. Selbstverständlich können alle der Sache dienenden weiteren Tests mit hinzugezogen werden. Die Testauswahl ist entsprechend der vorliegenden Pathologie und funktionellen Problematik des jeweiligen Patienten vorzunehmen.

▶ **Am häufigsten durchgeführte klinische Tests**

- Untersuchungen der passiven (Gelenkspiel) und aktiven Gelenkbeweglichkeit.
- Längentestung der Muskulatur, insbesondere folgender Muskelgruppen: M. iliopsoas, M. rectus femoris, M. tensor fasciae latae, M. piriformis, ischiokrurale Muskulatur, M. soleus und M. gastrocnemius.
- Untersuchung der Tiefen- und Oberflächensensibilität, mit besonders kritischer Bewertung (Kap. 3.4, Ursachenkategorien).
- Untersuchung des Ausmaßes der Spastik bei Patienten mit zentralen Bewegungsstörungen. Hierbei ist jedoch kritisch anzumerken, dass die Einteilung (leicht, mittel, stark) subjektiv und abhängig vom Untersucher ist. Dies gilt auch für die modifizierte Ashworth-Skala.
- Untersuchung der Gleichgewichtsreaktion, vor allem im Stand.
- Koordinationstest der unteren Extremität, besonders bei ataktischen Patienten.
- Feststellung der subjektiv empfundenen Schmerzen mittels der VAS-Schmerzskala.
- Überprüfen der Stabilität des Einbeinstands anhand spezifischer Beobachtungskriterien (S. 122).
- Untersuchung der Muskelkraft mithilfe des manuellen Muskeltests (MMT). Der Test für die Plantarflexoren wurde modifiziert (Test der Plantarflexoren (S. 123)).

Praxistipp 

Der manuelle Muskeltest (MMT) muss als kritisch beurteilt und in die Perspektive der Limitation jedes Testers gesetzt werden. Das zeigt sich in der Praxis dadurch, dass der maximal gegebene Widerstand von Therapeut zu Therapeut variiert, was hauptsächlich an der jeweiligen körperlichen Konstitution liegt. Während Therapeut A Stufe 5 vergibt, bewertet Therapeut B denselben Fall mit Stufe 3.

Außerdem wurde festgestellt, dass die Stufen 4 und 5 oftmals viel zu schnell vergeben werden und dadurch signifikante Muskelschwächen leicht unbeachtet bleiben (Beasley 1961, Inman 1981, Perry 1992). Daher sollten die Stufen 4 und 5 grundsätzlich nicht zu schnell und nur nach eingehender und angemessener Prüfung vergeben werden.

Zur Vereinheitlichung und zur realistischeren Einschätzung von Widerständen könnte sich jeder Therapeut selber testen lassen, um zu wissen, welchen maximalen Widerstand er überhaupt geben kann. Interessant wird es, wenn dieser Test vergleichend im gesamten Team durchgeführt wird!

Einen weiteren Schritt zur Vereinheitlichung bei der Bewertung von MMT sind die Empfehlungen von Perry für die Durchführung der Tests (Perry 1992). Sie empfiehlt die folgende Unterscheidung von 3 gegebenen Widerständen gegen die Schwerkraft:

- Widerstand mit 2 Fingern
- Widerstand aus dem Schultergelenk-/Armbereich mit gestrecktem Ellenbogen
- Widerstand unter Einsatz des eigenen Körpergewichts

Die Durchführung einer statischen Inspektion des Patienten aus allen Ebenen (sagittal, frontal/dorsal, frontal/ventral und transversal), wird als selbstverständlich angesehen und nicht weiter ausgeführt. Der Therapeut sollte hier auf mögliche Unterschiede zwischen der statischen Haltung und dem dynamischen Bewegungsverhalten achten.

Einbeinstandstabilität

Eine Besonderheit stellt die Überprüfung der Stabilität des Einbeinstands dar. Aussagen darüber sind aufschlussreich, da sich eine Person normalerweise vergleichsweise lange (nämlich 40 % des normalen Gangzyklus) in der funktionellen Aufgabe des Einbeinstands befindet. Daher ist die Überprüfung dieser Funktion wichtig!

Die aus der Statik heraus stattfindende Prüfung macht es dem Therapeuten leichter, Unsicherheiten und Abweichungen zu erkennen, als es während der dynamischen Bewegung des Gehens möglich wäre. Dennoch gilt die Relevanz der Aussage für die dynamischen Abläufe gleichermaßen.

Bei der Überprüfung (beider Beine) sollte der Patient zunächst aufgefordert werden, sich auf ein beliebiges Bein zu stellen. Zu beachten ist, welches Bein er als Erstes für den Einbeinstand wählt! Dies liefert Aussagen darüber, was sich der Patient zutraut und der von ihm subjektiv empfundenen Sicherheit beim Stehen auf dem jeweiligen Bein. Zeigt der Patient eine stärkere Unsicherheit auf dem geschädigten Bein, werden wahrscheinlich die einfach unterstützten Phasen im Vergleich zum kontralateralen Bein während des Gehens verkürzt sein. Konsequenterweise ergibt sich daraus eine verkürzte Schrittlänge auf der kontralateralen Seite bzw. dem »gesunden« Bein.

Zur Überprüfung der Stabilität im Einbeinstand sollten mindestens folgende Beobachtungskriterien geprüft werden:

- Kann der Patient auf einem Bein stehen (jeweils linkes und rechtes Bein) und wie lange im Vergleich?
- Wie stark sind die Equilibriumreaktionen der jeweiligen Füße sowie im Vergleich zueinander?
- Welche Gelenkpositionen werden von Subtalar-, oberem Sprung-, Knie- und Hüftgelenk des überprüften Beines eingenommen?
- Welche Ausrichtung nimmt der Schwerpunkt des Rumpfes in Bezug auf das Standbein ein?
- Kommt es zur Beckenabsenkung auf der Seite des angehobenen Beines?

Gerade für geriatrische Patienten empfiehlt sich auch die *Berg-Balance-Scale* zur Überprüfung der Gleichgewichtsfunktionen (Download im Internet unter www.chcr.brown.edu/Balance.htm).

Praxistipp 

Bei der Überprüfung des Einbeinstands anhand der oben genannten Punkte ist häufig der *mediale Kollaps* zu beobachten (▶ Abb. 3.4; Bizzini 2000). Auf Dauer kann der mediale Kollaps zu einem Hallux valgus führen. Eine biomechanische – und in der Regel eben nicht nur genetische – Ursache im Bereich Hüftgelenk und Becken führt mit der Zeit zur dieser Fehlstellung im Bereich des Fußes. Operative Korrekturen bleiben erfolglos, wenn das Hauptproblem nicht erkannt wird. Eine präzise beobachtende Gangdiagnostik und die Instruktion des Patienten über die Ursache sowie über Korrekturmöglichkeiten sind unabdingbar. Der Patient muss lernen, dass die Stabilisationsfähigkeit der hüftgelenkumfassenden Muskulatur zu verbessern ist, damit die Fortbewegungsachse über den Fuß richtig eingestellt werden kann. Dabei sind folgende Merkmale typisch:

- Verlust des inneren Fußlängsgewölbes bei exzessiver subtalarer Pronation
- Innenrotation der Tibia verbunden mit gleichzeitiger medialer Abkippung
- übertriebene Beckenabsenkung auf der Seite des angehobenen Beines
- Entstehung eines Hallux valgus
- LWS-Skoliosierung (Konkavität zur Standbeinseite)

3.6.2 Test der Plantarflexoren

Obwohl die Plantarflexoren große Bedeutung für das Gehen haben, wird diese Muskelgruppe erstaunlicherweise nur selten getestet! Auch der bisher verwendete MMT ist hierbei inadäquat in Bezug auf eine verlässliche Aussagefähigkeit – besonders für die Beurteilung der Stufen 4 und 5 – und der normalen Gehfähigkeit des Patienten.

Während des normalen Gehens erhöhen sich die Anforderungen an den M. triceps surae entsprechend der Vorwärtsbewegung der Körpermasse von Ende Loading response nach Terminal stance. In 90 % dieses Zeitraums kontrahiert die Wa-

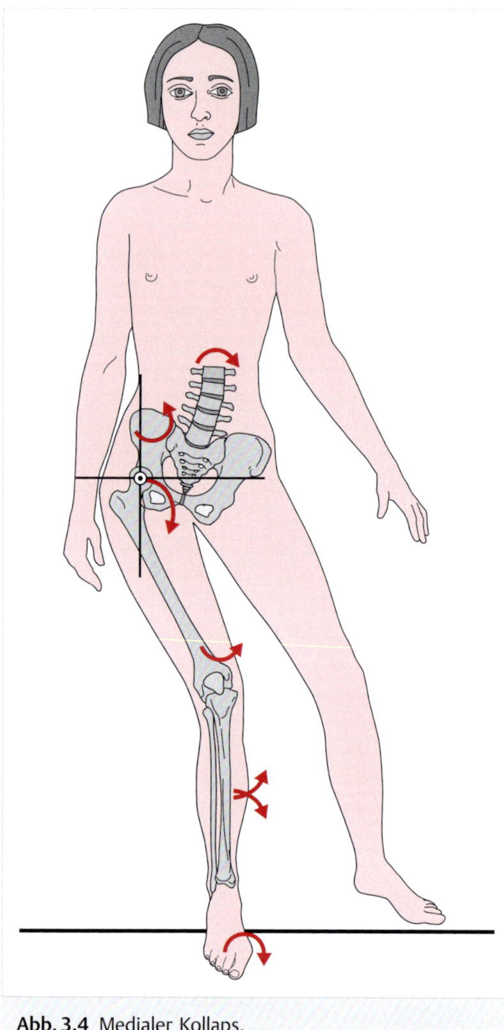

Abb. 3.4 Medialer Kollaps.

denmuskulatur aktiv, und in über 50 % sogar mit Spitzenaktivität. Aus dieser Anforderung schon bei einem Schritt ergibt sich für den normalen Gang die Notwendigkeit hoher Ausdauerkraft. Bisherige Tests haben den Aspekt der Ausdauerkraft nicht oder nur in einem viel zu geringen Umfang berücksichtigt. Fünfmalige Wiederholungen der Fersenanhebung im Einbeinstand als Test ergeben üblicherweise (auch laut der heutigen Literatur, Kendall 2001) in der Beurteilung die Stufe 5, d. h. normale Muskelkraft.

Schon 1961 berichtete jedoch Beasley über systematische Überbewertung der durch MMT festgestellten Muskelkraft. Patienten, die mit guter oder normaler Kraft bewertet wurden, hatten aber tatsächlich ein Kraftdefizit von bis zu 60 %. Beasleys (1961) Studie stellt fest, dass der in Rückenlage durchgeführte MMT inadäquat ist. Trotz maximalen Widerstandes gegen die Plantarflexoren werden hier nur ca. 18 % der benötigten Kraft für eine einzelne Fersenanhebung bewertet (Perry 1992)!

In späteren Jahren wurde deshalb dazu übergegangen, den Test mithilfe des Einbeinstands durch Anhebung der Ferse (ca. 1–5-mal!) entgegen dem Widerstand des eigenen Körpergewichts durchzuführen (Daniels, Worthingham 1985). Seit Mitte der neunziger Jahre ist jedoch bekannt, dass Patienten, die lediglich 1–5 Wiederholungen der Fersenanhebung im Einbeinstand schaffen, dennoch große Gangabweichungen aufgrund von Schwäche der Plantarflexoren zeigen. Zu beobachten sind hierbei exzessive Dorsalextension in Mid- und Terminal stance sowie fehlende Fersenanhebung in Terminal stance.

Im August 1995 veröffentlichten Lunsford und Perry eine Studie, die die Anzahl der zu erwartenden Fersenanhebungen im Stand bei gesunden Menschen mit normaler Muskelkraft der Plantarflexoren angibt. Hierzu wurden über 200 Personen beiderlei Geschlechts im Alter von 20–59 Jahren untersucht. Das Ergebnis der Studie belegt eindeutig, dass die durchschnittliche Anzahl der erzielten Wiederholungen bei 28 liegt, d. h. bis zu 6-mal mehr als die für den Test in der gegenwärtigen Literatur (z. B. Daniels u. Worthingham 1980, Kendell u. McCreary 1983) empfohlenen maximalen 5 Wiederholungen für die Bewertung *normal.*

Besonders aufgrund dieser neueren Erkenntnisse wird empfohlen, den Test der Plantarflexoren ab sofort wie folgt durchzuführen und zu bewerten:

- Der Patient steht auf einem Bein.
- Der Patient darf sich mithilfe der Fingerspitzen stabilisieren, jedoch ohne Körpergewicht abzugeben.
- Das Kniegelenk ist gestreckt, dabei wird vornehmlich der M. gastrocnemius getestet.
- Das Kniegelenk ist leicht gebeugt, dabei wird vornehmlich der M. soleus getestet.
- Die Ferse wird wiederholt bis zum maximal möglichen Bewegungsausmaß angehoben.
- Es gilt die folgende Bewertungsskala:
  - 20–25-mal Fersenanhebung = Grad 5, normale Muskelkraft;

- 10-mal Fersenanhebung = Grad 4, ca. 40 % von normal;
- 1–5-mal Fersenanhebung = Grad 3, ca. 15 % von normal.
- Manueller Muskeltest in Rückenlage mit maximalem Widerstand, der Patient ist jedoch nicht in der Lage, eine vollständige Fersenanhebung gegen den Widerstand des eigenen Körpergewichts zu leisten = Grad 2.

Das normale Gehen nimmt Muskelkraft von ca. 25 % der Maximalkraft in Anspruch (entspricht etwa 3 + MMT). Dies erlaubt adäquate Kraftreserven und vermeidet Erschöpfung bei längerem Gehen. Patienten mit einer bewerteten Muskelkraft von 3 + haben weder Kraftreserven noch Ausdauer, da sie bereits für jeden einzelnen Schritt ihre persönliche Maximalkraft aufbringen müssen (Perry 1992).

Praxistipp 

Unbedingt zu beachten sind Patienten mit dem Risiko chronischer Erschöpfungszustände der Muskulatur, die vermutlich auf Überbeanspruchung zurückgeführt werden können. Das gilt besonders im Fall von z. B. Postpoliosyndrom, Polyneuropathie und Encephalomyelitis disseminata.

Selbst wenn die Kraft der Plantarflexoren dieser Patienten mit gut oder 3 + bewertet wird (5–10 Fersenanhebungen), darf dies nicht zum Anlass genommen werden, auf eine Fußorthese zu verzichten oder – falls vorhanden – den Patienten davon zu befreien. Hier führt nicht nur ein Auftrainieren der insuffizienten Plantarflexoren zu einer Überbeanspruchung, schon das normale Gehen ohne Fußorthese stellt eine Überbelastung dar und führt nachfolgend möglicherweise zur Schädigung!

Um dennoch ein Training der Plantarflexoren entsprechend der individuellen Fähigkeiten des jeweiligen Patienten zu ermöglichen, sollte dieser von der Tagesform abhängig selber entscheiden, wann er seine Orthese tragen will.

Von inadäquater Untersuchung und Beurteilung sind häufig auch M. glutaeus medius und M. glutaeus minimus betroffen, die beide für Beckenstabilität während des Einbeinstandes zu sorgen haben. Traditionell wird der Patient in Seitlage getestet, wobei der Therapeut seinen persönlich möglichen maximalen Widerstand einsetzt. Allerdings werden hier oft nur der M. tensor fasciae latae und das Iliotibialband geprüft, da der Patient häufig kompensatorisch in Hüftgelenk*flexion* anstelle von Hüftgelenk*extension* abduziert. Dies wird leicht übersehen. Eine Möglichkeit, diese Problematik auszuschließen ist, den Patienten aus der Semibauchlage heraus in Extension/Abduktion zu testen und dabei darauf zu achten, dass dieser nicht durch Hyperlordose der LWS kompensiert.

Eine Beurteilung der Muskelkraft für den M. glutaeus medius sollte jedoch nur aufgrund eines Tests im Einbeinstand oder während des Gehens erfolgen. MMT der Stufe 5 kann nur vergeben werden, wenn während Mid stance normale Stabilität am Becken zu beobachten ist! Patienten mit Schwäche der kleinen Glutäen zeigen in Initial contact und Loading response (kurz vor Beginn des Einbeinstands) entweder exzessive Beckenabsenkung auf der kontralateralen Seite oder eine Seitwärtsneigung des Rumpfes zur Seite des geschwächten Standbeins hin.

Die durch traditionelle Testweise entstehende Fehl- und/oder Überbewertung der Kraft der kleinen Glutäen ist für Patienten von erheblichem Nachteil, da dieses Hauptproblem weder richtig erkannt noch behandelt wird. Die Überbeurteilung gilt besonders für Patienten mit transfemuraler Amputation, da bei ihnen der „Hebelarm" um Widerstand zu geben verkürzt ist.

Um auch hier Fehleinschätzungen auszuschließen, sollten die kleinen Glutäen wie zuvor beschrieben *funktionsrelevant* getestet und beurteilt werden. Zu dieser Empfehlung kommt die Observational Gait Instructor Group.

3.6.3 Möglichkeiten der instrumentierten Untersuchung

Bei sorgfältiger Durchführung der beobachtenden Ganganalyse, der untersuchenden Tests und der sich daraus ergebenden Behandlungsinterventionen wird der Therapeut in vielen Fällen schon nach kurzer Zeit in der Lage sein, gute Behandlungserfolge vorweisen zu können. In den Fällen mit besonders komplexer Problemstellung, die nicht durch klinische Tests und äußere Beobachtung eindeutig angezeigt werden kann, bietet die instrumentierte Untersuchung verschiedene Optionen für die Erhebung zusätzlicher Informationen.

Gerade in Bereichen, in denen von Therapeuten eindeutige Fakten klinisch weder präzise festzustellen (z.B. beim MMT) noch palpierbar oder äußerlich zu beobachten sind, liefert die instrumentierte Untersuchung wichtige und exakte Daten, die zur Vervollständigung des pathologischen Gesamtbilds und als Grundlage zur Gestaltung einer individuellen Behandlung dienen können. Umfangreiche Kenntnisse der Biomechanik normaler und abnormaler Gelenkbewegungen – auch innerhalb der Gangfunktion – sind dabei fundamental.

Der in Zukunft sicher zunehmende Einsatz dieser Hilfsmittel sollte zwar immer wieder bezüglich des Nutzens kritisch hinterfragt werden, stellt aber – gleichermaßen zunehmend – wachsende Anforderungen an Therapeuten bezüglich ihrer Kenntnisse über die funktionelle Anatomie und die Bewegungsanalyse.

Für die Physiotherapie war es schon immer wünschenswert, die Fähigkeit des Spürens, des Tastens sowie der Beobachtung möglichst weit zu entwickeln. Mittlerweile existieren dazu viele technische Hilfen. Bestehen bei der Beurteilung tatsächlich vorhandener Muskelkraft eines Patienten beispielsweise Zweifel, liefern instrumentierte Kraftmessungen präzise Angaben. Damit lassen sich auch noch subtile, dennoch signifikante Einschränkungen der Muskelkraft erkennen. Isokinetische Geräte zur exakten Kraftmessung gibt es an vielen größeren Kliniken.

Von noch größerer Bedeutung für die Untersuchung sind Beobachtungsverfahren, die nicht invasive Einblicke in den Körper ermöglichen. Die dazu bisher verwandten Technologien wie Röntgentechnik und Magnetresonanztomografie lieferten statische Bilder von Gelenken, zumeist in unbelastetem und passivem Zustand. Bei der Auswertung konnte man sich nur auf Erfahrungswerte stützen, um auf vorliegende funktionelle Störungen zu schließen.

Mithilfe der kinematischen Magnetresonanztomografie (KMRT) ist es nun möglich, auch dynamische Bewegungsabläufe in den Gelenken – sowohl unter als auch ohne Belastung – genau zu beobachten. Das bedeutet, es muss nicht mehr länger auf die vorliegende Pathologie geschlossen werden, sondern die besonders in der neurologischen und orthopädischen Medizin vorliegenden funktionellen Störungen lassen sich unmittelbar beobachten. Wie diese Technologie funktioniert und wie sie sinnvoll eingesetzt wird beschreiben ausführlich Powers und Shellock (2000).

Für den Patienten haben diese technischen Möglichkeiten jedoch nur dann Sinn, wenn der Kliniker alle notwendigen Kenntnisse besitzt, um die beobachteten Vorgänge zu verstehen und richtig zu bewerten. Dabei muss nicht jede durch Geräte festgestellte Abweichung auch behandelt werden! Vielmehr sollten die gewonnenen Erkenntnisse in den Gesamtzusammenhang des Patienten gestellt und effektive und sinnvolle Strategien zur Genesung eingeleitet werden.

3.7 Dokumentation und O.G.I.G.-Ganganalyseformular

Dokumentation mag zwar vielen Therapeuten als notwendiges Übel erscheinen, muss jedoch als ein bedeutender Teil der therapeutischen Arbeit angesehen werden. Jahrelang wurde versäumt, die von der Physiotherapie geleistete Arbeit und deren Erfolge schriftlich festzuhalten, vielleicht aufgrund von Mangel an einer – auch interdisziplinär – verständlichen sprachlichen Form oder auch infolge fehlender Kenntnisse über zugrunde liegende wissenschaftlich anerkannte Fakten.

Das von der O.G.I.G. entwickelte Formular (kostenloser Download unter www.gehen-verstehen.net) dient sowohl zur Untersuchung als auch Dokumentation von Behandlungsverläufen bei Patienten mit Problemen vornehmlich an den unteren Extremitäten und der Wirbelsäule. Es basiert ausschließlich auf wissenschaftlich gesicherten biomechanischen Erkenntnissen, verwendet die standardisierte international gebräuchliche Terminologie (ohne einer therapeutischen Glaubensrichtung zu unterliegen) und ermöglicht dem Therapeuten, systematisch, zeitsparend und exakt zu untersuchen.

Besondere Bedeutung hat die systematische Dokumentation bei der Überprüfung von Behandlungsinterventionen. Werden die durch Beobachtung und Tests festgestellten qualitativen und quantitativen Fakten vor und nach einer Behandlung dokumentiert, lassen sich durch direkten Vergleich miteinander verlässliche Aussagen über den Erfolg der einzelnen Maßnahmen machen. In der Praxis bedeutet das, der Therapeut wird sehr schnell in die Lage versetzt, die wirklich wirksamen Behandlungsinterventionen zu identifizieren und effizient einzusetzen.

3.7.1 Anwendungshilfen

Die Untersuchung mittels beobachtender Ganganalyse soll im Ergebnis die Hauptprobleme des Patienten und ihre Ursachen aufdecken helfen. Dabei ist das Formular eine Hilfestellung zur systematischen Identifizierung von Kompensationen, unwesentlichen Abweichungen und entscheidenden Hauptabweichungen. Eine Untersuchung und die Auswertung der Untersuchungsergebnisse ohne fundamentale Kenntnisse über den normalen Gang und die pathologischen Gangbilder werden nur anhand dieses Formulars jedoch nicht gelingen.

Beachte **M!**

Nicht alle vom Therapeuten ermittelten strukturell bedingten Schäden und Abweichungen sind bedeutend und damit zu behandeln. Relevanz besitzen vor allem diejenigen Schäden und Abweichungen, die in direktem Bezug zu der vom Patienten erlebten funktionellen Einschränkung stehen.

Das funktionelle Ganganalyseformular besteht aus 3 Teilen, in denen wie bei einer Checkliste jeweils die beobachteten Vorgänge und Testergebnisse entsprechend angekreuzt oder eingetragen werden.

- Teil 1: Übersicht der wichtigsten Funktionen innerhalb eines Gangzyklus sowie der häufig auftretenden Kompensationen.
- Teil 2: Liste mit 42 definierten Gangabweichungen. Die in der Klammer genannten Gangphasen geben an, wann die jeweilige Abweichung innerhalb des Gangzyklus besonders bedeutsam sein kann.
- Teil 3: Dokumentation aller Testergebnisse, Ursachen sowie Behandlungsergebnisse.

Teil 1

- Die Punkte *Hauptproblem* und *Empfehlung* können natürlich erst nach der Untersuchung und Analyse eingetragen werden und dienen hauptsächlich zur eigenen Erinnerung bzw. als Information für den Patienten sowie für Ärzte und Kollegen.
- Beurteilt werden jeweils die Funktionen *eines* Beins. Durch Ankreuzen wird festgelegt, welches Bein das zu untersuchende bzw. im Fokus stehende Referenzbein ist.

► **Entscheidende Ereignisse.** Als Nächstes sollen die entscheidenden Ereignisse in den 8 Gangphasen überprüft werden. Je nach Beobachtung kreuzt der Therapeut entsprechend an. Ein *Nein* in irgendeiner Phase des Gangzyklus zeigt an, dass die Erfüllung funktioneller Aufgaben wie Gewichtsübernahme, Einbeinstand und/oder Schwungbeinvorwärtsbewegung gefährdet sein können. Außerdem können die damit verbundenen jeweiligen spezifischen Leistungen, wie z. B. Stoßdämpfung, Einbeinstandstabilität, Erhalt der Vorwärtsbewegung und Fußablösung vom Boden beeinträchtigt sein.

► **Rocker-Funktionen.** Die Beurteilung der Heel-, Ankle- und Forefoot-Rocker-Funktionen verschaffen dem Therapeuten nach einiger Übung einen schnellen Überblick über die vorliegenden Bewegungsabläufe in den Standphasen. Die beobachteten Rocker-Funktionen können mit exzessiv, inadäquat oder normal beurteilt werden. Jeder Rocker hat seinen individuellen Drehpunkt für eine definierte Zeitdauer (Rocker-Funktionen (S. 44)). Ist dieser Drehpunkt über die festgelegte Zeitdauer hinaus existent, ist der Rocker als exzessiv zu bezeichnen.

Beispiele **B**

- Beurteilung inadäquat:
  - Beobachtet der Therapeut in Initial contact und Loading response, dass der Patient den initialen Bodenkontakt schon mit 15° Plantarflexion herstellt (Low heel), muss die Beurteilung des Heel rockers inadäquat ergeben. Da der Vorfuß bereits stark abgesenkt ist, wird nur noch geringe Heel-rocker-Funktion ausgeführt, um diesen vollständig auf den Boden zu bringen. Das bedeutet, der Drehpunkt existiert nur noch für sehr kurze Zeit (viel kürzer als für das komplette Absenken in dieser Phase) am Kalkaneus.
  - Entsteht durch Vorfußkontakt in Initial contact und Loading response kein Heel rocker und somit auch kein Drehpunkt am Kalkaneus zum Absenken des Vorfußes, lautet die Beurteilung des Heel rockers ebenfalls inadäquat.
- Beurteilung exzessiv: Geht die Dorsalextension am Sprunggelenk in Mid stance über das normale Maß von 5° hinaus, lautet die Beurteilung exzessiv. Hier bedingt die verlängerte Drehbewegung eine längere Aufrechterhaltung des im Sprunggelenk liegenden Drehpunkts.

Existiert der jeweilige Drehpunkt kürzer als normal oder entsteht sogar kein Drehpunkt, wird der Rocker als inadäquat beurteilt.

▸ **Kompensationen.** Häufig erscheinende Kompensationsbewegungen und Abweichungen wie Duchenne-Hinken und Trendelenburg-Zeichen sind aufgelistet und können je nach Beobachtung markiert werden.

▸ **Armpendel/Kopfposition.** Unter dieser Rubrik werden auffällige Haltungen des Kopfes oder asymmetrische Armpendelbewegungen dokumentiert.

▸ **Treppensteigen.** Zur Untersuchung der funktionellen Ganganalyse gehört unbedingt die Prüfung der Fähigkeit, Treppen auf- und absteigen zu können. Patienten mit Gehbehinderungen erleben im Alltag besonders hierbei ihre Behinderung und Einschränkung mit unmittelbarer Auswirkung auf ihren Aktionsradius.

▸ **Dual task.** Normales Gehen zeigt sich auch in der Fähigkeit, gleichzeitig motorische und kognitive Leistungen erbringen zu können (Dual task) (Wright, Kemp 1992). Beispielsweise erscheint es uns als selbstverständlich, mit einem Stapel Befunden unter dem linken Arm, einer Tasse Kaffee in der rechten Hand und mit dem Kollegen heftig über einen komplizierten Fall diskutierend vom Pausenraum zu Fuß über die Treppe zum 2. Geschoss hinaufzugehen.

Bei vielen zentralmotorisch gestörten Patienten (z. B. Hemiplegiker) nimmt schon alleine das Gehen so viele geistige Ressourcen in Anspruch, dass sie sogar stehen bleiben müssen, um auf einfache Fragen antworten zu können. Sie sind gar nicht oder nur eingeschränkt in der Lage, motorische und kognitive Leistungen gleichzeitig zu erbringen.

Zur Überprüfung der Dual-task-Fähigkeit dieser Patienten eignen sich z. B. leichte Rechenaufgaben, die während des Gehens zu lösen sind. Dokumentiert wird vor und nach der Behandlung, genauere Ergebnisse können unter Test-/Untersuchungsergebnisse in Teil 3 eingetragen werden.

Praxistipp 

Um die Testergebnisse auch nach größeren Zeitabständen miteinander vergleichen zu können, sollte immer die gleiche Strecke von z. B. 10 m ausgemessen werden, die der Patient zurückzulegen hat. Außerdem sollte der Therapeut eine kleine Liste mit etwa 10 einfachen Rechenaufgaben vorbereiten (z. B. Kettenaufgabe wie $3 + 4 = 7 \times 2 = 14 - 5 = 9 : 3 = 3$), die der Patient während des Gehens lösen muss. Dabei sind folgende Parameter festzuhalten:

- Wie viel Zeit wird zum Zurücklegen der Strecke benötigt?
- Wie viele Rechenaufgaben konnten innerhalb dieser Zeit gestellt werden?
- Wie viele Aufgaben wurden davon richtig beantwortet?

Dieser Test kann vor und nach einer Behandlungseinheit oder auch nach einer Rehabilitationsmaßnahme durchgeführt werden.

Teil 3

▸ **Stoßdämpfungsmechanismen.** Sobald ein Stoßdämpfungsmechanismus als inadäquat erscheint, muss mit Auswirkungen auch auf andere Gelenke gerechnet werden. Fehlt er beispielsweise am Becken, könnte dies gegebenenfalls Auswirkungen bis hin zur HWS haben.

▸ **Test-/Untersuchungsergebnisse.** Zusätzliche Informationen siehe Kap. 3.6, Verfahren zur Untersuchung.

▸ **Mögliche Ursachen.** Hier soll der Therapeut ankreuzen sowie kurz und präzise beschreiben, welche strukturellen Schäden und möglichen Ursachen hauptsächlich für die funktionelle Einschränkung verantwortlich sind. Dabei ist zu beachten – wie durch die Neurowissenschaften bekannt –, dass auch limbisch-emotionale Faktoren eine oft unterschätzte Rolle spielen können. Damit sind alle kognitiven, affektiven und sozioemotionalen Faktoren gemeint, die andere Ursachen mit beeinflussen. Diese zu übersehen oder nicht ernst zu nehmen, könnte bedeuten, dass eine noch so gute Behandlungsintervention, die sich vornehmlich auf strukturelle Schäden bezieht, letztendlich scheitert.

▶ **Untersuchungsergebnisse.** Anstelle einer Messung der Gehgeschwindigkeit in m/min könnte der Therapeut auch in seiner Abteilung oder seiner Praxis eine definierte Strecke festlegen (z. B. mindestens 10 m), die dafür vom Patienten benötigte Zeit messen sowie die Anzahl der Schritte zählen (Kap. 2.3.6, Geschwindigkeit). Wenn möglich, wäre es empfehlenswert, vor und nach dieser Strecke noch etwas Platz (jeweils ca. 2 m) zum »Beschleunigen« und »Ausrollen« zu haben.

Um die Testergebnisse auch nach längeren Zeitabständen miteinander vergleichen zu können, ist darauf zu achten, dass die einzelnen Testparameter (z. B. die Strecke) immer gleich bleiben.

Beachte **M!**

Eine verkürzte Schrittlänge zeigt sich meistens am nicht betroffenen Bein, da der Patient auf dem betroffenen Bein gewöhnlich schlechter und somit kürzer steht.

4 Instrumentierte Ganganalyse

Bei der instrumentierten Ganganalyse werden heute elektronische, computergestützte Messgeräte eingesetzt, um das Gehen genauer zu untersuchen. Mit diesen technischen Möglichkeiten ausgestattete Ganglabore eignen sich für die Grundlagenforschung sowie für andere wissenschaftliche Studien und liefern valide Daten über physiologische und pathologische Gangmechanismen.

Auch im Bereich Diagnostik gewinnen Ganglabore zunehmend an Bedeutung. Mithilfe der Untersuchungsergebnisse, die für jeden Patienten individuell erstellt werden können, lassen sich Aussagen darüber machen, ob ein geplanter Eingriff (z. B. rekonstruktive OP bei spastischen Patienten, Arthritis, Totalendoprothesen) möglicherweise sinnvoll ist und helfen anschließend bei der Planung und Überprüfung der Operationen. Aus diesen Gründen finden Ganglabore zunehmende Verbreitung.

Zur Quantifizierung der biomechanischen Bewegungsabläufe beim Gehen werden im Wesentlichen 3 Typen von Messinstrumenten eingesetzt:

- *Kinematische Messgeräte* (z. B. dreidimensionale Bewegungsanalyse mittels Infrarotlichtkamera, Bewegungsanalyse mittels Elektrogoniometer): Messung und Beschreibung der Bewegungsabläufe des Körpers und/oder der Körperteile im Raum (Weg-Zeit-Beziehung ist Merkmal der Bewegung).
- *Kinetische Messgeräte* (z. B. Bodenreaktionskraftmessplatten): Messung der vorhandenen wirksamen Kräfte bzw. Ursache für die Bewegung. Dabei sind besonders Größe und Richtung der vorhandenen Kraft von Interesse.
- *Elektromyografische Messgeräte* (dynamische Elektromyografie – EMG): Messung der elektrischen Potenziale während der Muskelkontraktion in oder an der Muskulatur.

4.1 Verbreitete Messmethoden

4.1.1 Dreidimensionale Bewegungsanalyse

Mit dieser Methode werden Ausmaß und zeitliche Abfolge (timing) einer einzelnen Gelenkbewegung untersucht. Dazu werden die Bewegungen an Hüft-, Knie-, Sprung- und Subtalargelenken in den sagittalen, frontalen und transversalen Ebenen mithilfe des Bewegungsanalysesystems (z. B. Vicon Motion Systems, Zürich) aufgezeichnet. An der zu untersuchenden Person werden Reflexionsmarker platziert (je nach Messung an Hüfte, Becken, Beinen und Füßen). Mindestens 6 spezielle Infrarotlichtkameras registrieren dann die Bewegungen der Marker während des Gehens. Diese Daten werden digitalisiert und aufgezeichnet. Ein Computer mit speziellem Programm berechnet anschließend auf der Grundlage der aufgezeichneten Markerbewegungen die dreidimensionalen Bewegungsabläufe an jedem Gelenk.

4.1.2 Bodenreaktionskraftmessplatten

Diese Messungen ermöglichen die Berechnung der funktionellen Anforderungen (Belastungen) an den Gelenken, die während der Bewegungsabläufe auftreten. Die Drehmomente der sagittalen und frontalen Ebenen werden für die Gelenke der unteren Extremität mithilfe der Mathematik der inversen Dynamik berechnet. Die anhand der Kraftplatten und dem Bewegungsanalysesystem ermittelten Werte, zusammen mit den personenspezifischen anthropometrischen Daten (Größe, Gewicht, Beinsegmentlängen und Umfang) werden genutzt, um Segmentmassen und -schwerpunkte, Trägheitsmomente sowie die Auswirkung der Schwerkraft einzuschätzen.

Der Proband muss zunächst einen Gehweg überqueren, in dem versteckt Kraftplatten eingelassen sind. Versteckt deshalb, weil das Konzentrieren auf das Auftreffen auf der Kraftplatte das Gehen beeinflussen könnte. Sobald das Standbein die Kraftplatte berührt, werden die vertikalen, die vor- und zurückgerichteten und die medial-lateralen Bodenreaktionskräfte gemessen. Zusammen mit den aufgezeichneten Daten des Bewegungsanalysesystems lässt sich nun bestimmen, wo sich das Zentrum des maximalen Drucks (center of pressure, Basis des Körpervektors) relativ zum Fuß befindet und welche Beschleunigungen an den einzelnen Beinsegmenten innerhalb des Gangzyklus auftreten. Die Werte werden auch genutzt, um mithilfe von geeigneter Software zur Berechnung kinetischer Daten die Drehmomente an den Gelenken selber zu bestimmen. Die am Bein einwirkenden externen Drehmomente werden direkt berechnet.

Die Anwendung der invertierten Dynamik unterscheidet sich von der eben genannten Methode der Berechnung von reinen Gelenkdrehmomenten. Berechnungen mithilfe invertierter Dynamik führen durch das Einbeziehen von Faktoren wie Trägheit und Schwerkraft zu genaueren Ergebnissen. Außerdem können die »Netto«-Drehmomente sowohl für die Stand- als auch für die Schwungphasen berechnet werden.

Beispiele B

- Liegt ein extern erzeugtes Extensionsdrehmoment am Kniegelenk vor, wird der Verlauf des Körpervektors anterior zum Kniegelenk Aktivität der Kniegelenkflexoren hervorrufen wollen, um das Gelenk vor Hyperextension zu bewahren. Aufgrund der ausreichenden Stabilisierung durch die passiven Kräfte der Kniegelenkkapsel, der Ligamente und Sehnen wird jedoch keine zusätzliche Muskelaktivität benötigt. Es ist auch keine Aktivität der Kniegelenkextensoren erforderlich, weil der Vektor anterior zum Kniegelenk verläuft und die für diese Phase notwendige Extension erzeugt.
- Derselbe Mechanismus gilt auch für das Hüftgelenk. Verläuft der Vektor hinter dem Hüftgelenk, entsteht ein Extensionsdrehmoment, das Stabilität in der sagittalen Ebene ohne zusätzliche Aktivität der Hüftgelenkextensoren erzeugt (▶ Abb. 4.1).

Exkurs Drehmoment i

Zum Kalkulieren der Drehmomente in den Standphasen wurde früher der entstandene Bodenreaktionskraftvektor (mit Größe und Richtung der Kraft) in ein Bild übertragen, das genau im Moment der einwirkenden Kraft aufgenommen wurde. Der senkrechte Abstand zwischen dem Vektor und dem jeweiligen Rotationszentrum eines Gelenks wurde vom Computer berechnet; diese Distanz ist der Hebelarm. Anschließend wurde der Hebelarm mit dem Kraftvektor multipliziert – und zwar für jede Stufe der Bewegung –, um das dazugehörende Drehmoment zu erhalten. Sind der Hebelarm lang und die wirkende Kraft groß, wird auch das Drehmoment entsprechend groß sein. Hier gilt die Formel: Drehmoment (M) = Kraft (F) × Hebelarm (r)!

In der sagittalen Ebene erzeugt ein Drehmoment entweder Flexion oder Extension, abhängig davon, auf welcher Seite des Gelenks der Vektor verläuft. Obwohl die Effekte der Trägheit und Schwerkraft bei diesen Kalkulationen fehlten, war die Methode dennoch ein hilfreiches Werkzeug beim Verständnis der Kräfte, die während der Standphasen aktiv sind.

Gelenkdrehmomente aufgrund beider Berechnungsmethoden werden dazu genutzt, die Größe der äußeren Drehmomente zu berechnen, die an einem Gelenk einwirken. Den äußeren Drehmomentanforderungen wirken interne (z. B. aktive Muskelkontraktionen) oder passive Kräfte (ligamentäre Strukturen oder Gelenkkapseln) entgegen.

Entsteht beispielsweise in Mid stance ein externes Dorsalextensionsdrehmoment (der Körpervektor verläuft anterior zum Sprunggelenk ▶ Abb. 4.1), wird es erforderlich, die Wadenmuskulatur entsprechend zu kontrahieren, um einen tibialen Kollaps (nach vorne) zu verhindern. So entsteht ein intern erzeugtes (Plantarflexions-) Drehmoment, das dem äußeren (Dorsalextensions-)Drehmoment entgegenwirkt (▶ Abb. 4.1).

Um die Daten der untersuchten Personen (unterschiedlichen Gewichts und Größe) miteinander vergleichen zu können, werden die Drehmomentwerte durch das jeweilige Körpergewicht und die Beinlänge dividiert und somit vergleichbar gemacht. Die Ergebnisse werden gewöhnlich in Nm/kgm angegeben.

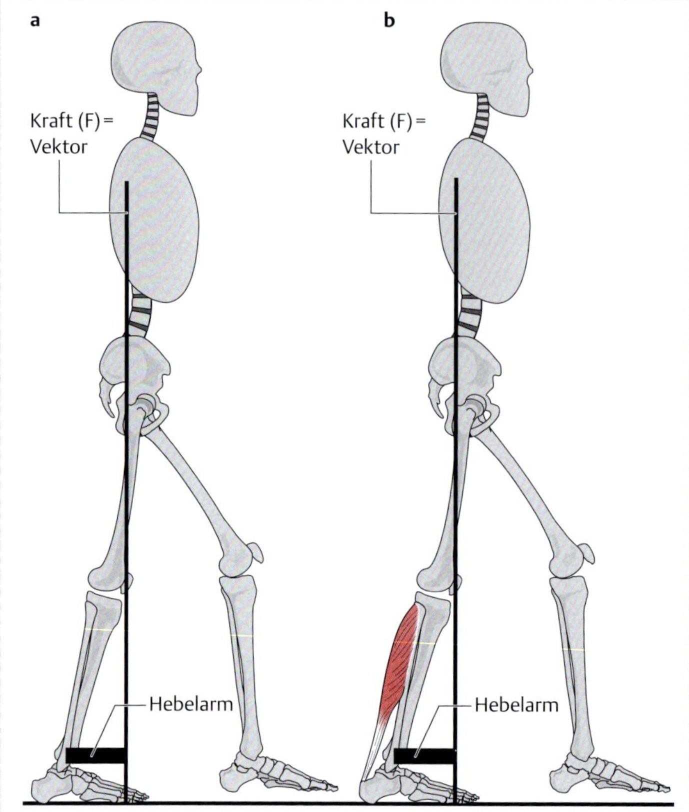

Abb. 4.1 Sagittaler Vektor am Sprunggelenk.
a Externes Dorsalextensionsdrehmoment. **b** Internes Plantarflexionsdrehmoment, bewirkt durch exzentrische Arbeit von M. soleus und M. gastrocnemius.

4.1.3 Dynamische Elektromyografie (EMG)

Sie misst den Zeitpunkt und die relative Intensität der Muskelaktivität. Obwohl es nicht möglich ist, die unter der Haut und dem subkutanen Gewebe auftretende Aktivität von Muskeln direkt zu messen, kann die Elektromyografie ein indirekter Indikator für muskuläre Funktion sein. Die daraus resultierende Muskelkraft lässt sich jedoch nur in begrenztem Maß abschätzen (De Luca 2002).

Die Messung zeichnet elektrische Impulse auf, die die chemische Stimulierung der Muskelfasern begleiten und sich durch den Muskel und die angrenzenden Weichteile bewegen (Schewe 2000). Dabei werden die über Elektroden abgeleiteten myoelektrischen Signale verstärkt, durch FM-Signale übertragen und digital aufgezeichnet (z. B. Geräte der Fa. Bio-Sentry Telemetry Inc., USA).

Die Messungen erfolgen mittels 2 verschiedener Typen von Elektroden:

- In den Muskel werden *intramuskulär arbeitende Nadelelektroden* eingeführt. Die Palpation von Muskelbauch und Sehne sowie milde elektrische Stimulation helfen zu überprüfen, ob die Elektroden richtig platziert wurden. Die Anwendung dieser Methode bedarf jedoch einer speziellen Ausbildung und Lizensierung.
- Auch bei der rein *äußerlichen Anwendung von Kontaktelektroden* muss auf die präzise Platzierung der Elektroden geachtet werden, es ist aber keine besondere Ausbildung dafür erforderlich. Es ist nicht ganz einfach, die Aktivität an tiefer gelegenen Muskelgruppen und sich überlagernden Muskelgruppen (cross-talk) zu messen.

4.2 Weitere Messmethoden

4.2.1 Footswitch-Systeme

Diese Systeme messen die Fußbodenkontaktmuster und ihre zeitliche Abfolge. Da die Untersuchung kein allzu aufwendiges technisches Equipment voraussetzt, können die erforderlichen Messungen auch in der Klinik durchgeführt werden. Die notwendigen Sensoren sind entweder in speziellen Einlegesohlen enthalten oder bestehen aus wenigen einzelnen ca. 1,5 cm^2 großen, flachen und druckempfindlichen Schaltern, die unter dem Fuß an Ferse, Metatarsalköpfen und Großzehe befestigt werden. Mit ihrer Hilfe werden der exakte Zeitpunkt des Bodenkontakts und dessen Dauer an den spezifischen Punkten des Fußes gemessen und die aufgezeichneten Daten anschließend mit dem physiologischen Muster verglichen. Die Ergebnisse stellen die individuellen Gangzykluscharakteristika der untersuchten Person dar (▸ Abb. 4.2).

4.2.2 Offene Spirometrie

Um Energieaufwand und Effizienz des Gehens zu untersuchen, wird unter anderem der Sauerstoff-Verbrauch während der erbrachten Leistung gemessen. Die hierfür gebräuchlichste Methode der meisten Studien ist die *offene Spirometrie* (▸ Abb. 4.3). Die zu untersuchende Person hat sich dabei einer definierten spezifischen Belastung zu unterziehen, wie zum Beispiel Laufen auf einem Laufband. Ist der dazu notwendige Energieaufwand auf einem beständigen Niveau, wird die ausgeatmete Luft Atemzug für Atemzug (Breath-by-Breath-Methode) analysiert. Die dabei analysierten Parameter sind die Sauerstoffaufnahme (O_2) sowie die Kohlendioxidabgabe (CO_2). Mithilfe der Sauerstoffaufnahme wird der Kalorienverbrauch berechnet. Die Menge an Kohlendioxid geteilt durch die Sauerstoffaufnahme ergibt den respiratorischen Quotienten, der Aussagen über die Fettverbrennung zulässt. Alle diese Daten geben Hinweise auf den für die Leistung benötigten Energieaufwand.

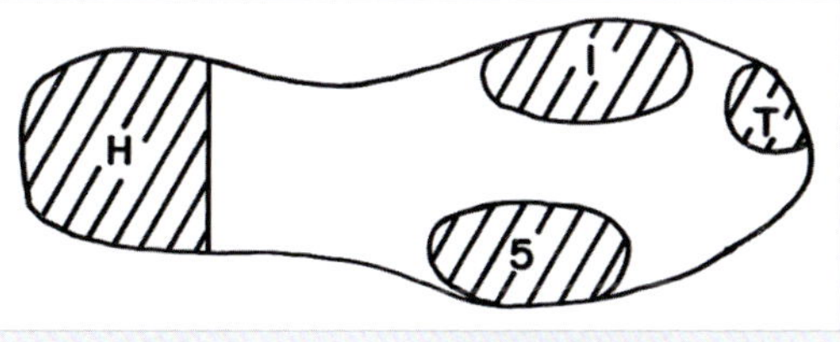

Abb. 4.2 Footswitch-System. H = Ferse, S = 5. Metatarsale, I = 1. Metatarsale, T = (toe) Großzehe.

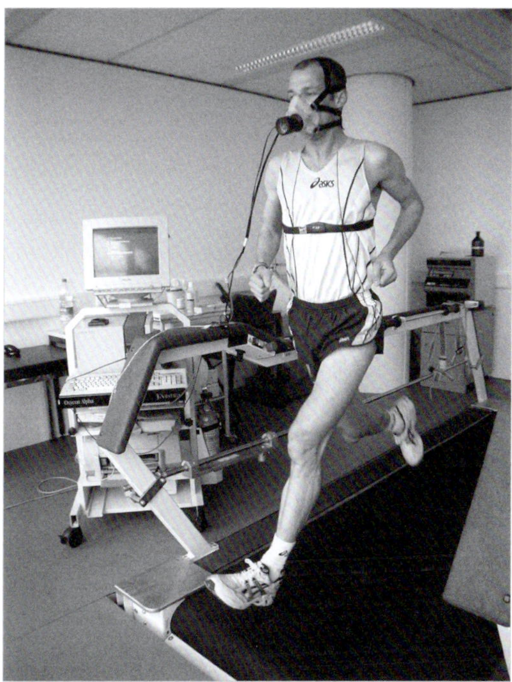

Abb. 4.3 Offene Spirometrie. Untersuchung an der Deutschen Sporthochschule Köln.

Beachte **M!**

Die instrumentierten Untersuchungsmethoden liefern nicht automatisch klare Befunde. Zunächst müssen alle Messungen sorgfältig geplant, die notwendigen Sensoren und Marker exakt gesetzt werden und alle Messgeräte, Kabel, Sensoren, Kameras sowie Computer und Software einwandfrei funktionieren! Die zahlreichen gewonnenen Daten müssen zu guter Letzt sorgfältig und vor allem richtig ausgewertet und interpretiert werden! Hier ergeben sich schnell einschleichende Fehler.

Auch bei der instrumentierten Ganganalyse bleiben die Grundkenntnisse über die physiologischen Abläufe und das trainierte Auge wichtige Voraussetzung zur Interpretation und Überprüfung der gewonnenen Daten und Ergebnisse. Insgesamt ist die instrumentierte Untersuchung ein äußerst komplexer Prozess und kann von einer Person alleine kaum bewältigt werden. Sinnvoll ist, wenn ein Team von Spezialisten für die Durchführung und Interpretation verantwortlich ist.

Im pathokinesiologischen Labor des Rancho Los Amigos National Rehabilitation Centers in Los Angeles wird einmal wöchentlich für alle Teamangehörigen eine Ganganalysekonferenz einberufen, bei der die Daten der Computermessungen nochmals mittels beobachtender Ganganalyse überprüft und verglichen werden! Erst wenn Messung und Beobachtung (Videoanalyse) übereinstimmen, wird daraus die Interpretation der Daten zu einer verbindlichen Aussage. Kommt es zu unterschiedlichen Ergebnissen, wird der Test im Labor wiederholt.

5 Pathologischer Gang – Abweichungen, Ursachen und Auswirkungen

Um Gangabweichungen beobachten und beurteilen zu können, müssen zunächst die beschriebenen physiologischen Gangfunktionen sowie die dazugehörenden Mechanismen genau verstanden worden sein (Kap. 2). Dies bildet die Grundlage sowohl für die Definitionen der verschiedenen Abweichungen als auch für eine relevante Befundung. Die am häufigsten vorkommenden beobachtbaren Gangabweichungen wurden in langjähriger wissenschaftlicher Arbeit von Dr. J. Perry und dem Team der physiotherapeutischen Abteilung des Rancho Los Amigos National Rehabilitation Centers identifiziert und benannt (Perry 1992).

Im Folgenden werden 43 definierte Abweichungen, ihre jeweiligen Hauptursachen sowie Auswirkungen und Bedeutung in Bezug auf die Bewältigung der funktionellen Aufgaben während des Gehens beschrieben. Dies umfasst auch die auftretenden sekundären Begleiterscheinungen der Hauptabweichungen. Dadurch wird es dem Therapeuten möglich, die individuelle Problematik seines Patienten – meist eine Kombination verschiedener Abweichungen – genau zu erkennen, zu dokumentieren und gezielt zu behandeln.

Allgemein bekannte Bezeichnungen, wie z. B. das Wernicke-Mann- oder Duchenne-Hinken, sind nur Sammelbegriffe für unspezifische Kombinationen von Abweichungen. Da deren Zusammensetzung und Ausprägung je nach Patient verschieden sein können und die gängigen Definitionen der Sammelbegriffe überdies ungenau sind, kann die individuelle Problematik allein anhand dieser Begriffe nicht beschrieben werden.

Die Effizienz einer Behandlung hängt entscheidend davon ab, ob und wie schnell der Therapeut in der Lage ist, aus den vielen zu beobachtenden und teilweise kompensatorischen Bewegungen die Hauptabweichung und ihre spezifische Ursache zu erkennen. In diesem Kapitel werden für jede einzelne Abweichung mögliche Hauptursachen aufgelistet, mithilfe derer der Therapeut seinen Verdacht auf eine Ursache verifizieren oder eine neue Hypothese aufstellen kann.

Es ist nicht selten, dass eine offensichtliche Abweichung an einem Gelenk möglicherweise die Folge einer eher versteckten Abweichung an einem anderen Gelenk ist. In diesem Fall ist die beobachtete Abweichung keine Hauptabweichung, sondern sekundäre Begleiterscheinung einer Hauptabweichung an einem anderen Gelenk.

Beispiel **B**

Oft liegt die Ursache der leicht zu beobachtenden exzessiven Kniegelenkflexion in der viel schwerer zu beobachtenden Hauptabweichung exzessive Dorsalextension. Hier ist die Kniegelenkflexion nur sekundäre Begleiterscheinung der Dorsalextension, und der Therapeut schaut unter exzessiver Dorsalextension nach, welche Ursachen für diese Abweichung eventuell infrage kommen. Anhand der Liste besteht die Möglichkeit, alle wichtigen Abweichungen und Ursachen einer Hauptabweichung schnell nachzuschlagen, ohne sich im Dschungel der vielfachen Möglichkeiten zu verlieren.

Beachte **M!**

Typische Nachteile von Gangabweichungen für den Patienten:

- reduzierte Standstabilität (Einbeinstand), entsprechend auch Verlust des Sicherheitsgefühls
- verringerte Gehgeschwindigkeit
- abnehmende Progression (verminderte Ausdauer)
- erhöhter Energieaufwand, daher schnellere Erschöpfung

Gangabweichungen können für einige Patienten unter Umständen auch von Vorteil sein. Das gelegentliche Nennen positiver Auswirkungen einer Abweichung auf den Gang soll dem Therapeuten bei der Auswahl der individuell geeigneten Therapiestrategie helfen (Kap. 6).

5.1 Zwölf Abweichungen am Sprunggelenk

Am oberen und unteren Sprunggelenk können folgende Gangabweichungen beobachtet werden:

► **Low heel (flacher Fersenkontakt)**
- Initialer Bodenkontakt des Fußes mit 15° Plantarflexion am Sprunggelenk und vollständiger Kniegelenkextension.
- Die Ferse berührt gerade noch zuerst den Boden, der Fuß erscheint nahezu parallel zum Boden.

► **Forefoot contact (Vorfußkontakt).** Initialer Bodenkontakt durch den Vorfuß bei gleichzeitiger Plantar- und Kniegelenkflexion von jeweils ca. 20°.

► **Foot-flat contact (Fußsohlenkontakt).** Initialer Bodenkontakt mit dem gesamten Fuß.

► **Foot slap (Fußklatschen).** Die unkontrollierte Plantarflexion des Sprunggelenks nach dem Fersenkontakt wird von einem klatschenden Geräusch begleitet.

► **Excess plantarflexion (übermäßige Plantarflexion).** Die Plantarflexion ist größer als für die jeweilige Gangphase normal wäre.

► **Excess dorsalextension (übermäßige Dorsalextension).** Die Dorsalextension ist größer als für die jeweilige Gangphase normal wäre.

► **Excess supination (übermäßige Supination, Varus).** Die Inversion des Kalkaneus oder des Vorfußes ist größer als für die jeweilige Gangphase normal wäre.

► **Excess pronation (übermäßige Eversion, Valgus).** Die Eversion des Kalkaneus oder des Vorfußes ist größer als für die jeweilige Gangphase normal wäre.

► **Heel-off/premature heel-off (vorzeitige Fersenanhebung vom Boden).** Kein Bodenkontakt der Ferse in Loading response und Mid stance.

► **No heel-off (fehlende Fersenanhebung vom Boden).** Keine Fersenanhebung in Terminal stance und Pre-swing.

► **Toe drag (Zehenschleifen).** Bodenkontakt von Zehen, Vorfuß oder Ferse während der Schwungphasen.

► **Contralateral vaulting (kontralaterales Anheben).** Frühzeitige und übertrieben hohe Fersenanhebung des kontralateralen Standbeins, um dem sich in der Schwungphase befindenden Referenzbein ein Vorwärtsschwingen zu ermöglichen.

5.1.1 Hauptproblem exzessive Plantarflexion des Sprunggelenks sowie Low heel, Forefoot contact, Foot-flat contact und Foot slap

In den Standphasen führt exzessive Plantarflexion am Sprunggelenk zu einer Einschränkung der Fortbewegung durch verkürzte Schrittlänge und reduzierte Gehgeschwindigkeit. Die gleichzeitig eingeschränkte Stabilität erschwert die aufrechte Körperhaltung.

In den Schwungphasen blockiert exzessive Plantarflexion ein freies Durchschwingen des Beines. Mögliche Ausweichbewegungen zur Kompensation erhöhen den Energieaufwand des Körpers.

Beachte **M!**

Die Bewegungsabläufe in Loading response, Preswing und Initial swing erzeugen eine Plantarflexion am Sprunggelenk. Das normale Bewegungsausmaß am Gelenk beträgt dabei je nach Phase 5–15° Plantarflexion. Bei darüber hinausgehenden übertriebenen Bewegungsausmaßen entstehen funktionelle Fehler. Bei der Beobachtung ist eine geringe exzessive Plantarflexion in den 3 oben genannten Phasen nur schwer zu erkennen. In allen übrigen Phasen lässt sich exzessive Plantarflexion leicht beobachten.

Auswirkungen auf die einzelnen Phasen

Initial contact

Es existieren 3 pathologische Formen des initialen Bodenkontakts bei übertriebener Plantarflexion. Die jeweiligen Unterschiede beziehen sich auf die in Terminal swing entstandenen Kniegelenkpositionen.

► **Low heel**
- Flacher Fersenkontakt (► Abb. 5.1).
- Initialer Bodenkontakt des Fußes mit ca. 15° Plantarflexion am Sprunggelenk und vollständiger Kniegelenkextension.
- Die Ferse berührt gerade noch zuerst den Boden, der Fuß erscheint nahezu parallel zum Boden.
- Die Heel-rocker-Funktion ist dadurch reduziert.

► **Foot-flat contact**
- Fußsohlenkontakt
- initialer Bodenkontakt mit dem gesamten Fuß

► **Forefoot contact**
- Vorfußkontakt (► Abb. 5.2)
- Initialer Bodenkontakt durch den Vorfuß bei gleichzeitiger Plantarflexion und Kniegelenkflexion von jeweils ca. 20°
- Es findet keine Heel-rocker-Funktion statt

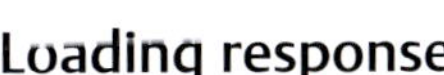

Loading response

Je nach Ursache einer exzessiven Plantarflexion und Art des initialen Kontaktes zeigen sich in Loading response folgende Abweichungen:

► **Foot slap.** Dem initialen Bodenkontakt der Ferse folgt ein unmittelbares Fußklatschen, wenn die prätibiale Muskulatur zu schwach ist, den Vorfuß bei der Absenkung zum Boden adäquat abzubremsen. Aufgrund der Schwäche der prätibialen Muskulatur fehlt es zusätzlich an ausreichender Vorwärtsbewegung der Tibia, was eine verminderte Kniegelenkflexion zur Folge hat. Das Ergebnis ist eine deutlich reduzierte (bis hin zur vollständig fehlenden) Stoßdämpfung und damit inadäquate Heel-rocker-Funktion.

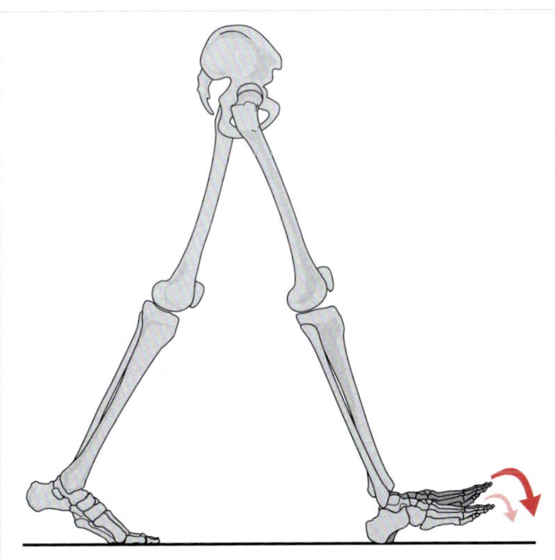

Abb. 5.1 Low heel, flacher Fersenkontakt.

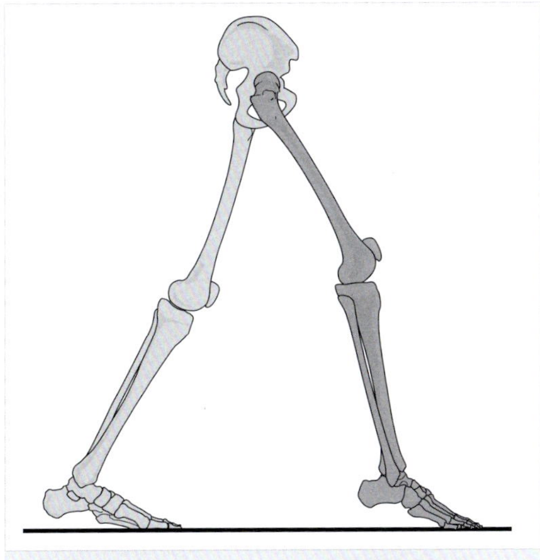

Abb. 5.2 Forefoot contact, Vorfußkontakt.

Praxistipp 

Diese Art Gangabweichung ist aufgrund der enormen Fallgeschwindigkeit auch akustisch gut wahrnehmbar!

► **Forefoot contact.** Der initiale Bodenkontakt findet durch den Vorfuß statt. Der Vorfußkontakt kann während der Gewichtsübernahme je nach Ursache zu 3 beobachtbaren Bewegungsmustern führen.
- Bei Mobilität des Sprunggelenks wird unmittelbar im Anschluss an den Vorfußkontakt die Ferse schnell zu Boden fallen, verursacht durch die Gewichtsübernahme. Die Tibia bleibt vertikal ausgerichtet (► Abb. 5.3).
- Bei rigider Plantarflexion kann es zu 2 verschiedenen Bewegungsmustern kommen:
  - Die Ferse bleibt abgehoben (heel-off; ► Abb. 5.3);

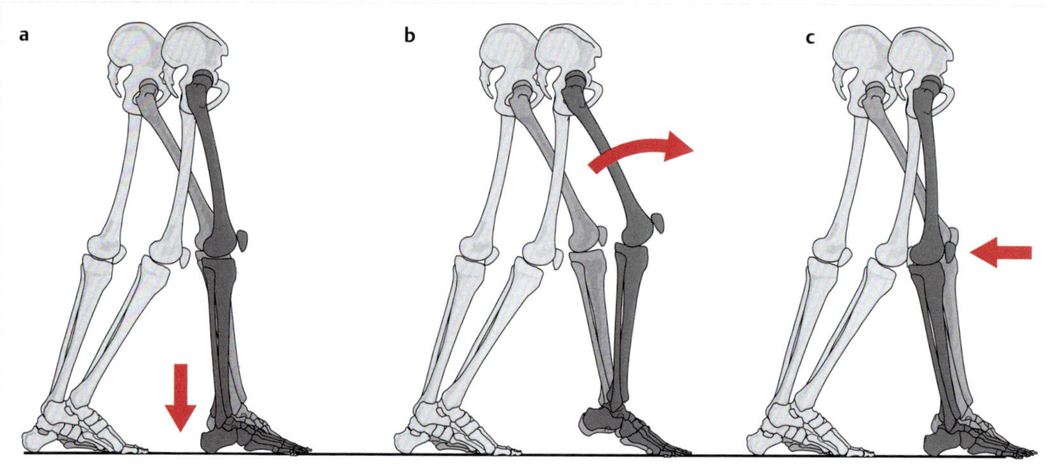

Abb. 5.3 Drei verschiedene Bewegungsmuster in Loading response nach Forefoot contact.

- Es kommt zu einem *Extension thrust*, einer plötzlichen Hyperextension des Kniegelenks durch Fallen der Ferse in Richtung Boden (▸ Abb. 5.3).

Mid stance

Exzessive Plantarflexion in dieser Phase verhindert die tibiale Vorwärtsbewegung. Bleibt der Fußsohlenkontakt vollständig erhalten, bewegt sich die Tibia ausschließlich innerhalb des passiv verfügbaren Bewegungsausmaßes des Kniegelenks.

Für die Ankle-rocker-Funktion sind 5° Dorsalextension in Mid stance (bei 30 % des Gangzyklus) nötig. Daher ist jede Bewegungseinschränkung, die weniger als 5° Dorsalextension in dieser Phase zulässt, eine Abweichung. Die Einschränkung der Ankle-rocker-Funktion limitiert die Fortbewegung proportional, da sie zu verkürzter Schrittlänge des kontralateralen Beines führt.

Bei Patienten mit exzessiver Plantarflexion können in Mid stance 3 typische Kompensationsbewegungen beobachtet werden:

- Premature heel-off (vorzeitige Fersenanhebung; ▸ Abb. 5.4)
- Hyperextension des Kniegelenks (▸ Abb. 5.4)
- Forward trunk lean (vorwärts geneigter Rumpf; ▸ Abb. 5.4)

Alle Abweichungen repräsentieren Versuch und Anstrengung des Körpers, sich trotz rigider exzessiver Plantarflexion fortzubewegen. Die dabei genutzte Art der Kompensation variiert mit der Gehgeschwindigkeit und der vorhandenen Kniegelenkmobilität. Oft ist auch eine Mischung der 3 Kompensationen zu beobachten.

▸ **Premature heel-off.** Die vorzeitige Fersenanhebung zeigt sich oft bei Patienten mit genügend Kraft und ohne weitere größere Einschränkung. Die Betroffenen können sich – ausgehend von einer Low-heel-Position und trotz einer rigiden Plantarflexionskontraktur – über den Vorfuß hinaus vorwärtsbewegen. Dabei erscheint die Fersenanhebung zu früh, d. h. schon in Mid stance anstatt erst in Terminal stance (▸ Abb. 5.4).

Der exakte Zeitpunkt der Fersenanhebung steht in direktem Verhältnis zum Ausmaß der Plantarflexionskontraktur und dem zur Verfügung stehenden Schwung. Dabei ist die Dauer des vollständigen Fußsohlenbodenkontakts entsprechend verkürzt. Die für diesen energieaufwendigen Bewegungsablauf zusätzlich benötigte Zeit führt zu einer reduzierten Gehgeschwindigkeit von etwa 30 % (Perry 1992).

▸ **Hyperextension des Kniegelenks.** Das Kniegelenk hyperextendiert in dem Augenblick, in dem das Femur dem Schwung des Körpers folgt und sich über die posterior ausgerichtete und blockierte Tibia hinweg vorwärtsbewegt (▸ Abb. 5.4). Kraft ist bei diesem Bewegungsablauf nicht nötig, jedoch eine entsprechende Bänderdehnung.

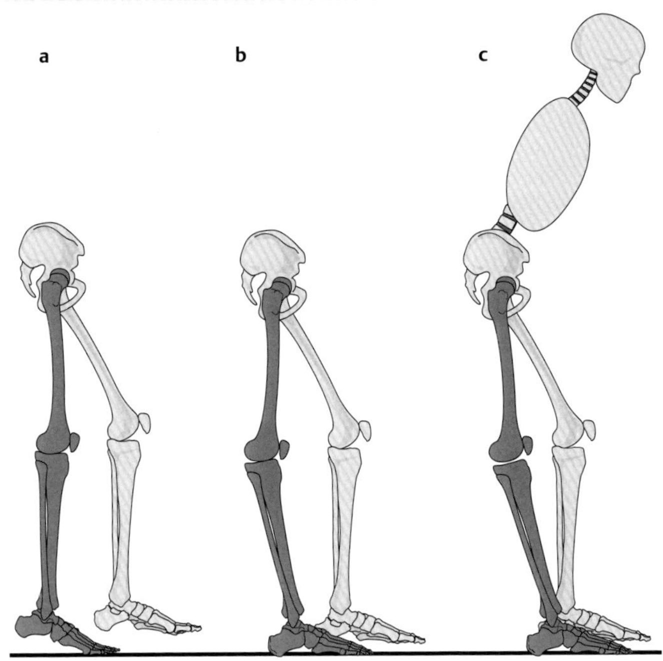

Abb. 5.4 Mid stance. Drei typische Kompensationen bei exzessiver Plantarflexion.
a Premature heel-off (vorzeitige Fersenanhebung). **b** Hyperextension des Kniegelenks. **c** Forward trunk lean (Vorwärtsneigung des Rumpfes).

Diese Art Ersatzbewegung findet sich häufig bei Patienten mit Hemiplegie, inkomplettem Querschnitt und zerebraler Lähmung. Das Bewegungsausmaß einer Hyperextension am Kniegelenk kann sich bei im Wachstum befindlichen Kindern und bei starker Spastik noch vergrößern. Die Dynamik des Gehens produziert nämlich ausreichend wiederholende Belastungen, sodass das Gewebe nachgeben muss.

▸ **Vorwärts geneigter Rumpf.** Dieser hilft dem Patienten hauptsächlich, seinen Körperschwerpunkt über der Unterstützungsfläche zu positionieren und dient weniger zur Fortbewegung. Die Neigung des Rumpfes wird oft von einer anterioren Beckenkippung begleitet. Diese Position erreicht Standstabilität, jedoch begleitet von deutlicher An- und oft auch Überforderung der Hüft- und Rückenextensoren. Die stark eingeschränkten Betroffenen zeigen eine sehr langsame Gehgeschwindigkeit von nur 15 % der Normalgeschwindigkeit. Die rigide Plantarflexion verhindert eine adäquate Ankle-rocker-Funktion in Mid stance.

Terminal stance

Die Auswirkung exzessiver Plantarflexion auf die Mechanik des Gehens in Terminal stance hängt von der Fähigkeit des Patienten ab, das Körpergewicht über den stabilen Vorfuß hinaus nach vorne zu bewegen. Erreicht der Patient in dieser Phase keine Fersenanhebung, verkürzt sich die Schrittlänge des kontralateralen Beines erheblich. Das Ausmaß entspricht dem, was die Hyperextension des Kniegelenks des betroffenen Beines oder der vorwärts geneigte Rumpf noch zulassen.

Patienten, die mit Schwung und genügend Kraft eine Fersenanhebung erreichen, zeigen dem Anschein nach ein annähernd normales Bewegungsmuster, da die hierbei entstehende *übertriebene Fersenanhebung* durch die bestehende Plantarflexion ein nur schwer zu beobachtender Vorgang ist (exzessive Forefoot-Rocker-Funktion; ▸ Abb. 5.5). Bei diesem Bewegungsablauf werden der Körperschwerpunkt stärker angehoben und die Schrittlänge verkürzt. Dies erzeugt einen höheren Energieaufwand für die Fortbewegung.

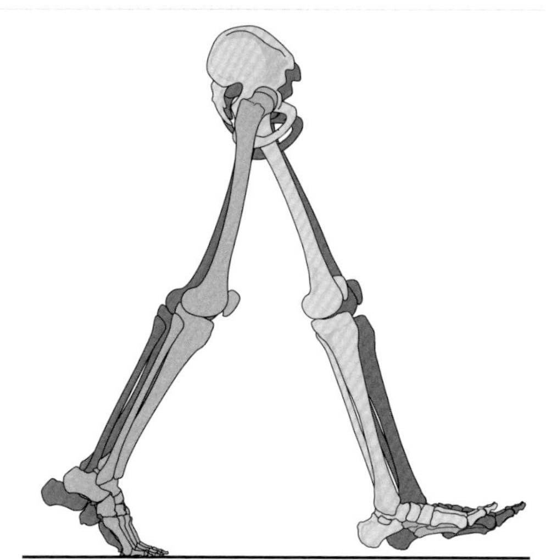

Abb. 5.5 Terminal stance. Übertriebene Fersenanhebung bei exzessiver Plantarflexion.

Pre-swing

Hat der Patient während Terminal stance eine Vorfußunterstützung erreicht, werden in Preswing keine deutlich abnormalen Gangabweichungen zu beobachten sein; Plantarflexion ist in dieser Phase normal. Besteht ein vollständiger Fußsohlenbodenkontakt innerhalb Terminal stance (bei Hyperextension am Kniegelenk und vorgebeugtem Rumpf), wird erst nach Gewichtsübernahme des kontralateralen Beines die Ferse vom Boden abgelöst. Hier findet die Fersenanhebung viel zu spät statt und auch nur aufgrund der Vorwärtsbewegung des Oberschenkels für den initialen Schwung.

Initial swing

Es ist schwierig, eine exzessive Plantarflexion in Initial swing zu erkennen, da eine Plantarflexion zu Beginn dieser Phase normal ist. Reicht die Flexion des Hüft- und Kniegelenks aus, um den Fuß vom Boden zu lösen, hat die Plantarflexion in dieser Phase keine weiteren Auswirkungen.

Mid swing

In Mid swing ist eine exzessive Plantarflexion gut sichtbar. In dieser Phase sollte die Position im oberen Sprunggelenk die Neutral-Null-Stellung erreicht haben, doch der Fuß befindet sich immer noch in Plantarflexion. Die Folge ist ein Schleifen der Zehen über den Boden (*Toe drag*; ▶ Abb. 5.6), was den Schwung vorzeitig beendet, die Fortbewegung erheblich behindert und Sturzgefahr verursacht.

Die häufigste Kompensation für fehlende Dorsalextension des Sprunggelenks in dieser Phase ist übertriebene Hüftgelenkflexion, um dem Fuß ein Durchschwingen zu ermöglichen (▶ Abb. 5.6).

Die leicht zu beobachtende übertriebene Kniegelenkflexion entsteht durch verstärktes Anheben des Oberschenkels und ist eine Reaktion auf die

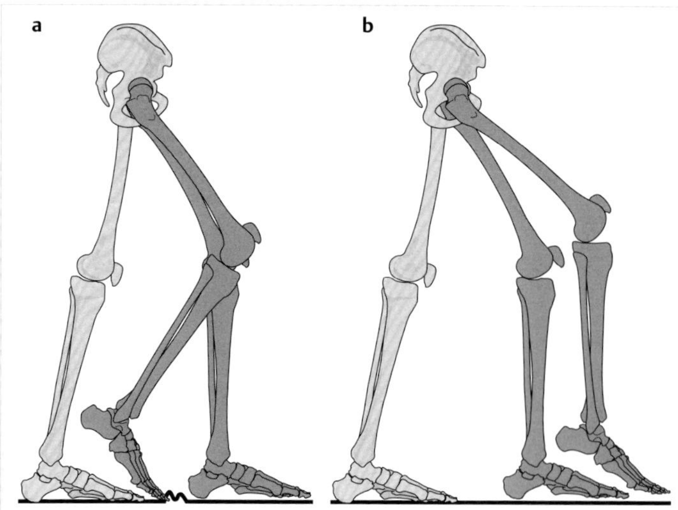

Abb. 5.6 Mid swing.
a Toe drag, Zehenschleifen. Sturzgefahr durch exzessive Plantarflexion.
b Exzessive Plantarflexion, übertriebene Knie- und Hüftgelenkflexion als Kompensation.

Schwerkraft. Oft wird fälschlicherweise angenommen, dass *Kniegelenk*flexion die primäre Ausweichbewegung für den schleifenden Fuß ist. Tatsächlich ist dies jedoch die übertriebene *Hüftgelenk*flexion.

Beachte **M!**

Fehlt eine adäquate Hüftgelenkflexion zur Kompensation, können 3 weitere Ausweichbewegungen beobachtet werden:

- Zirkumduktionsbewegung;
- seitliche Rumpfneigung;
- Contralateral vaulting, bei dem durch exzessive Plantarflexion am kontralateralen Standbein der Körper übertrieben angehoben wird, um dem Referenzbein mehr Bodenfreiheit zu verschaffen und somit ein Durchschwingen des Fußes zu ermöglichen.

Terminal swing

Eine exzessive Plantarflexion in Terminal swing erzeugt nur selten Probleme hinsichtlich der Bodenfreiheit des Fußes. Gründe dafür sind das gebeugte Hüftgelenk und das gestreckte Kniegelenk, die den Vorfuß auch mit Plantarflexion über dem Boden positionieren.

Beachte **M!**

Zehenschleifen in Mid swing wird durch das Anheben des Fußes zu Beginn von Terminal swing beendet. Ein anhaltendes Zehenschleifen über Mid swing hinaus deutet auf eine Mischung aus exzessiver Plantarflexion und inadäquater Kniegelenkextension hin (Perry 1992).

Ursachen für exzessive Plantarflexion am Sprunggelenk

Es bestehen folgende 4 Ursachenkategorien für exzessive Plantarflexion (neben gestörter Propriozeption):

- prätibiale Muskelschwäche
- Plantarflexionskontrakturen (3 Kategorien)
- Spastik des M. soleus und M. gastrocnemius (primitive Bewegungskontrolle)
- Aushilfsposition für einen schwachen M. quadriceps

Prätibiale Muskelschwäche

Die prätibiale Muskulatur ist zu schwach, um den Vorfuß bei der Bodenabsenkung adäquat abzubremsen. Deshalb entsteht ein Foot slap. Bei Schwäche des M. tibialis anterior kann der Fuß nicht mehr in die Neutral-Null-Stellung angehoben werden. Die noch vorhandene Aktivität von M. extensor hallucis longus, M. extensor digitorum longus und M. peronaeus tertius erzeugt eine Mischung aus Dorsalextension und Eversion.

Auch der umgekehrte Fall ist möglich, nämlich eine Kombination aus Plantarflexion und Supination. Eine im Erwachsenenalter erfolgte Schädigung verursacht selten mehr als 15° Plantarflexion (Equinus-Position). Dies gilt generell auch für eine durch spastische Lähmung verursachte Plantarflexion. Eine bereits in der Kindheit eingetretene schlaffe Lähmung der prätibialen Muskulatur kann bis zu 30° passiver Plantarflexion und eventuell mehr verursachen.

Plantarflexionskontrakturen

Diese können in 3 Kategorien eingeteilt werden:

- Plantarflexionskontraktur von 30°
- rigide Plantarflexionskontraktur von 15°
- elastische Plantarflexionskontraktur von 15°

Plantarflexionskontraktur von 30°

Kontrakturen von 30° und mehr verursachen in allen Gangphasen beobachtbare Abweichungen. Der initiale Bodenkontakt wird mit dem Vorfuß bei gebeugtem Kniegelenk hergestellt (▶ Abb. 5.2). Diese Anpassung erleichtert die Fortbewegung. Zwar ist Foot-flat contact möglich, kommt aber selten vor. In den Standphasen ist der Vorfuß die ausschließliche Unterstützungsfläche, die Ferse berührt zu keiner Zeit den Boden. Durch fehlende Heel-rocker- sowie Ankle-rocker-Funktionen ist die Schrittlänge verkürzt. In den Schwungphasen kann Toe drag beobachtet werden, solange der Patient keine adäquate Ersatzbewegung ausführt.

▶ **Rigide Plantarflexionskontrakturen von 15°.** Sie führen in einigen Gangphasen zu beobachtbaren Abweichungen. Das Maß der Deviationen entspricht dabei der Fähigkeit des Patienten, kraftvoll zu gehen. Die auftretenden Abweichungen sind:

- Low heel in Initial contact
- Foot-flat in Loading response
- fehlende tibiale Progression in Mid stance (fehlende Ankle-rocker-Funktion)
- Toe drag in Mid swing

Bei Patienten mit kraftvollem Gang ist die Abweichung während Loading response und Mid stance nur mit geübtem Auge zu erkennen, da lediglich eine vorzeitige Fersenanhebung bei vertikaler Ausrichtung des Beines erfolgt. Schwachen Patienten mit langsamem Gang fehlt ausreichende Energie sowie Schwung, um über den Vorfuß abzurollen. Die fehlende Fersenanhebung und Ankle-rocker-Funktion beschränken die Vorwärtsbewegung auf das Maß, das die Hyperextension des Kniegelenks noch zulässt.

Eine weitere Kompensation für fehlende Dorsalextension in Mid stance und Terminal stance ist exzessive subtalare Eversion, die das erscheinende Ausmaß der Plantarflexion durch 2 Mechanismen vermindern kann:

- (Geringfügige) Dorsalextension ist eine normale Folge von Eversion.
- Eversion kann zusätzlich die Midtarsalgelenke entriegeln und ermöglicht so weitere Dorsalextension. Diese Mechanik reduziert den Winkel zwischen Vorfuß und Tibia (Norkin et al. 1992).

▸ Elastische Plantarflexionskontraktur von 15°. Die nachgebende Qualität einer elastischen Plantarflexionskontraktur erlaubt dem Sprunggelenk eine Dorsalextensionsbewegung unter Zuhilfenahme des Körpergewichts. Lediglich in Initial contact und Mid swing ergibt sich eine für den Fuß ungünstigere Position. Die durch die elastische Kontraktur scheinbar kontrollierte tibiale Vorwärtsbewegung in Mid stance und Terminal stance kann eine normale Aktivität des M. soleus vortäuschen. Das Maß der Elastizität bestimmt dabei die Geschwindigkeit der tibialen Vorwärtsbewegung. Diese Abweichungen sind jedoch meist nicht beobachtbar.

Dynamische EMG-Messungen unterscheiden eindeutig zwischen Kontraktur und dem Maß der Aktivität des M. soleus. In Mid swing erzeugt eine elastische Plantarflexionskontraktur eine exzessive Plantarflexion, die in dieser Phase wie die Folge prätibialer Muskelschwäche erscheint. Hier reicht die normale Kraft der Dorsalextensoren in den Schwungphasen nicht aus, den Fuß ausreichend anzuheben. Funktionell ist die prätibiale Muskulatur nur dafür vorgesehen, den Fuß ohne jeglichen Widerstand am Sprunggelenk schnell anzuheben. Der dafür benötigte Kraftaufwand entspricht einem MMT-Wert der Stufe 3 (Winter et al. 1986).

Praxistipp 

Eine elastische Kontraktur lässt sich feststellen, indem die Gelenkbeweglichkeit geprüft wird. Der Therapeut muss dabei genau wahrnehmen, wie viel Kraft notwendig ist, um das Gelenk in die jeweilige Richtung zu bewegen. Normalerweise lässt sich ein Gelenk widerstandsfrei durch seine Bewegungsausmaße führen.

Um prätibiale Muskelschwäche von einer elastischen Plantarflexionskontraktur zu unterscheiden, ist es nötig, beim Patienten die Loading response auf Foot slap hin zu kontrollieren. Letzteres zeigt sich lediglich bei prätibialer Muskelschwäche, jedoch nicht bei einer Plantarflexionskontraktur.

Spastik von M. soleus und M. gastrocnemius

Bei starker Spastik kann sowohl der M. soleus als auch der M. gastrocnemius kontinuierlich aktiv sein. In diesem Fall ist das Gangmuster dem einer Plantarflexionskontraktur von entsprechendem Ausmaß vergleichbar. Diese exzessive Muskelaktivität des M. triceps surae ist häufig als Komponente der Muskelsynergie primitiver Massenextensoren zu beobachten.

In Terminal swing, wenn der M. quadriceps beginnt, das Kniegelenk in Vorbereitung auf den Stand zu strecken, entsteht eine synergistische Aktivität von M. soleus und M. gastrocnemius. Das Sprunggelenk bewegt sich aus der Dorsalextension in Mid swing in eine 15° Plantarflexion in Terminal swing (z. B. bei hemiplegischen Patienten).

Diese rigide Plantarflexion des Sprunggelenks beeinflusst alle Standphasen, beginnend mit Initial contact bis hin zu Pre-swing. In Initial swing und Mid swing befindet sich das Sprunggelenk in Dorsalextension. Die Aktivierung des primitiven Massenflexorenmusters, um einen Schritt zu machen, beendet die Aktivität der Plantarflexoren. Daher dorsalextendiert das Sprunggelenk bis nahe der Neutral-Null-Stellung und behält diese Position während Mid swing bei.

Beachte **M!**

Entsteht während Initial swing und Mid swing am Sprunggelenk aus einer vorangegangenen Plantarflexion eine Dorsalextension, handelt es sich nicht um eine Plantarflexionskontraktur, sondern um spastische Massensynergien (▸ Abb. 5.7).

Plantarflexion als Aushilfsposition für einen schwachen M. quadriceps

Exzessive Plantarflexion des Sprunggelenks als Schutzmechanismus entsteht in Terminal swing. Um einen zu schwachen M. quadriceps vor der Belastung durch die in Loading response aufkommende Kniegelenkflexion zu bewahren, reduzieren Patienten mit normaler selektiver Kontrolle die Heel-rocker-Funktion. Eine verfrühte Aktivität des M. soleus zieht den Fuß in ungefähr 10° Plantarflexion, der M. gastrocnemius ist dabei nur selten beteiligt. Der Fuß wird in Low-heel-Position auf dem Boden aufgesetzt, wobei das restliche Absenken vom M. tibialis anterior kontrolliert wird. Dieser Vorgang vermindert die Vorwärtsbewegung der Tibia und verhindert dadurch eine Kniegelenkflexion. Dies macht kontrollierende Aktivität des M. quadriceps in dieser Phase unnötig.

Um auch bei der weiteren Vorwärtsbewegung die Extension des Kniegelenks beizubehalten, arbeitet die Wadenmuskulatur entsprechend dosiert, da zur Entlastung des M. quadriceps nicht die Dorsalextension im Sprunggelenk, sondern die Flexion des Kniegelenks vermieden werden soll. Das maximale Bewegungsausmaß wird jetzt erst in der späten Pre-swing anstatt in Terminal stance erreicht. Während der übrigen Gangphasen ist die Dorsalextension am Sprunggelenk normal.

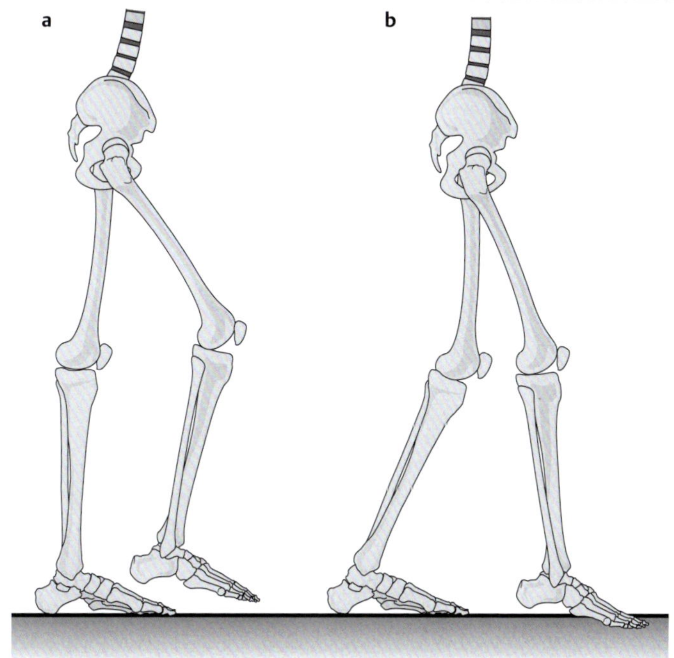

Abb. 5.7 Spastische Massensynergien. **a** Massenflexion in Mid swing mit Knie- und Hüftgelenkflexion bei Dorsalextension. **b** Massenextension in Terminal swing. Die Extension am Kniegelenk wird von Plantarflexion begleitet, die Hüftgelenkflexion ist reduziert. Referenzbein: rechtes Bein.

Beachte **M!**

Der zu beobachtende verspätete Ablauf der Dorsalextension in Pre-swing zeigt an, dass es sich hierbei um die behelfsmäßige Aktivität der Wadenmuskulatur und nicht unbedingt um eine Spastik des M. triceps surae handelt. Dennoch könnte es sein, dass Spastik des M. triceps surae bei hemiplegischen Patienten zusätzlich verstärkt wird, da auch dabei sekundär eine Inaktivitätsatrophie des M. quadriceps vorliegt. Für die Behandlung würde dies bedeuten, dass neben der Detonisierung des M. triceps surae unbedingt auch der M. quadriceps vor allem in seiner exzentrischen Funktion auftrainiert werden muss.

Praxistipp 

Patienten mit patellofemoralem Schmerz umgehen absichtlich die normale Aktivität des M. quadriceps in Loading response, um Schmerzen zu vermeiden. Bei dieser Problematik entsteht häufig Low heel zur Reduktion des durch exzentrische Muskelaktivität entstehenden Anpressdrucks auf die Patella.

Die auftretenden Schmerzen entspringen oftmals einer fehlerhaften Ausrichtung der Patella in Bezug zu ihrer Führung, dem interkondylaren femoralen Sulkus (Powers et al. 2000). Ist dieser abgeflacht, luxiert die Patella und es kommt zu einer mechanischen Fehlstellung. Der Anpressdruck der Patella, der unter normalen Umständen gleichmäßig auf eine große Gelenkfläche verteilt wird, reduziert sich durch die Fehlstellung auf einen deutlich kleineren Bereich, auf welchem nun ein übermäßig erhöhter Druck lastet. Dies verursacht die Schmerzen.

Nach einer Rejustierung der Patella, z. B. mittels Tape und/oder gezieltem Muskelaufbautraining, wird das Kniegelenk unmittelbar schmerzfrei, was sofort normale Bewegung am oberen Sprunggelenk und normale Aktivität des M. quadriceps ermöglicht. Die Rejustierung der Patella bewirkt wieder eine (nahezu) gleichmäßige Druckverteilung auf den vorgesehenen Gelenkflächen von Patella und Femur.

Beachte **M!**

- Patellare Fehlstellungen entstehen häufig aufgrund eines abgeflachten interkondylaren femoralen Sulkus. Die hierbei zu beobachtende Atrophie des M. vastus medialis ist weder die Ursache für die Fehlstellung der Patella, noch ist dieser Teil des M. quadriceps alleine atrophiert. Vielmehr ist die zur Schmerzvermeidung herbeigeführte Inaktivität des M. quadriceps primäre Ursache der Gesamtatrophie.
- Es ist unmöglich, den M. vastus medialis isoliert aufzutrainieren. Es muss vielmehr auf (adäquat für den Patienten) normale Ausrichtung der Segmente der unteren Extremität bzw. der Wiederherstellung der normalen Ausrichtung geachtet werden. Das bedeutet in vielen Fällen gezieltes Muskeltraining von M. glutaeus maximus, M. glutaeus medius, gesamter M. quadriceps und der Hüftgelenkaußenrotatoren.
- Bei dieser Problematik ist ein operativer Eingriff, wie z. B. ein *Release* des Retinakulums in den allermeisten Fällen weder nötig, noch sinnvoll (Powers 2000).

5.1.2 Hauptproblem exzessive Dorsalextension des Sprunggelenks

Dorsalextension über die Neutral-Null-Stellung hinaus stellt eine Abweichung in allen Gangphasen, außer in Mid stance (5°) und in Terminal stance (10°) dar. Abweichungen in diesen beiden Phasen bis zu 5° liegen zwar noch innerhalb der normalen Bandbreite, können aber im Einzelfall die Mechanik des Gehens funktionell schon signifikant stören. Aufgrund der relativ geringen Winkel ist eine exzessive Dorsalextension in Mid stance und Terminal stance schwer zu beobachten. Eine Kniegelenkflexion (anstelle von Kniegelenkextension) in diesen Phasen sowie fehlende Fersenanhebung in Terminal stance können eine exzessive Dorsalextension beobachtbar machen.

Der Begriff *exzessive Dorsalextension* dient auch dazu, ein Fehlen normaler Plantarflexion anzuzeigen. Diese Abweichung kann in Loading response, Pre-swing und Initial swing auftreten. Exzessive Dorsalextension hat in den Standphasen funktionell höhere Bedeutung als in den Schwungphasen.

Auswirkungen exzessiver Dorsalextension auf die einzelnen Phasen

Initial contact

Exzessive Dorsalextension tritt gelegentlich auf und zeigt eine instabile Situation an. Die Heel-rocker-Funktion läuft exzessiv ab (▶ Abb. 5.8).

Loading response

Hier sind 2 Formen der exzessiven Dorsalextension möglich:

- *Initial contact mit Foot-flat und anschließender exzessiver Dorsalextension:* Kommt der initiale Bodenkontakt mit Foot-flat zustande, wird der Bewegungsbogen von 10° Plantarflexion verhindert, der normalerweise die Heel-rocker-Funktion begleitet. Dieses leitet eine exzessive Dorsalextension ein, die passiv entsteht, sobald das Körpergewicht auf den Fuß übertragen wird. Die Folge ist eine beschleunigte Vorwärtsbewegung der Tibia, die zur exzessiven Dorsalextension führt.
- *Hemmung der normalen Plantarflexion des Sprunggelenks:* Die Fixierung des Sprunggelenks in der Neutral-Null-Stellung (z. B. bei Fusionen des oberen Sprunggelenks oder durch Sprunggelenkorthesen) zwingt die Tibia, sich in Loading response – entsprechend der Geschwindigkeit der Vorfußabsenkung auf den Boden – nach vorne zu bewegen. Daraus folgt eine exzessive Heel-rocker-Funktion mit doppeltem Ausmaß der normalen Kniegelenkflexion und damit verbundener erhöhter exzentrischer Anforderung an den M. quadriceps (▶ Abb. 5.9).

Mid stance

In Mid stance können 2 Situationen entstehen, in denen exzessive Dorsalextension von funktioneller Bedeutung ist:

- Eine abrupt eintretende Dorsalextension, ausgehend von der anfänglichen Plantarflexionsposition entsteht, wenn der Schwung des kontralateralen Beines den Körperschwerpunkt weit nach vorne bewegt hat, und die Tibia des Standbeines dieser Bewegung folgt. Dabei wird die Grenze der normalen passiven Gelenkbewegung von 10° Dorsalextension in den meisten Fällen nicht überschritten. Der Patient erfährt aber schon ab Beginn des Einbeinstands Instabilität durch die für diese Phase exzessive Dorsalextension.
- Es wird ein über das normale Maß von 10° hinausgehender Winkel zwischen Tibia und Fuß erreicht. Diese Situation betrifft besonders Terminal stance.

Beide Situationen – erhöhte Geschwindigkeit der tibialen Bewegung sowie übermäßiges Bewe-

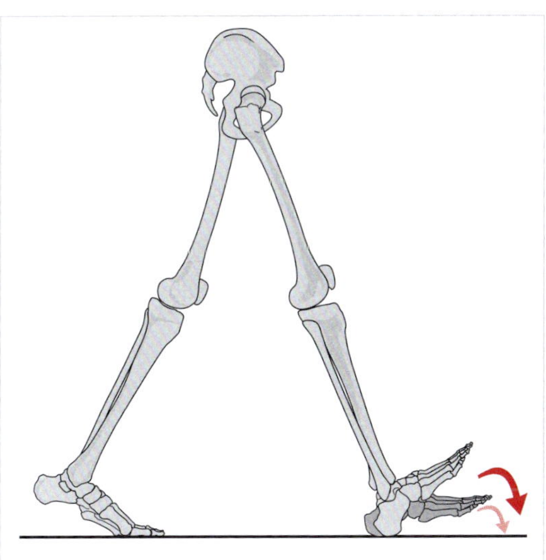

Abb. 5.8 Initial contact. Exzessiver Heel rocker.

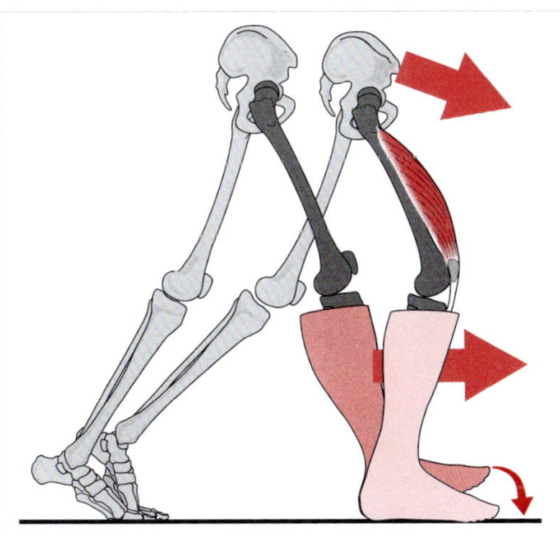

Abb. 5.9 Loading Response. Exzessiver Heel rocker durch eine in Neutral-Null-Stellung fixierte Fußorthese. Die Flexion an Knie- und Hüftgelenk ist exzessiv.

gungsausmaß der Dorsalextension – führen zu erhöhter Anforderung an den M. quadriceps. Das gleichzeitige Fehlen tibialer Kontrolle schafft zusätzlich eine Situation, die den M. quadriceps daran hindert, das Kniegelenk vollständig zu strecken.

Terminal stance

Exzessive Dorsalextension in Terminal stance festzustellen ist schwierig, wenn in dieser Phase Fersenabhebung in Kombination mit Kniegelenkflexion zu beobachten ist. Diese beiden Ereignisse können das Auge leicht vom Hauptproblem der exzessiven Dorsalextension ablenken (▶ Abb. 5.10).

Auffälliger erscheint exzessive Dorsalextension in dem Fall, dass die Ferse auch in Terminal stance auf dem Boden bleibt anstatt abzuheben (▶ Abb. 5.10).

Pre-swing

Ist die normale 15° Plantarflexion reduziert, befindet sich das Sprunggelenk in exzessiver Dorsalextension. Dieser Fall tritt meistens bei verlängertem Fersenkontakt ein. Der Körper befindet sich hier schon weit vor dem Fuß und zieht die Tibia über das normale Bewegungsausmaß hinaus nach vorne (▶ Abb. 5.11).

Initial-, Mid- und Terminal swing

Nur selten bewegt sich der Fuß in den Schwungphasen über die Neutral-Null-Stellung hinaus. Die klinische Bedeutung bezieht sich lediglich auf die Position, die das Sprunggelenk zum Zeitpunkt des initialen Bodenkontakts haben wird.

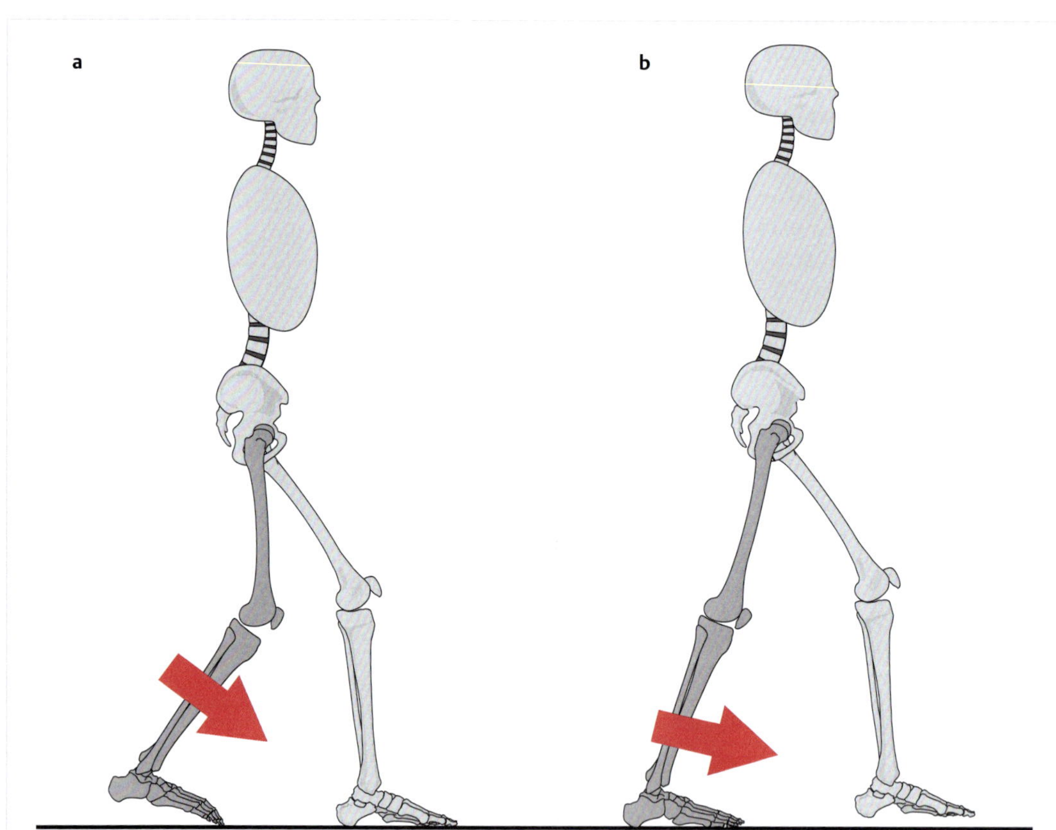

Abb. 5.10 Terminal stance. Exzessive Dorsalextension zeigt sich in 2 Abweichungen.
a Eine exzessive Dorsalextension ist bei Fersenanhebung in Verbindung mit exzessiver Flexion am Kniegelenk schwerer zu beobachten. **b** No heel-off (Pfeil zeigt die tibiale Fehlstellung an).

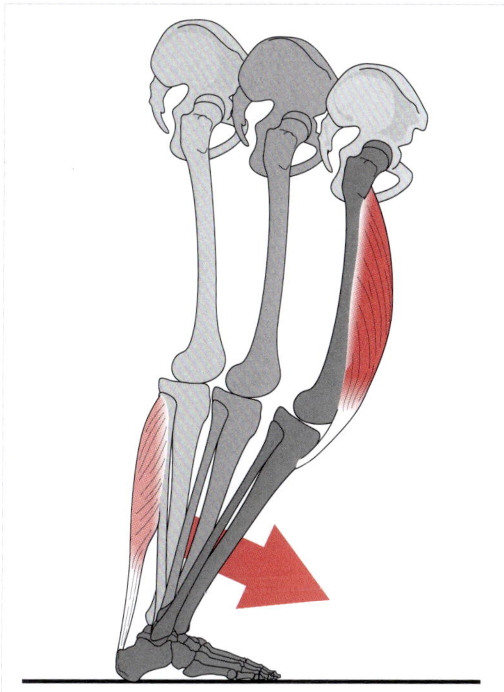

Abb. 5.11 Pre-swing. Exzessive Dorsalextension des Sprunggelenks.

Ursachen für exzessive Dorsalextension am Sprunggelenk

Primär führen folgende 2 Ursachen zu einer exzessiven Dorsalextension:

- Schwäche des M. triceps surae
- Fixierung des Sprunggelenks in der Neutral-Null-Stellung.

Exzessive Dorsalextension kann die sekundäre Begleiterscheinung bei exzessiver Hüftgelenk- und Kniegelenkflexion sein oder auch aus der Absicht entstehen, das kontralaterale Bein für Initial contact näher am Boden zu platzieren. Die funktionelle Bedeutung dieser Mechanismen variiert entsprechend der Gangphasen.

Schwäche des M. triceps surae

Ein schwacher M. triceps surae kann durch Inaktivität, Paralyse oder künstliche Paralyse bei Überdosierung von Botulinumtoxin sowie durch übertriebene chirurgische Verlängerung einer unbeweglichen Achillessehne verursacht werden. Das unerwünschte chirurgische Ergebnis besteht laut Perry (1992) darin, dass der Patient nicht immer in der Lage ist, die durch die Operation veränderte Muskulatur auch neurologisch kontrollieren zu können (Kinney et al. 1986, Gage 1991).

Mangelnde exzentrisch kontrollierende Kraft des M. soleus führt zum Verlust tibialer Stabilität während des Einbeinstands und damit zu erhöhter Anforderung an den M. quadriceps. Die Vorwärtsbewegung der Tibia in Mid stance über den Fuß hinaus bringt das Sprunggelenk schnell in übermäßige Dorsalextension. Wesentlich dabei ist, dass die Tibia der Vorwärtsbewegung des Körpervektors folgt, d.h. es läuft eine exzessive Ankle-rocker-Funktion ab. Die übermäßig weit nach vorne ausgerichtete Tibia hält das Kniegelenk in Flexion und fordert anhaltende Aktivität des M. quadriceps. Dieser kann die Extension des Kniegelenks nicht wieder herstellen, da die stabile Basis der Tibia fehlt (▶ Abb. 5.12). Die Aktivität des M. gastrocnemius zur Unterstützung des M. soleus trägt zu einer weiteren Kniegelenkflexion bei und erhöht somit zusätzlich die Anforderung an den M. quadriceps.

Die Auswirkungen auf die Mechanik des Gehens bei Schwäche des M. triceps surae sind verkürzte Schrittlänge des kontralateralen Beines, verlangsamte Gehgeschwindigkeit und verstärkte Kniegelenkflexion in den Standphasen, verbunden mit erhöhter Anforderung an den M. quadriceps (Perry et al. 1990). Bei Flexionskontrakturen am Kniegelenk ist die exzessive Dorsalextension nur eine Kompensation, um dem Passagier eine aufrechte Haltung zu ermöglichen (▶ Abb. 5.13).

Beachte **M!**

Bei einer Schwäche des M. soleus fehlt die Fersenanhebung in Terminal stance (No heel-off). Auch wenn in Mid stance normale Dorsalextension zu beobachten ist, kann die Fersenanhebung in Terminal stance dennoch fehlen. Zwar reicht die Kraft des M. soleus für die kontrollierte Ankle-rocker-Funktion noch aus, die Fersenabhebung für die Forefoot-rocker-Funktion erfordert jedoch die doppelte Muskelkraft. Die Extension des Kniegelenks in Terminal stance ist nicht mehr vorhanden; zu beobachten ist eine anhaltende Kniegelenkflexion (▶ Abb. 5.12).

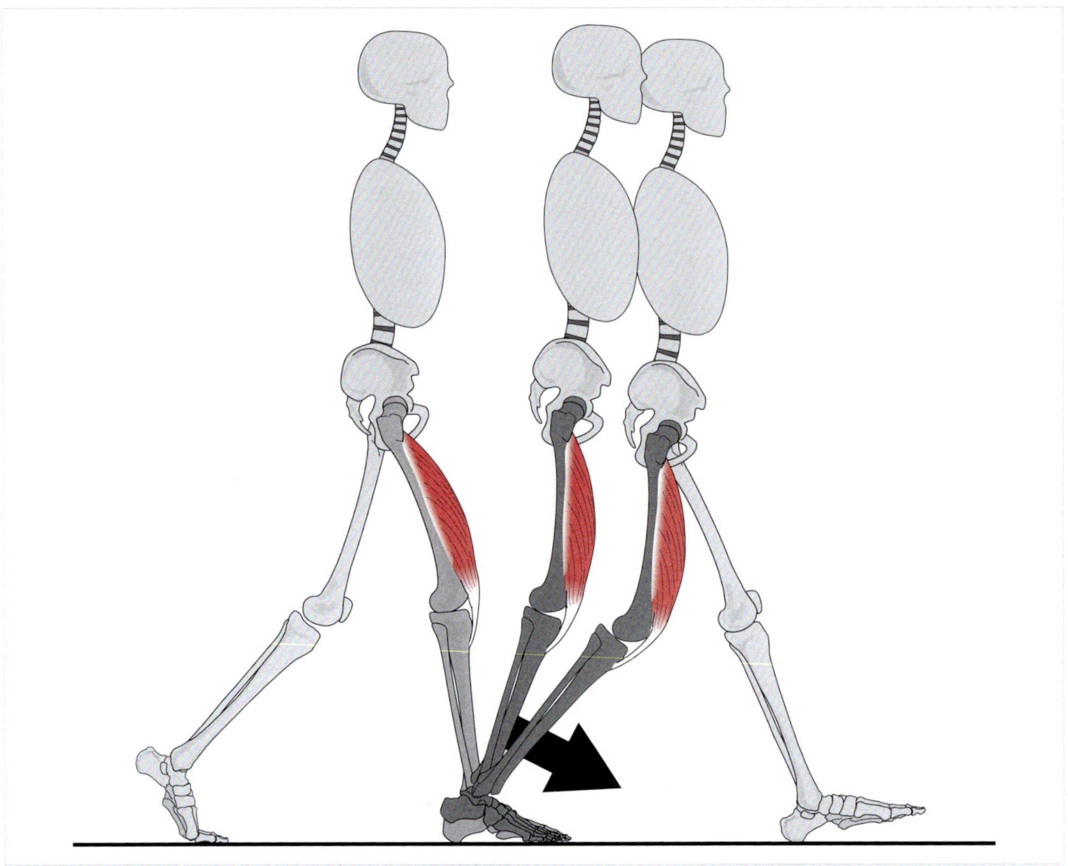

Abb. 5.12 Fehlende Stabilisierung der Tibia aufgrund einer Schwäche des M. soleus führt zu anhaltender Kniegelenkflexion. Der M. quadriceps kann das gebeugte Kniegelenk ohne stabile Basis (Tibia) nicht strecken.

Patla (1995) beschreibt einen normalen Muskelkraftverlust von 25–30 % während der ersten 6 Lebensdekaden. Zudem stellte er einen niedrigeren Energieeinsatz des M. triceps surae in Terminal stance am Sprunggelenk bei gesunden älteren Personen fest. Dies führt zu reduzierter Gehgeschwindigkeit und Schrittlänge im Alter (Patla 1995).

Fixierung des Sprunggelenks in der Neutral-Null-Stellung

Ursachen einer Fixierung des oberen Sprunggelenks können beispielsweise Arthrodesen oder auch rigide Fußorthesen (Peronäusschiene) sein. Die normale Plantarflexionsbewegung in Loading response wird verhindert. Mit dem Herunterfallen des Fußes auf den Boden in dieser Phase wird die Tibia entsprechend stark nach vorne bewegt. Als Resultat beugt das Kniegelenk in der gleichen Geschwindigkeit wie der Fuß fällt, was die Anforderung an den M. quadriceps entsprechend erhöht (Perry 1992). Es entsteht eine exzessive Heel-rocker-Funktion (▸ Abb. 5.9).

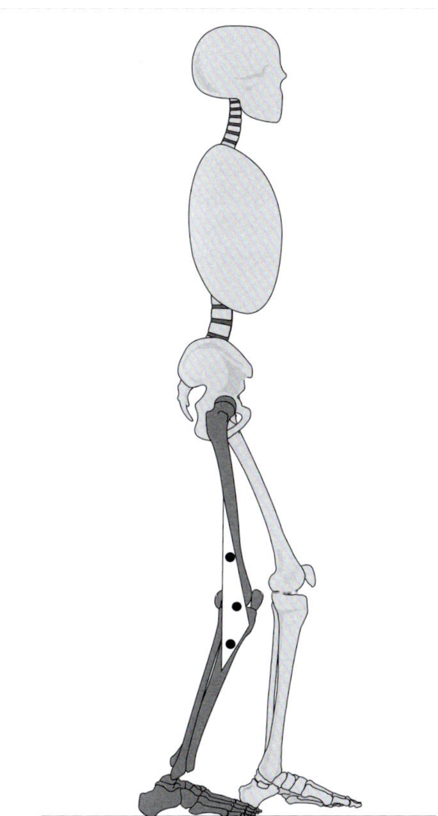

Abb. 5.13 Exzessive Dorsalextension am Sprunggelenk als Kompensation ermöglicht die aufrechte Haltung trotz Flexionskontraktur am Kniegelenk.

Beispiel B

Erinnern Sie sich noch an den letzten Winterurlaub? Am Rande der Skipisten und überall wo Einkehrschwünge gemacht werden, sind Skifahrer in Skischuhen zu beobachten, die durch das Schuhwerk ein mehr oder weniger in Dorsalextension fixiertes oberes Sprunggelenk haben. Wer selbst Ski fährt, kann sicher sehr gut den speziellen Bewegungsablauf beim Gehen in Skischuhen nachempfinden, nämlich die exzessive Knieflexion ab Initial contact. Genauso fühlt sich eine exzessive Heel-rocker-Funktion an!

Beachte M!

Die Fähigkeit, ein fixiertes Sprunggelenk zu tolerieren, hängt von der exzentrischen Kraft des M. quadriceps ab. Ist der Muskel zu schwach, entsteht ein Genu recurvatum.

Flexionskontraktur des Kniegelenks im Stand

Anhaltende Flexion des Kniegelenks in Mid stance bedeutet exzessive Dorsalextension im oberen Sprunggelenk, um den Körpervektor über der Unterstützungsfläche auszurichten. Dies dient dem Erhalt des Gleichgewichts im Stand. Das Ausmaß der Dorsalextension ist dabei proportional zur Flexionskontraktur des Kniegelenks (▸ Abb. 5.13).

5.1.3 Hauptproblem exzessive Supination (Varus)

Die subtalare Supination wird von einer Inversionsstellung des Kalkaneus begleitet. Hier bedeutet Varus im Stand, dass der Kalkaneus nach medial unterhalb des Talus abgekippt ist (Kalkaneus-Varus), was besonders gut von posterior zu beobachten ist.

Ein Vorfuß-Varus im Stand zeigt sich durch Anhebung des 1. Metatarsalköpfchens vom Boden. Hierbei tendiert der Fußspann dazu, sich zu erhöhen und der Vorfuß kann adduziert sein (▸ Abb. 2.55).

Ursachen für exzessive Supination

Ein Grund für exzessive Supination ist die übertriebene Muskelaktivität. 5 Muskeln kreuzen das Subtalargelenk an der medialen Seite und kontrollieren die subtalare Supination des Fußes: M. tibialis posterior, M. soleus, M. flexor digitorum longus, M. flexor hallucis longus und M. tibialis anterior. Bei den Muskeln handelt es sich, mit Ausnahme von M. tibialis anterior, um Plantarflexoren. Werden diese hyperaktiv, entsteht eine Kombination aus Plantarflexion und Varusstellung *(Equinovarus)*, was häufig bei spastischen hemiplegischen Patienten zu beobachten ist.

Weitere Ursachen für exzessive Supination, die in den verschiedenen Gangphasen vorkommen und beobachtet werden können:

- Hypertonie von M. tibialis anterior, M. tibialis posterior und M. soleus
- Varuskontraktur
- Plantarflexionskontraktur während des Einbeinstands
- Schwäche von M. peronaeus longus und M. peronaeus brevis
- innenrotatorische tibiale Torsion
- skelettale Veränderungen, die zu einem erhöhten Fußgewölbe führen
- Fehlen selektiver motorischer Kontrolle der prätibialen Muskulatur

Praxistipp 

Der Kalkaneus-Varus ist am besten in der Ansicht von dorsal zu beobachten. Abweichungen des Vorfußes können durch die Bodenkontaktmuster der Metatarsalköpfe erkannt werden. Für die Beobachtung relevant sind der 1. und der 5. Metatarsalstrahl, da beide die äußeren Ränder des Vorfußes repräsentieren.

Auswirkungen exzessiver Supination auf die Mechanik des Gehens

- Schlechte Ausgangsposition für die Gewichtsübernahme.
- Reduzierte Stoßdämpfung durch Rigidität des Subtalargelenks.
- Eventuell herabgesetzte Stabilität des Standbeins; durch exzessive laterale Fußunterstützung kann es zum Abkippen und zum Trauma des Fußes kommen.
- Verringerter Bodenabstand des Fußes beim Durchschwingen des Beines.

Hauptproblem exzessive subtalare Pronation (Valgus)

Eine exzessive subtalare Pronation wird von Eversion des Kalkaneus (Kalkaneus-Valgus) im Stand begleitet und kann am besten von posterior beobachtet werden. In Loading response erscheint sie mit erkennbar verstärkter Valgusstellung der Ferse bei gleichzeitiger Abflachung des medialen Fußgewölbes. Die Vorfußunterstützung wird dabei nur durch den medialen Bereich (1. Metatarsalkopf) hergestellt.

Es handelt sich auch um eine Valgusstellung, wenn in Loading response das Metatarsale 1 vor Metatarsale 5 initialen Bodenkontakt erfährt. Bei einem extremen Kollaps berührt auch das mediale Fußgewölbe den Boden (▸ Abb. 2.55).

Ursachen für exzessive Pronation

- Schwäche des M. tibialis posterior (zeigt sich während Gewichtsübernahme und Einbeinstand)
- Schwäche des M. soleus (zeigt sich während Einbeinstand)
- Valgusdeformität
- Plantarflexionskontraktur (zeigt sich während Einbeinstand)
- Abweichungen an Knie- und/oder Hüftgelenk
- Schwäche des M. tibialis anterior (zeigt sich während der Schwungphase)
- Hypertonus der peronäalen Muskulatur (zeigt sich während der Schwungphase)

Auswirkungen exzessiver Pronation auf die Mechanik des Gehens

- Subtalare Pronation bewirkt eine Innenrotation der Tibia und somit Entriegelung des Kniegelenks sowie der Metatarsalgelenke. Dadurch kommt es zur Belastung sämtlicher Strukturen (Kapseln, Bänder, Muskeln) an diesen Gelenken.
- Die Forefoot-rocker-Funktion ist gestört, da sie einen in sich stabilen Fuß als Hebel benötigt. Hier ist der Fuß jedoch durch die subtalare Pronation entriegelt!
- Exzessive Pronation wird auch genutzt, um – durch Entriegelung der Metatarsalgelenke – eine verbesserte Dorsalextension bei eingeschränkter Mobilität des Sprunggelenks zu erlangen.

5.1.4 Hauptproblem: Heel-off, Premature heel-off

Ursachen für Heel-off

- sekundäre Begleiterscheinung einer exzessiven Plantarflexion (Gewichtsübernahme und Einbeinstand)
- Schmerzen der Ferse (z. B. Fersensporn)
- sekundäre Begleiterscheinung bei exzessiver Flexion des Kniegelenks (Gewichtsübernahme und Einbeinstand)

Auswirkungen von Heel-off auf die Mechanik des Gehens

- reduzierte Unterstützungsfläche
- Der Druck des Körpergewichts auf die Metatarsalköpfchen ist erhöht.

5.1.5 Hauptproblem No heel-off

Ursachen für No heel-off (im Einbeinstand)

- Schwäche des M. triceps surae
- Schmerzen des Sprunggelenks und/oder der Metatarsalköpfchen
- sekundäre Begleiterscheinung bei exzessiver Dorsalextension
- sekundäre Begleiterscheinung bei inadäquater Extension der Zehengelenke

Auswirkungen von No heel-off auf die Mechanik des Gehens

- Behinderung der Forefoot-rocker-Funktion
- reduzierte Schrittlänge des kontralateralen Beines

5.1.6 Hauptproblem: Toe drag (Zehenschleifen)

Ursachen für Toe drag (in der Schwungphase)

- sekundäre Begleiterscheinung bei reduzierter Flexion des Hüft- und Kniegelenks
- sekundäre Begleiterscheinung bei exzessiver Plantarflexion
- gestörte Propriozeption

Auswirkungen von Toe drag auf die Mechanik des Gehens

- Behinderung der Vorwärtsbewegung des Schwungbeins
- Es kann zum Verlust des Gleichgewichtes kommen und es besteht große Sturzgefahr.
- Verletzungsgefahr an den Zehen

5.1.7 Hauptproblem Contralateral vaulting

Contralateral vaulting ist eine Kompensationsbewegung, bei der das kontralaterale Standbein durch exzessive Plantarflexion zusätzlich angehoben wird, um dem sich im Schwung befindenden Referenzbein ungehindertes Durchschwingen zu ermöglichen.

Ursachen für Contralateral vaulting

- Kompensation für limitierte Flexion des Schwungbeins (an Hüft- und Kniegelenk)
- Kompensation für ein »verlängertes« Schwungbein (z. B. durch exzessive Plantarflexion während der Schwungphasen)

Auswirkung des Contralateral vaulting auf die Mechanik des Gehens

Es besteht eine erhöhte Anforderung an den M. triceps surae des Standbeins.

5.2 Drei Abweichungen an den Zehen

An den Zehen können folgende Gangabweichungen beobachtet werden:

▶ **Up (Hyperextension).** Extension der Zehen über die Neutral-Null-Stellung hinaus.

▶ **Inadequate extension**

- Weniger metatarsophalangeale Extension als normal.
- Die Abweichung erscheint in Terminal Stance und Pre-swing.

▶ **Clawed/Hammered (Krallen-/Hammerzehen)**

- Flexion der distalen sowie Flexion oder Extension der proximalen Interphalangealgelenke.
- Besonders bedeutsam in Terminal stance und Pre-swing.

5.2.1 Hauptproblem Up

Ursachen für Up

- zur Kompensation eines schwachen M. tibialis anterior oder bei insuffizienter Dorsalextension
- gestörte Tiefensensibilität (z. B. bei Encephalomyelitis disseminata)
- Hypertonie der Zehenextensoren.

Auswirkungen von Up auf die Mechanik des Gehens

- Eventuell hilfreich bei der Ablösung des Fußes vom Boden.
- Kann Hautirritation oder Schwielenbildung auf der Rückenseite der Zehen bewirken, da die Zehen gegen den Schuh reiben.
- Reduzierte Unterstützungsfläche führt zu verstärkten Gleichgewichtsreaktionen.

5.2.2 Hauptproblem inadäquate Extension der Zehen

Ursachen für inadäquate Extension der Zehen

- eingeschränktes Bewegungsausmaß der Zehenextension, z. B. bei Hallux valgus und/oder Hallux rigidus (im Einbeinstand)
- Hypertonie der Zehenflexoren;
- Vorfußschmerzen
- sekundäre Begleiterscheinung einer fehlender Fersenanhebung (Terminal stance)

Auswirkungen inadäquater Zehenextension auf die Mechanik des Gehens

- Eingeschränkte Forefoot-rocker-Funktion limitiert die Vorwärtsbewegung.
- Reduzierte Schrittlänge der kontralateralen Seite.

5.2.3 Hauptproblem: Clawed/Hammered, Krallen-/Hammerzehen

Ursachen für Clawed/Hammered, Krallen-/Hammerzehen (im Einbeinstand)

- Hypertonie der Zehenflexoren oder der -extensoren
- muskuläre Dysbalance zwischen den langen Zehenextensoren und der intrinsischen Fußmuskulatur
- Kompensation für schwache Plantarflexoren

Auswirkungen von Clawed/Hammered, Krallen-/Hammerzehen auf die Mechanik des Gehens

- Eingeschränkte Forefoot-rocker-Funktion limitiert die Vorwärtsbewegung.
- Reduzierte Schrittlänge auf der kontralateralen Seite.

5.3 Sieben Abweichungen am Kniegelenk

Am Kniegelenk können folgende Gangabweichungen beobachtet werden:

▶ **Limited flexion (unzureichende Kniegelenkflexion).** Die Flexion ist geringer als für die relevante Phase normal ist.

▶ **Excessive flexion (übermäßige Kniegelenkflexion).** Die Flexion ist größer als für die relevante Phase normal ist.

▶ **Wobbles (Wackeln).** Schnell wechselnde Flexion und Extension im Kniegelenk innerhalb einer Phase.

▶ **Hyperextends (Hyperextension).** Extension des Kniegelenkes über die Neutral-Null-Stellung hinaus.

▶ **Extension thrust (Extensionsstoß).** Eine heftige Bewegung des Kniegelenks mit Durchschlagen in die Extension.

▶ **Valgus/Varus.** Mediale bzw. laterale Winkelstellung der Tibia in Bezug zum Femur.

▸ **Excessive contralateral flexion (exzessive kontralaterale Flexion)**
- Eine größere Kniegelenkflexion als normal in Loading response sowie in Mid- und Terminal stance des kontralateralen Standbeins.
- Das Referenzbein befindet sich in der Schwungphase.

5.3.1 Hauptproblem Limited flexion

Limited flexion in Loading response

In der gewichtübernehmenden Phase weist unzureichende Kniegelenkflexion auf eine bedeutsame Pathologie hin, wobei ein Bewegungsausmaß von lediglich 5–10° Flexion schon ein relativ rigides Bein repräsentiert. Ein vollständiges Fehlen der Kniegelenkflexion ist normalerweise immer eine Kompensation, da eine vollständige Kniegelenkextension für den Patienten eine sicherere und stabile gewichttragende Position bedeutet (▸ Abb. 5.14).

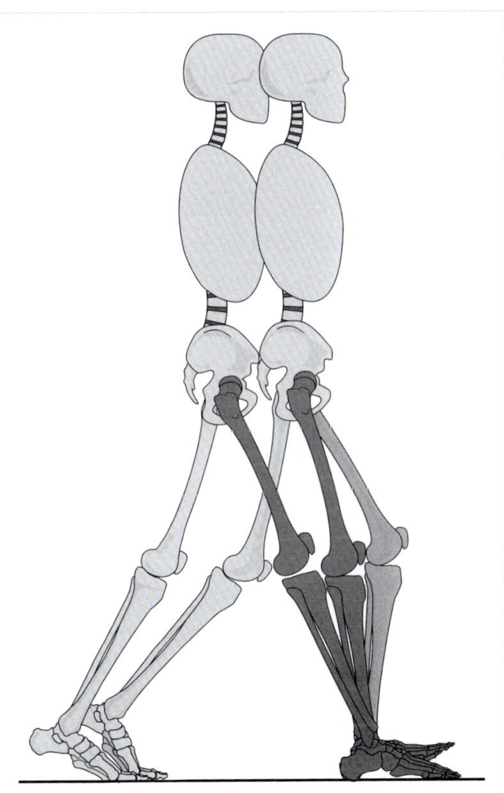

Abb. 5.14 Loading response. Limited flexion (unzureichende Knieflexion) führt zu fehlender Stoßdämpfung.

Ursachen unzureichender Kniegelenkflexion in Loading response

- Schwäche des M. quadriceps
- sekundäre Begleiterscheinung eines Forefoot contacts oder Foot-flat contacts mit hypertonem M. triceps surae
- Kniegelenkschmerzen
- Hypertonus des M. quadriceps
- gestörte Propriozeption

Beachte **M!**

Die hohe exzentrische Anforderung an einen schwachen M. quadriceps während der Stoßdämpfung soll bei gleichzeitigem Erhalt der gewichttragenden Stabilität reduziert werden. Eine Kniegelenkextension reduziert entsprechend das Flexionsdrehmoment im Kniegelenk und somit auch die exzentrische Anforderung an den M. quadriceps. Die Extension wird einerseits durch dynamische Retraktion der Tibia (M. soleus) und andererseits durch gleichzeitige Retraktion des Femurs (M. glutaeus maximus und M. adductor magnus) erreicht (▸ Abb. 5.15).

Ziel der Extension in dieser Phase ist, den Körpervektor vor die Kniegelenkachse zu bringen, wodurch eine passive Extension und Stabilität des Beines ohne Aktivität des M. quadriceps erzielt wird.

Praxistipp 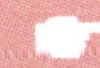

Patienten mit Kniegelenkschmerzen schalten den M. quadriceps unabhängig von der vorhandenen Muskelkraft absichtlich aus, da die Aktivität des Muskels Kompressionsdruck auf das Kniegelenk ausübt. Je nach vorhandener Schädigung (z. B. bei von Arthritis beschädigten Gelenkoberflächen, schweren Instabilitäten, Vernarbungen nach multiplen Bänderverletzungen) wird der Kompressionsdruck Schmerz erzeugen. Die daraus entstehende Kompensation (Kniegelenkextension) ist die gleiche wie bei einem schwachen M. quadriceps. Vor dem Auftrainieren muss der Therapeut erst sorgfältig die Biomechanik des Kniegelenks überprüfen und das Ergebnis in den Zusammenhang mit der gesamten kinematischen Kette des Beines setzen.

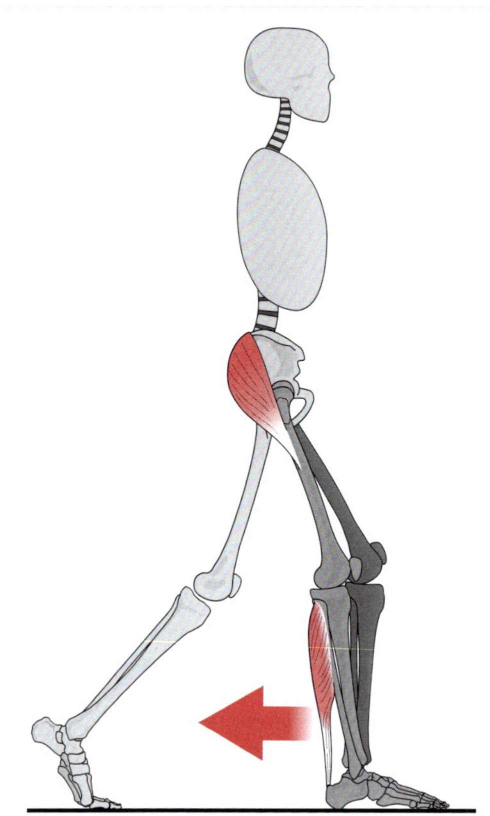

Abb. 5.15 Loading response. Vermeiden der Kniegelenkflexion bei zu schwachem M. quadriceps. Retraktion des Femurs durch M. glutaeus maximus sowie der Tibia durch den M. soleus.

Auswirkungen unzureichender Kniegelenkflexion auf die Mechanik des Gehens in Loading response

- verminderte Stoßdämpfung
- reduzierter Vorwärtsschwung der Tibia (inadäquate Heel-rocker-Funktion)
- potenzielle Verletzungsgefahr der posterioren Kapsel des Kniegelenks
- Patienten mit hoher Gehgeschwindigkeit erleiden eventuell auch in anderen Gelenken Mikrotraumen.

Praxistipp 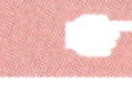

Fehlende Stoßdämpfung in dieser Phase bedeutet, dass keinerlei muskuläre Abfederung des Körpergewichts besteht. Die auftretenden Erschütterungen wirken sich auf Dauer pathologisch in Form von Mikrotraumen in den Gelenken aus. Daher ist unbedingt der Aspekt der Stoßdämpfung bei HWS- bzw. Kopfschmerzpatienten zu beachten.

Unzureichende Kniegelenkflexion in Pre-swing und Initial swing

Unzureichende Kniegelenkflexion hat Auswirkungen auf die funktionelle Aufgabe der beiden Phasen, nämlich der Schwungbeinvorwärtsbewegung. Die Kniegelenkflexion fehlt, das Sprunggelenk ist in exzessiver Dorsalextension und der Fersenkontakt ist verlängert. Die funktionelle Aufgabe von Pre-swing fehlt, das Bein durch Kniegelenkflexion auf die Schwungphase vorzubereiten. Dies führt zu einer erhöhten Anforderung an die Flexoren von Hüft- und Kniegelenk, um den Fuß vom Boden lösen zu können (▶ Abb. 5.16).

Unzureichende Kniegelenkflexion in Initial swing bedeutet, dass das Bein und der Fuß nicht adäquat angehoben werden und daher die Zehen über den Boden schleifen (▶ Abb. 5.17).

Ursachen bei unzureichender Kniegelenkflexion in Pre-swing und Initial swing

- Hypertonus der Plantarflexoren und/oder Kniegelenkextensoren
- eingeschränkte motorische Kontrolle verhindert adäquate Kniegelenkflexion
- Kniegelenkschmerzen
- Extensionskontraktur des Kniegelenks
- reduzierte Vorwärtsbewegung des Oberschenkels durch Hypertonus der ischiokruralen Muskulatur
- reduzierte Vorwärtsbewegung des Oberschenkels durch Schwäche der Hüftgelenkflexoren
- sekundäre Begleiterscheinung einer exzessiven Hüftgelenkflexion oder fehlender Fersenanhebung in Terminal stance

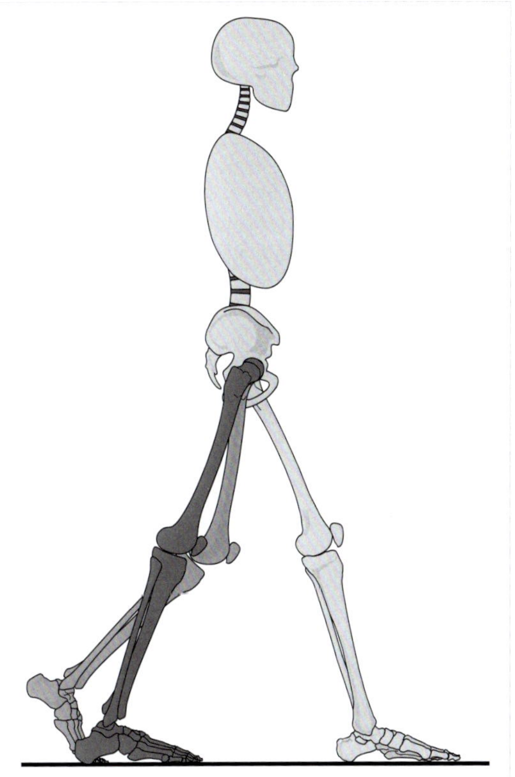

Abb. 5.16 Pre-swing. Limited flexion mit übertriebener Dorsalextension.

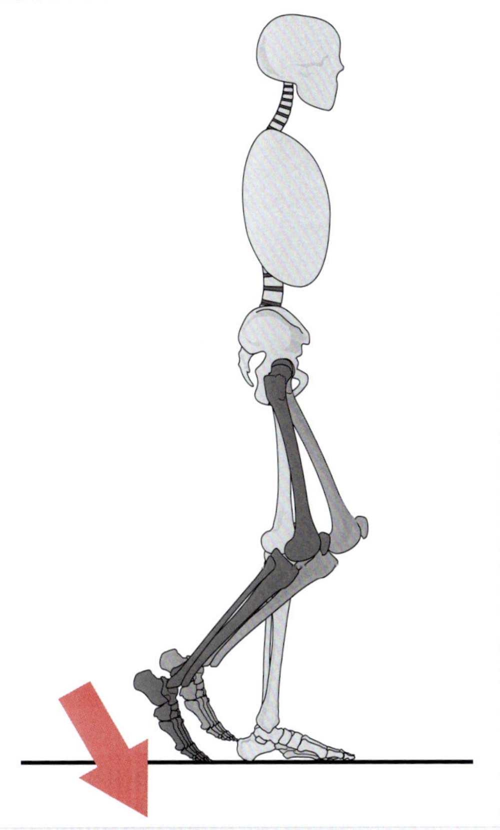

Abb. 5.17 Initial swing. Limited flexion führt zu Toe drag (Zehenschleifen).

Auswirkungen unzureichender Kniegelenkflexion in Pre-swing und Initial swing

- Beeinträchtigung der Zehenanhebung vom Boden in Initial swing (▶ Abb. 5.17).
- Unzureichende Kniegelenkflexion in Pre-swing führt gewöhnlich zu unzureichender Kniegelenkflexion in Initial swing.
- Die Kompensation führt zu erhöhtem Energieaufwand.

5.3.2 Hauptproblem exzessive Kniegelenkflexion (▶ Abb. 5.18)

Ursachen für exzessive Kniegelenkflexion in Loading response und Einbeinstand

- Flexionskontraktur des Kniegelenks
- Hypertonus der Kniegelenkflexoren
- Schmerzen im Kniegelenk
- sekundäre Begleiterscheinung bei exzessiver Flexion des Hüftgelenks (Mid- und Terminal stance)
- absichtlich in Terminal stance, um das kontralaterale verkürzte Schwungbein (Terminal swing) näher am Boden zu platzieren
- sekundäre Begleiterscheinung bei posteriorer Beckenkippung mit Flexionskontraktur des Hüftgelenks

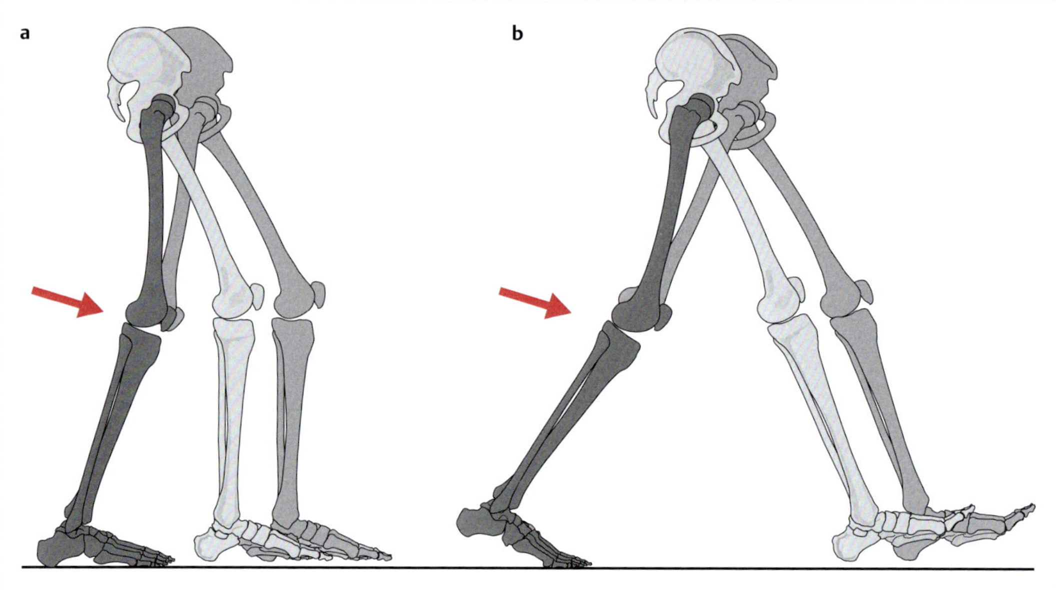

Abb. 5.18 Exzessive Kniegelenkflexion mit exzessiver Dorsalextension reduziert die Schrittlänge (im Hintergrund die normale Schrittlänge).
a Mid stance. **b** Terminal stance.

- sekundäre Begleiterscheinung bei exzessiver Dorsalextension (▶ Abb. 5.12)
- sekundäre Begleiterscheinung bei Schwäche von M. glutaeus maximus und M. adductor magnus

Beachte **M!**

Kniegelenkflexion während des Einbeinstands kann eine anhaltende Aktivität (Hypertonus) der ischiokruralen Muskulatur innerhalb des primitiven Extensorensmusters anzeigen (▶ Abb. 5.19). Dies ist oft bei hemiplegischen Patienten zu beobachten.

Beugt ein Patient seinen Rumpf nach vorne, passt er sich damit unter Umständen einer unzureichenden Dorsalextension an. Diese Haltung erhöht die Aktivität der Hüftgelenkextensoren und somit auch der ischiokruralen Muskulatur. Auch wenn die Muskulatur außerhalb ihres normalen Timings arbeitet, dient dies hier dem Zweck, das Gleichgewicht zu erhalten.

Bei Schwäche von M. glutaeus maximus und M. adductor magnus streckt ersatzweise die ischiokrurale Muskulatur das Hüftgelenk. Die dabei entstehende leichte Kniegelenkflexion (ca. 15°) in den Standphasen ergibt sich aus dem Ansatz dieser Muskulatur an der Tibia.

Auswirkungen exzessiver Kniegelenkflexion auf die Mechanik des Gehens in Loading response und Einbeinstand

- erhöhte Anforderung an M. triceps surae, M. quadriceps und die Hüftgelenkextensoren
- verminderte Standstabilität des Beines

Ursachen für exzessive Kniegelenkflexion in Terminal swing

- Flexionskontraktur des Kniegelenks
- Unfähigkeit, das Kniegelenk bei gleichzeitigem Halten der Flexion des Hüftgelenks selektiv zu extendieren
- schwacher M. quadriceps
- Hypertonus der ischiokruralen Muskulatur
- Absichtlich, um Forefoot contact oder Footflat contact zu ermöglichen;
- Absichtlich bei schwachen Hüftgelenkextensoren. Unzureichende Kniegelenkextension in Terminal swing verkürzt die Schrittlänge und reduziert somit die Hüftgelenkflexion. Ein reduziertes Flexionsdrehmoment am Hüftgelenk verringert die Anforderung an die Hüftgelenkextensoren.

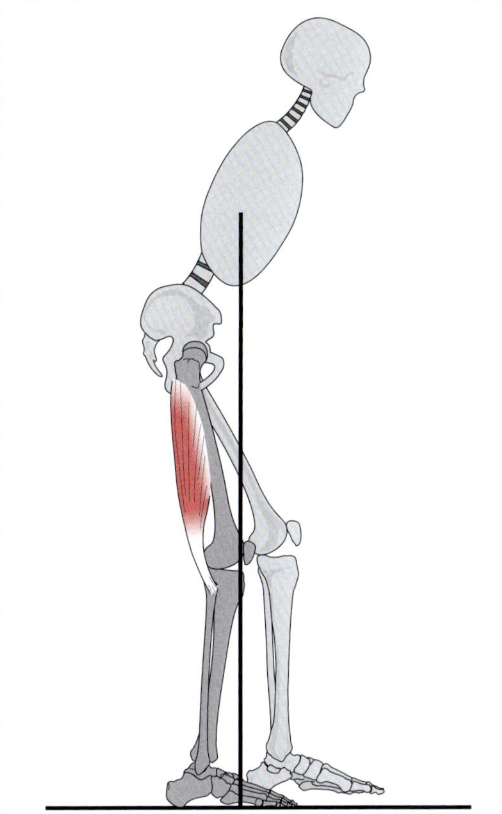

Abb. 5.19 Verlängerte Aktivität der ischiokruralen Muskulatur streckt das Hüftgelenk bei Schwäche des M. glutaeus maximus und erzeugt Flexion am Kniegelenk. Der Patient beugt sich nach vorne, um den Körperschwerpunkt über der Unterstützungsfläche zu halten.

Exzessive Kniegelenkflexion in den übrigen Schwungphasen beruht auf denselben Ursachen wie in Terminal swing. Die Auswirkung der Abweichung auf die Mechanik des Gehens ist jedoch besonders für Terminal swing kritisch, da in dieser Phase durch die Kniegelenkextension Schrittlänge erreicht werden soll (▶ Abb. 5.20).

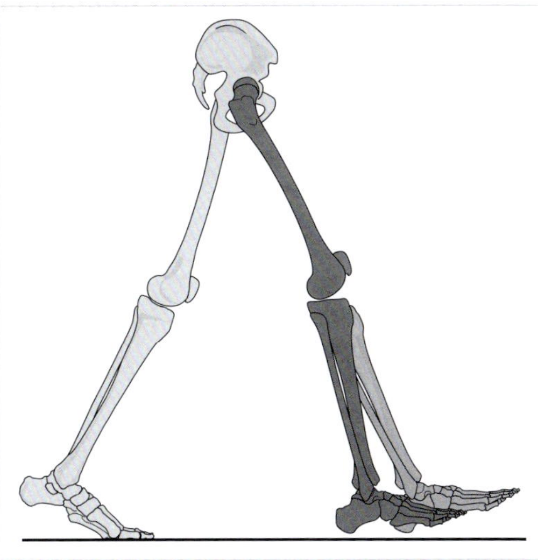

Abb. 5.20 Terminal swing. Exzessive Kniegelenkflexion reduziert die Schrittlänge (im Hintergrund die normale Schrittlänge).

Auswirkungen exzessiver Kniegelenkflexion auf die Mechanik des Gehens in Terminal swing

- herabgesetzte Schrittlänge des Referenzbeins (▶ Abb. 5.20)
- unzureichende Vorbereitung des Beines auf die Standphasen
- ungünstige Ausrichtung des Fußes für den bevorstehenden Fersenkontakt in Initial contact

5.3.3 Hauptproblem Wobbles

Der Begriff *Wobbles* beschreibt kleine alternierende Beuge- und Streckbewegungen während der Standphasen. Diese Abweichung ist aufgrund der relativ geringen Bewegungen nur vom trainierten Auge zu erkennen. Wobbles treten in Loading response, Mid- und Terminal stance auf.

Ursachen für Wobbles in Loading response und Einbeinstand

- gestörte Propriozeption
- Hypertonus des M. quadriceps
- Hypertonus der Plantarflexoren

Auswirkungen von Wobbles auf die Mechanik des Gehens in Loading response und Einbeinstand

- verminderter Vorwärtsschwung
- verringerte Beinstabilität und gestörtes Gleichgewicht

5.3.4 Hauptproblem: Hyperextends und Extension thrust (▶ Abb. 5.21 u. ▶ Abb. 5.22)

Wird das Kniegelenk über die Neutral-Null-Stellung überstreckt (Genu recurvatum), handelt es sich um eine *Hyperextension*. Diese Bewegung kann langsam und passiv, aber auch aktiv und abrupt ablaufen. Hyperextension kann in jeder gewichttragenden Phase entstehen, entwickelt sich jedoch meistens in Mid- oder Terminal stance und dauert je nach Schwere der Pathologie bis in Preswing an.

Bei einem *Extension thrust* kommt es zu einer sehr schnellen und heftigen Extensionsbewegung des Kniegelenks nach posterior, wobei das Bewegungsausmaß nicht über die Neutral-Null-Stellung hinausgeht. Extension thrust erscheint oft als erste Reaktion auf die Belastung des Beines in Loading response.

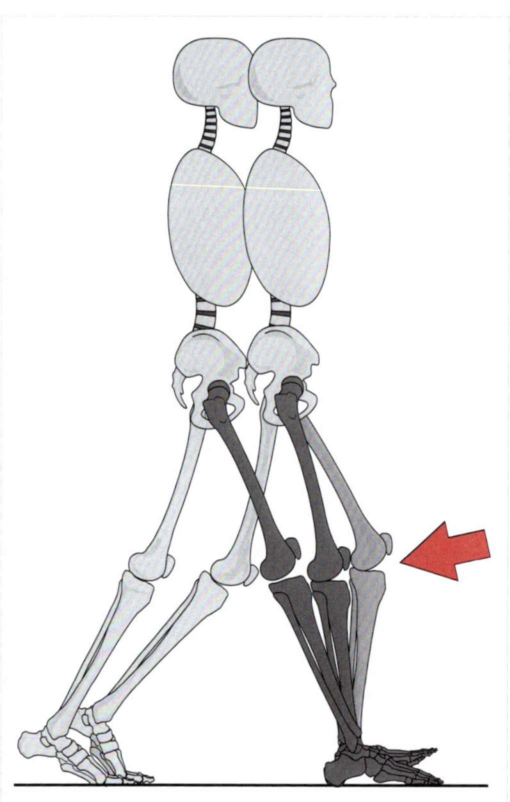

Abb. 5.21 Loading response. Der Extension thrust ist von vorzeitiger Plantarflexion sowie reduzierter Hüftgelenkbeugung begleitet und verhindert die Flexion am Kniegelenk.

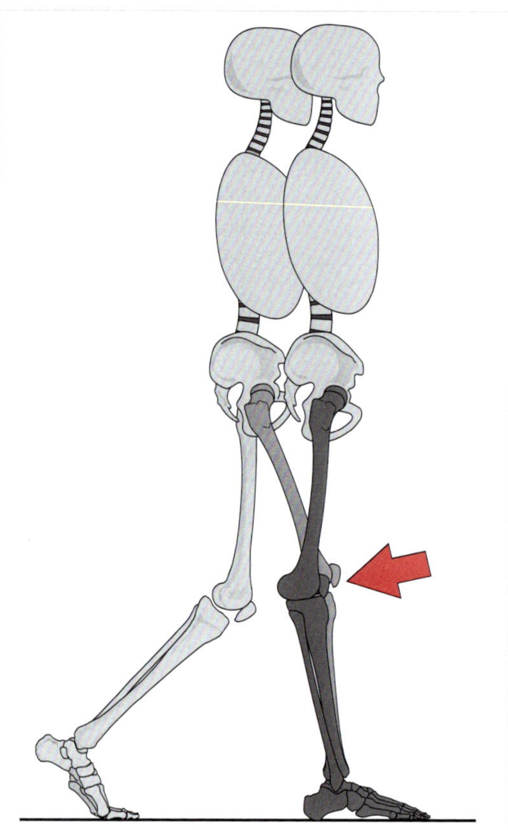

Abb. 5.22 Loading response. Retraktion von Femur und Tibia bewirken eine Hyperextension am Kniegelenk, wenn ausreichend Bewegungsausmaß vorhanden ist.

Ursachen für Hyperextends und Extension thrust in Loading response

- Schwäche des M. quadriceps
- gestörte Propriozeption
- Hypertonus des M. quadriceps (▸ Abb. 5.23)
- Absichtlich zur Verbesserung der Beinstabilität
- Sekundäre Begleiterscheinung bei initialem Vorfußkontakt, verursacht durch eine Plantarflexionskontraktur, eine Spastik des M. soleus oder übermäßige Spannung der Plantarflexoren (▸ Abb. 5.24).

Auswirkungen von Hyperextends und Extension thrust auf die Mechanik des Gehens in Loading response

- potenzielles Verletzungsrisiko aller posterioren Kniegelenkstrukturen
- herabgesetzte Stoßdämpfung
- verminderte Vorwärtsbewegung der Tibia

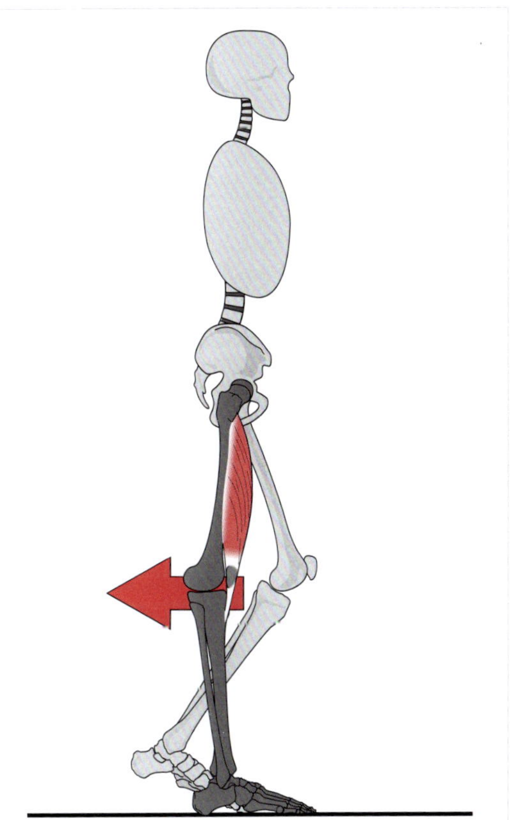

Abb. 5.23 Loading response. Der Hypertonus des M. quadriceps verhindert Kniegelenkflexion und erzeugt Hyperextension.

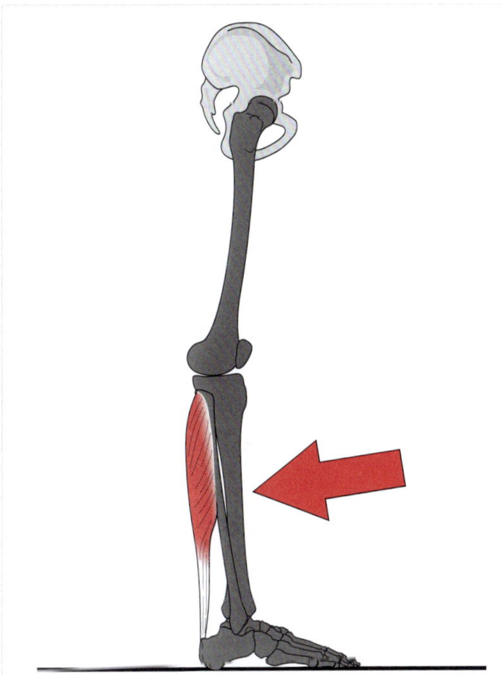

Abb. 5.24 Loading response. Exzessive Plantarflexion am Sprunggelenk erzeugt sekundär Hyperextension am Kniegelenk.

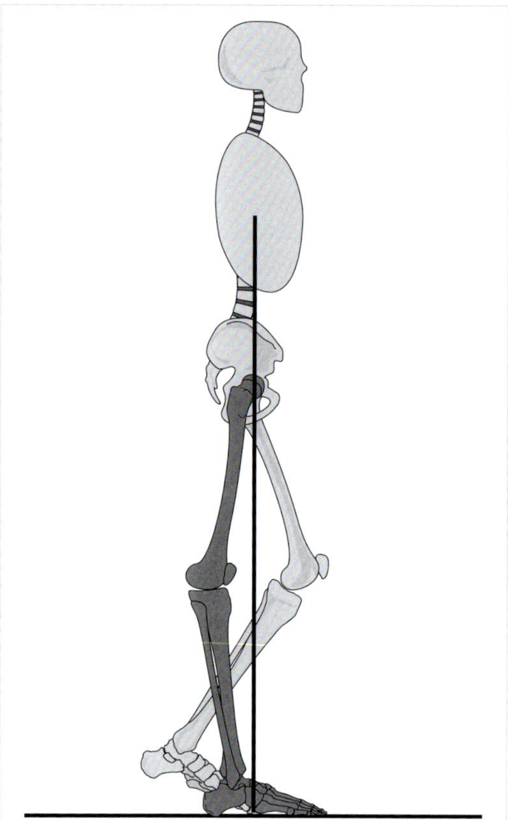

Abb. 5.25 Mid stance. Hyperextension am Kniegelenk ersetzt einen schwachen M. quadriceps. Der Körpervektor erzeugt ein Extensionsdrehmoment.

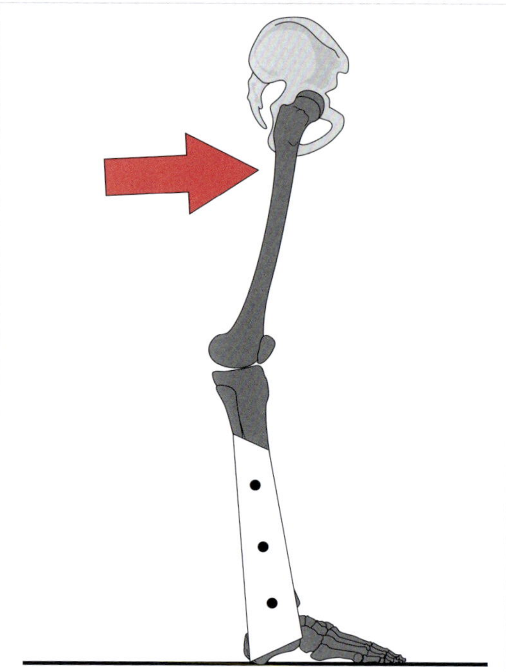

Abb. 5.26 Mid- und Terminal stance. Hyperextension am Kniegelenk als sekundäre Begleiterscheinung bei exzessiver Plantarflexion.

Ursachen für Hyperextends und Extension thrust in Mid- und Terminal stance

- gestörte Propriozeption
- Absichtlich zur Verbesserung der Beinstabilität bei Schwäche des M. quadriceps; der dabei vor dem Kniegelenk verlaufende Körpervektor erzeugt am Kniegelenk ein Extensionsdrehmoment (▸ Abb. 5.25);.
- sekundäre Begleiterscheinung bei exzessiver Plantarflexion (▸ Abb. 5.26)

Auswirkungen von Hyperextends und Extension thrust auf die Mechanik des Gehens in Mid- und Terminal stance

- herabgesetzte Vorwärtsbewegung der Tibia
- potenzielles Verletzungsrisiko aller posterioren Kniegelenkstrukturen

Ursachen für Hyperextends und Extension thrust in den Schwungphasen

- gestörte Propriozeption
- absichtlich, um das Kniegelenk in Terminal swing zu strecken

Auswirkungen von Hyperextends und Extension thrust auf die Mechanik des Gehens in den Schwungphasen

Beide können dazu beitragen, eine maximale Kniegelenkextension zu erreichen.

5.3.5 Hauptproblem Valgus/Varus am Kniegelenk

Die normale Stellung der Tibia ist vertikal, wobei ihre Abduktionsstellung zum Femur ungefähr 10° beträgt. Bei Valgus- oder X-Beinstellung besteht eine exzessiv laterale Abweichung (Abduktion) zwischen dem distalen Ende der Tibia in Bezug zum Kniegelenk (▶ Abb. 5.27). Der Fuß ist gleichermaßen lateral verschoben. Daher besteht im ruhigen Stand zwischen den Füßen eine größere Distanz als zwischen den Kniegelenken. Alle lateralen Kniegelenkstrukturen verschleißen durch die Fehlbelastung aufgrund der Abweichung schneller.

Bei einem exzessiven Varus (O-Bein) ist das distale Ende der Tibia in Bezug zum Kniegelenk nach medial verschoben (▶ Abb. 5.28). Im ruhigen Stand erscheinen die Kniegelenke weiter voneinander entfernt als die Füße. Mediale Kniegelenkstrukturen, wie z. B. der Innenmeniskus, unterliegen bei exzessiver Varusstellung einer höheren Belastung und einem schnelleren Verschleiß.

> **Beachte** M!
>
> Innenrotation des Hüftgelenks kombiniert mit Kniegelenkflexion kann beim Gehen eine *Valgusdeformität* vortäuschen. Außenrotation des Hüftgelenks, kombiniert mit Kniegelenkflexion, kann eine *Varusdeformität* vortäuschen. Da sowohl Rotation als auch Kniegelenkflexion in den Schwungphasen erscheinen, sollten die Abweichungen Valgus oder Varus nur in den Standphasen ermittelt werden.

Ursachen für Valgus/Varus

- Instabilität von Gelenken und/oder Ligamenten
- Knöcherne Deformität (angeborene, wachstumsbedingte oder traumatologische Ursachen)

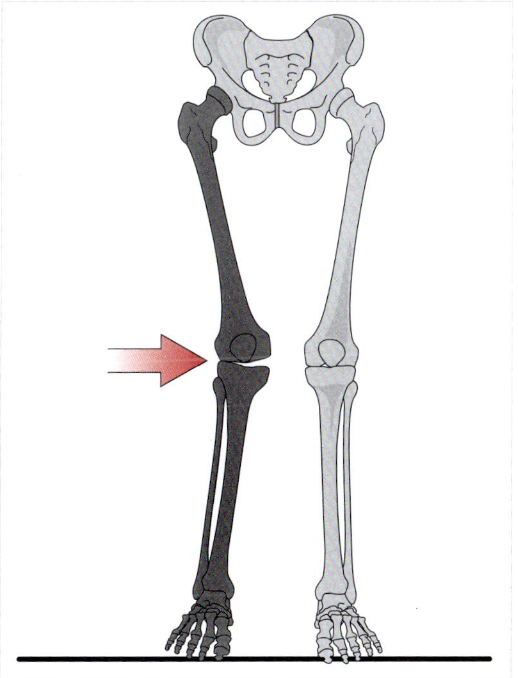

Abb. 5.27 Valgusstellung am Kniegelenk.

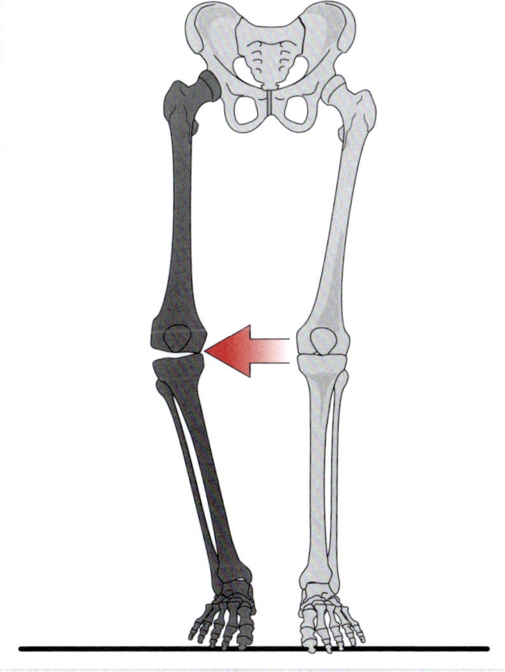

Abb. 5.28 Varusstellung am Kniegelenk.

- Fehlfunktion des Subtalargelenks (z. B. exzessive Sprunggelenkpronation bei Kniegelenkvalgus)
- sekundäre Begleiterscheinung bei Seitwärtsneigung des Rumpfes zur Kompensation einer Schwäche der Hüftgelenkabduktoren (Kniegelenkvalgus)

Praxistipp 

Nicht immer ist knöcherne Deformität die Hauptursache für einen Valgus. Auch muskuläre Dysbalancen und Fehlfunktion des Subtalargelenks können einen Valgus verursachen oder verstärken. Sind beispielsweise die Hüftgelenkabduktoren M. glutaeus medius und minimus schwach – bei gleichzeitiger exzessiver subtalarer Pronation –, wird der Einbeinstand instabil und es entsteht eine Valgusstellung. Dies ist jedoch nicht knöchern bedingt, sondern durch fehlende koordiniert-synergistische Aktivität der Muskulatur!

Bizzini (1998) bezeichnet die Situation als *medialen Kollaps* (▶ Abb. 3.4). Hierbei entsteht durch exzessive subtalare Pronation eine mediale Rotation sowie mediales Abkippen der Tibia (proximales Ende). In der Folge erscheinen mediale Rotation der Femurkondylen am Kniegelenk, Abkippen des Beckens auf der kontralateralen Seite sowie auf der Standbeinseite eine leichte Skoliose der LWS. Es kommt oft zu Schmerzen im Kniegelenk und in der LWS.

Umstellungsosteotomien sind hier nicht angezeigt, wohl aber ein intensives Training der Hüftgelenkabduktoren und Korrektur der Stellung des Subtalargelenks (Training der kleinen Fußmuskeln oder Orthese) mit dem Ziel der Stabilisation für den Einbeinstand.

Eine scheinbar ausgeprägte Valgusstellung des Kniegelenks kann durch minimale knöcherne Deformität als Begleitung des häufig in diesem Zusammenhang auftretenden medialen Kollapses entstehen. Hier kann der Therapeut dem Patienten in vielen Fällen ein gezieltes Training als Alternative anbieten, bei dem die muskuläre Situation so korrigiert wird, dass eine Operation (z. B. Umstellungsosteotomie) unnötig wird. Der Erfolg dieser möglichen Alternative hängt jedoch entscheidend von der Motivation des Patienten ab.

Auswirkungen von Valgus/Varus auf die Mechanik des Gehens in Mid- und Terminal stance

- herabgesetzte Stabilität des Beines
- Kniegelenkschmerzen
- erzeugt Kompensationsmechanismen

Die sich wiederholenden Bewegungsabläufe des Gehens können Valgus- oder Varusstellungen bei folgenden Erkrankungen verstärken:

- *Rheumatoide Arthritis:* Sie entwickelt eher eine Valgusstellung, deren Ursache eine kompensatorische Seitneigung des Rumpfes beim Gehen sein kann, um ein schmerzhaftes Hüftgelenk oder eine ebenfalls schmerzhafte Deformität des Valgusfußes zu entlasten. Die Ausgleichsbewegung belastet jedoch das laterale Tibiaplateau übermäßig und verursacht einen Valgus.
- *Paralytischer Gang:* Dieser bewirkt öfter eine Valgusfehlstellung als einen Varus. Der verursachende Mechanismus ist die Seitwärtsneigung des Rumpfes, um bei Schwäche der Hüftgelenkabduktoren das Hüftgelenk zu stabilisieren. Die sich ständig wiederholenden Bewegungen können laut Perry (1992) ausreichen, um eine Deformität des Kniegelenks zu erzeugen. Bei Patienten mit exzessivem kontralateralem Beckenabsenken könnte ein Kniegelenkvarus entstehen, was aber selten vorkommt.
- *Osteoarthrose:* Das mediale Tibiaplateau wird aufgrund des in der Standphase medial verlaufenden Körpervektors einseitig belastet. Das osteoarthrotische Kniegelenk reagiert auf diese ungleiche Belastung mit degenerativen Veränderungen und steigender Deformität, und es kommt zu einer progressiven Fehlstellung in Richtung Varus. Patienten kompensieren durch Neigung des Rumpfes zum Standbein, um die mediale Entlastung des Kniegelenks zu erreichen (Prodromos et al. 1985).

5.3.6 Hauptproblem exzessive kontralaterale Flexion

Das kontralaterale Bein zeigt eine exzessive Kniegelenkflexion in Loading response, Mid stance und Terminal stance, während sich das Referenzbein in der Schwungphase befindet.

Ursachen für kontralaterale exzessive Kniegelenkflexion in den Schwungphasen (des Referenzbeins)

- Absichtlich, um das Schwungbein (Referenzbein) näher am Boden zu platzieren.
- Bei exzessiver Kniegelenkflexion des kontralateralen Beines.

Auswirkungen von kontralateraler exzessiver Kniegelenkflexion auf die Mechanik des Gehens in den Schwungphasen (des Referenzbeins)

- Relative Verlängerung des Referenzbeins durch Verkürzen des kontralateralen Beines
- Störung der Fußablösung des Referenzbeins vom Boden
- Beeinträchtigung der Vorwärtsbewegung des Referenzbeins
- Erhöhung des Energieeinsatzes des kontralateralen Standbeins

5.4 Sieben Abweichungen am Hüftgelenk

Abweichungen am Hüftgelenk können aufgrund der Mobilität dieses Gelenks in allen 3 Ebenen auftreten. Die Beurteilung von Pathologien ist sehr komplex, da das Gelenk die untere Extremität mit dem Rumpf verbindet. Abweichungen von normalen Hüftgelenkfunktionen werden durch Fehlstellungen des Femurs und/oder des Beckens, indirekt auch des Rumpfes beobachtbar. Im Bewegungsablauf beim Gehen kann das Becken fixiert sein, kann aber auch sowohl mögliche Abweichungen am Femur begleiten als sich auch in die entgegengesetzte Richtung bewegen. Dies geschieht in Abhängigkeit von der Mobilität der Gelenkverbindung mit dem Rumpf. Daher muss bei der Beurteilung von Abweichungen während des Gehens zwischen Bewegungen des Oberschenkels und des Beckens klar differenziert werden.

Am Hüftgelenk können folgende Gangabweichungen beobachtet werden (die Definitionen beziehen sich auf die Position des Femurs in Bezug zur Vertikalen und nicht zum Becken):

▸ **Limited flexion (unzureichende Hüftgelenkflexion).** Die Flexion ist geringer als für die relevante Phase normal ist.

▸ **Excess flexion (übermäßige Hüftgelenkflexion).** Die Flexion ist größer als für die relevante Phase normal ist.

▸ **Past retract.** Eine beobachtbare Vorwärts- und unmittelbar anschließende Rückwärtsbewegung des Oberschenkels während Terminal swing.

▸ **Internal rotation (Innenrotation).** Wird als mögliche Abweichung betrachtet, falls die Patella nach medial zeigt.

▸ **External rotation (Außenrotation).** Wird als mögliche Abweichung betrachtet, falls die Patella nach lateral zeigt.

▸ **Adduction (Adduktion).** Wird als mögliche Abweichung betrachtet, falls es sich nicht um die Neutral-Null-Stellung handelt.

▸ **Abduction (Abduktion).** Wird als mögliche Abweichung betrachtet, falls es sich nicht um die Neutral-Null-Stellung handelt.

Der häufig benutzte Begriff *Zirkumduktion* beschreibt eine zusammengesetzte Bewegung von Abduktion und Außenrotation, gefolgt von Adduktion und Innenrotation. Je nach Pathologie sind die einzelnen Komponenten jedoch individuell verändert. Daher kann der Terminus zwar zur Benennung dieser Art von Kompensation herangezogen werden, er beschreibt jedoch weder die spezifische Zusammensetzung der einzelnen Abweichungen noch deren individuelles Ausmaß. Beides muss jeweils separat festgestellt werden. Daher wird hier auf die Zirkumduktion nicht weiter eingegangen.

5.4.1 Hauptproblem Limited flexion

Ursachen für unzureichende Hüftgelenkflexion während der Gewichtsübernahme

- Absichtlich, um die Anforderung an die Hüftgelenkextensoren zu reduzieren. Besteht nur geringe Hüftgelenkflexion, ist das Beugedrehmoment reduziert. Es wird weniger Kraft der Extensoren

benötigt, um dem Drehmoment entgegenzuwirken.
- Unzureichende Flexion des Hüftgelenks in Terminal swing durch Past retract.

Auswirkung unzureichender Hüftgelenkflexion während der Gewichtsübernahme

- Unzureichende Kniegelenkflexion sowie
- Plantarflexion am Sprunggelenk.
- Beide Auswirkungen können die Stoßdämpfung beeinträchtigen.

Ursachen für unzureichende Hüftgelenkflexion in den Schwungphasen

- Schwäche der Hüftgelenkflexoren
- Gestörte motorische Kontrolle mit Unfähigkeit, das Hüftgelenk rasch beugen zu können.
- Das Bewegungsausmaß beim Heben des gestreckten Beins beträgt weniger als 40° Flexion im Hüftgelenk in Rückenlage.
- Hypertonus der Hüftgelenkextensoren
- Schmerzen im Hüftgelenk
- Eingeschränktes Bewegungsausmaß der Hüftgelenkflexion
- Vorsorglich, um in Loading response die Anforderung an die Hüftgelenkextensoren zu reduzieren.
- sekundär bei Fuß- und/oder Zehenschleifen (Drag)
- sekundär bei Past retract in Terminal swing

Auswirkungen unzureichender Hüftgelenkflexion während der Schwungphasen

- behindert das Ablösen des Fußes vom Boden
- reduziert den nach vorne gerichteten Schwung
- beeinträchtigt die Vorwärtsbewegung des Beines
- verkürzte Schrittlänge

Beachte M!

Ausreichende Flexion des Hüftgelenks ist eine wichtige Voraussetzung, um den Fuß vom Boden lösen zu können. Ist ein Patient nicht in der Lage, sein Hüftgelenk in Initial swing um wenigsten 15° anzuheben, wird die Vorwärtsbewegung des Beines beeinträchtigt. Der nun fehlende Schwung des Oberschenkels verringert entsprechend die Flexion des Kniegelenks (▸ Abb. 5.17).

Unzureichende Hüftgelenkflexion in Initial swing setzt sich in allen weiteren Schwungphasen – einschließlich Initial contact – fort, da in Mid swing nur noch wenig, in Terminal swing keine zusätzliche Aktivität der Hüftgelenkflexoren zur Verfügung steht. Das Resultat ist eine verkürzte Schrittlänge.

Praxistipp 

Zehenschleifen in Initial swing sowie Funktionsabweichungen an Knie- und Sprunggelenk in den übrigen Gangphasen können ebenfalls Ursachen für unzureichende Hüftgelenkflexion sein. Um festzustellen, ob es sich dabei um primäre oder sekundäre Ursachen handelt, müssen die infrage kommenden Gelenke auf normale Funktion in allen Gangphasen überprüft werden.

Ersatzbewegungen bei unzureichender Hüftgelenkflexion

Folgende Kompensationsbewegungen zur Vorwärtsbewegung des Schwungbeins bei unzureichender Hüftgelenkflexion können beobachtet werden:

- *Posterior pelvic tilt* (Beckenkippung nach posterior): Das Becken wird schnell nach hinten gekippt – die Symphyse bewegt sich nach oben – und die Bauchmuskulatur wird dazu genutzt, den Oberschenkel nach vorne zu ziehen (▸ Abb. 5.29). Die Kompensation findet im Übergang von Pre-swing zu Initial swing statt.
- *Hiking* (Anheben des Beckens)
- *Excess forward rotation* (übertriebene Vorwärtsrotation des Beckens)
- *Abduction* (Abduktion des Hüftgelenks)
- Eine weitere Kompensation setzt sich aus Anheben des Beckens, begleitet von übertriebener

Vorwärtsrotation sowie Abduktion des Hüftgelenks zusammen (Zirkumduktion). Da hierbei die gesamte Masse des Rumpfes übermäßig bewegt wird, kostet dies enorm viel Energie.

- *Excess flexion* (übermäßige Kniegelenkflexion): Eine mäßige, dennoch nutzbare, indirekt erzeugte Hüftgelenkflexion entsteht durch schnelle exzessive Kniegelenkflexion im Übergang von Preswing zu Initial swing. Die posteriore Ausrichtung des Unterschenkels in Verbindung mit dem Gewicht des Fußes erzeugen passiv eine Vorwärtsbewegung des Oberschenkels, da das gesamte Gewicht des Beines unter dem Aufhängungspunkt (Hüftgelenk) ausbalanciert wird (► Abb. 5.30).

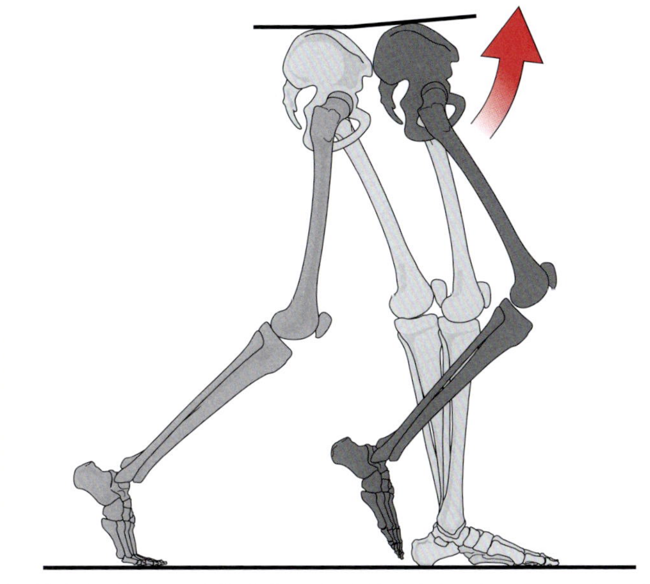

Abb. 5.29 Pre- und Initial swing. Posteriore Beckenkippung als Kompensation einer unzureichenden Flexion am Hüftgelenk.

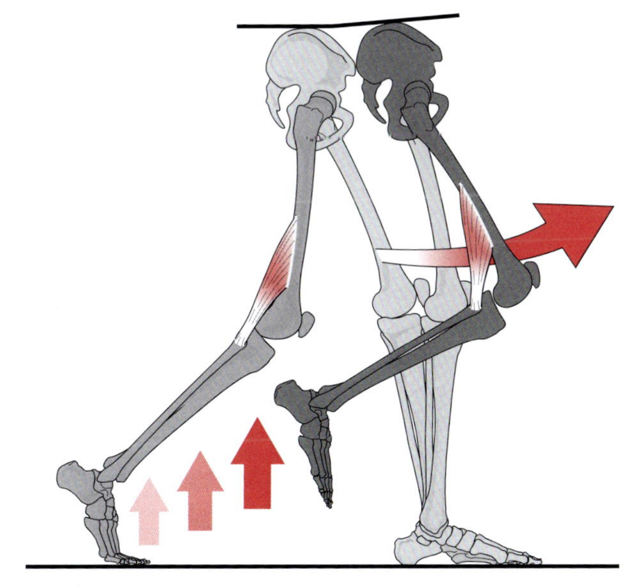

Abb. 5.30 Rasche und übertriebene Kniegelenkflexion als Kompensation bewirkt Flexion am schlaff-gelähmten Hüftgelenk durch eine Schwerpunktveränderung am Bein.

- *Contralateral vaulting* (kontralaterales Anheben): Frühzeitige und übertrieben hohe Fersenablösung des kontralateralen Standbeins, um dem Referenzbein trotz fehlender Hüftgelenkflexion ein Vorwärtsschwingen zu ermöglichen.
- *Lateral lean* (Rumpfneigung nach lateral): Seitneigung des Rumpfes hin zum Standbein.

5.4.2 Hauptproblem Excess flexion

Ursachen für übermäßige Hüftgelenkflexion bei der Gewichtsübernahme

- Flexionskontraktur des Hüftgelenks (▶ Abb. 5.31)
- Kontraktur des Iliotibialbands (▶ Abb. 5.32)
- Sekundär in Loading response, wenn die primäre Ursache exzessive Dorsalextension am Sprunggelenk ist und hierdurch übertriebene Kniegelenkflexion entsteht (übermäßige Heel-rocker-Funktion; ▶ Abb. 5.9).

Praxistipp 

Verkürzte Hüftgelenkflexoren und/oder eine verkürzte Gelenkkapsel sind typische Ursachen für eine Flexionskontraktur am Hüftgelenk.

Eine weitere häufige Ursache wird leicht übersehen, nämlich ein verkürztes, festes Iliotibialband (▶ Abb. 5.31). Beim Gehen entsteht eine der Gewichtsübernahme entsprechende Adduktion am Hüftgelenk. Ein verkürztes Iliotibialband wird dadurch zusätzliche Spannung erfahren. Das Resultat ist exzessive Hüftgelenkflexion mit nach vorne gekipptem Becken (z. B. ein Grund für LWS-Schmerzen bei Sportlern).

Das übliche Verfahren zur Feststellung einer Flexionskontraktur am Hüftgelenk, der *Thomas-Handgriff*, reicht lediglich aus, die oben genannten typischen Ursachen zu untersuchen. Ein verkürztes Iliotibialband würde bei diesem Test keine Bewegungseinschränkung des Hüftgelenks in die Extension zeigen, da bei Abduktion und Extension das Iliotibialband keinen Zug erfährt. Erst wenn der Therapeut beim Test zusätzlich zur Extension auch Adduktion am Hüftgelenk erzeugt, zeigt sich die Verkürzung des Iliotibialbands durch Hüftgelenkflexion bei zunehmender Adduktion.

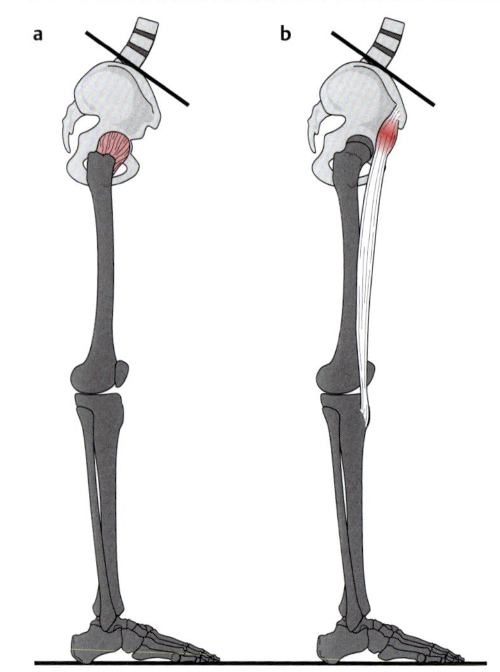

Abb. 5.31 Eine rigide Flexionskontraktur am Hüftgelenk kann bei Kontraktur des Iliotibialbands übersehen werden.
a Verkürzte Gelenkkapsel. **b** Verkürztes Iliotibialband.

Auswirkungen übermäßiger Hüftgelenkflexion bei der Gewichtsübernahme

- erhöhte Anforderung an den M. quadriceps und die Hüftgelenkextensoren
- reduzierte Beinstabilität
- verstärkter Energieverbrauch

Ursachen für übermäßige Hüftgelenkflexion im Einbeinstand

- Flexionskontraktur des Hüftgelenks
- Spastik der Hüftgelenkflexoren
- sekundär in Loading response, bei exzessiver Dorsalextension am Sprunggelenk als primäre Ursache, zusammen mit übertriebener Kniegelenkflexion (übermäßige Heelrocker-Funktion)
- Schmerzen im Hüftgelenk
- sekundär bei fehlender Fersenanhebung in Terminal stance (No heel-off)

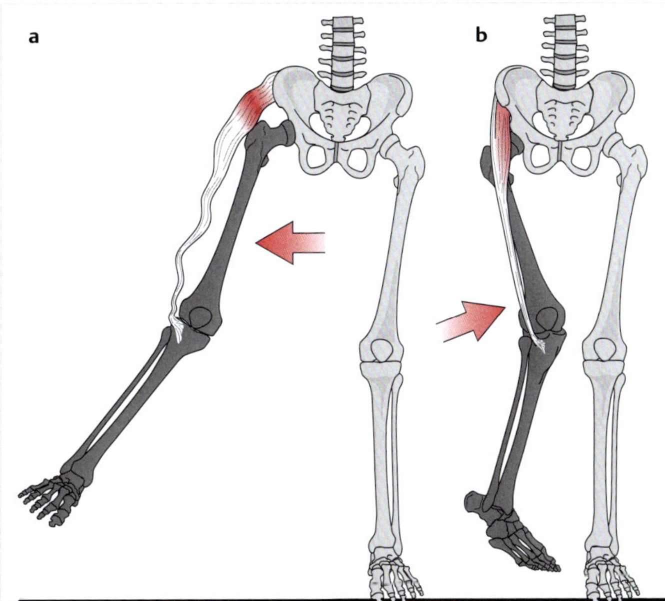

Abb. 5.32 Kontraktur des Iliotibialbands.
a Die Kontraktur ist bei Extension mit Abduktion nicht erkennbar; das Iliotibialband ist in dieser Position entspannt und lässt Extension am Hüftgelenk zu. **b** Die Kontraktur des Iliotibialbands begrenzt die Extension am Hüftgelenk bei Extension mit Adduktion.

Beachte **M!**

Dehnung stimuliert spastische Muskeln, sich zu kontrahieren. Während des Gehens reagieren spastische Hüftgelenkflexoren, wenn das freie Bewegungsausmaß des Muskels überschritten wird. Dabei können alle 8 vor dem Hüftgelenk verlaufenden Muskeln betroffen sein. Mit unterschiedlichem Ausmaß können sowohl nur einige als auch alle spastisch reagieren. Daher variieren Zeitpunkt und Ausmaß der exzessiven Hüftgelenkflexion bei jedem Patienten.

Hinzu kommt simultane Beteiligung von Adduktion, Abduktion und Rotation. In der Praxis zeigen sich sehr individuelle Bewegungsmuster, z. B. bei spastischen hemiplegischen Patienten. Der Therapeut kann bei sorgfältiger Analyse der einzelnen Bewegungsmuster beim Gehen eine tendenziell richtige Aussage über das jeweils vorliegende individuelle spastische Muster machen und einen geeigneten Behandlungsplan aufstellen.

Auswirkungen übermäßiger Hüftgelenkflexion im Einbeinstand

- erhöhte Anforderung an den M. quadriceps und die Hüftgelenkextensoren
- reduzierte Beinstabilität
- verstärkter Energieverbrauch
- reduzierte Schrittlänge des kontralateralen Beines

Ursache für übermäßige Hüftgelenkflexion in den Schwungphasen

Absichtlich, um den Fuß bei unzureichender Kniegelenkflexion, exzessiver Plantarflexion oder verlängertem Bein von Boden zu lösen (▶ Abb. 5.33).

Auswirkungen übermäßiger Hüftgelenkflexion in den Schwungphasen

- erhöhter Energieverbrauch
- möglicherweise verbessertes Durchschwingen des Referenzbeins

Übertriebene Hüftgelenkflexion kann in Initial-, Mid- und Terminal swing auftreten. Die funktionelle Aufgabe (Schwungbeinvorwärtsbewegung) wird dabei nicht beeinträchtigt.

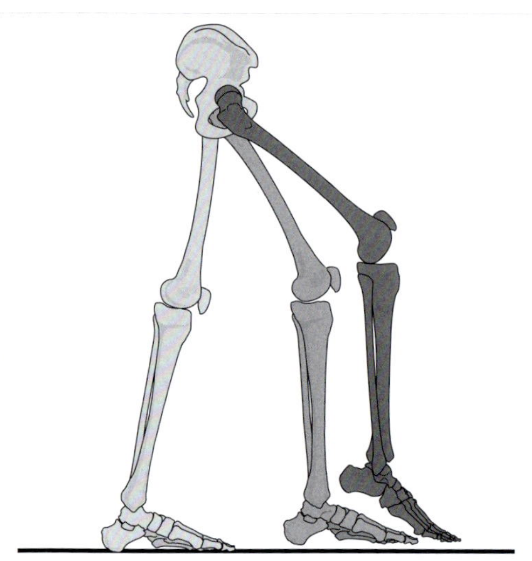

Abb. 5.33 Mid swing. Exzessive Hüftgelenkflexion als Kompensation, damit trotz exzessiver Plantarflexion am Sprunggelenk der Fuß vom Boden gelöst werden kann.

5.4.3 Hauptproblem Past retract

Das Past-retract-Manöver (Zurückzieh-Manöver) ist eine Hilfsbewegung des Hüftgelenks, um beispielsweise bei Patienten mit gelähmtem M. quadriceps und normaler motorischer Kontrolle (Polyomyelitis) das Kniegelenk in Terminal swing zu strecken und so das Bein auf die bevorstehende Gewichtsübernahme vorzubereiten (▸ Abb. 5.34).

Eine schnelle exzessive Flexion des Hüftgelenkes bewegt die Tibia nach vorne. Unmittelbar anschließend erfolgt eine schnelle und aktive Retraktion des Oberschenkels in Terminal swing.

Das Manöver ermöglicht es dem Kniegelenk, sich mithilfe der Trägheit der Tibia in Extension zu bringen. Im Ergebnis ist die Hüftgelenkflexion für Initial contact ebenso reduziert wie die Anforderung an die Hüftgelenkextensoren. Die Bewegungsausmaße an den Gelenken müssen bei dieser Aktion nicht immer exzessiv sein, weshalb Past retract auch nicht in jedem Fall deutlich zu beobachten ist.

Ursachen von Past retract in Terminal swing

- Störung der Tiefensensibilität
- Absichtlich, um ein stabiles Kniegelenk für die bevorstehende Gewichtsübernahme zu erhalten.
- Absichtlich, um die Anforderung an M. quadriceps und die Hüftgelenkextensoren zu reduzieren.
- Hypertonus der ischiokruralen Muskulatur
- Unvermögen, das Kniegelenk selektiv zu strecken, während das Hüftgelenk gebeugt ist.

Auswirkung von Past retract

Die Folge ist eine reduzierte Schrittlänge.

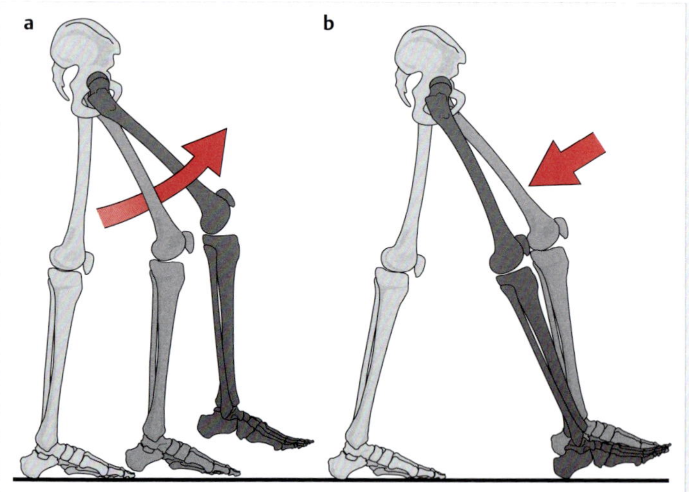

Abb. 5.34 Terminal swing. Das Past-retract-Manöver ist eine Kompensation, um ein schlaff-gelähmtes Kniegelenk zu strecken.

Beachte **M!**

Dominieren bei Patienten mit Spastik einfache Bewegungsmuster, sorgt in vielen Fällen ein Flexorenmuster für die Ablösung des Fußes vom Boden. In Terminal swing kehrt sich dieses Muster in ein Extensorenmuster um und bereitet so das Bein auf die Gewichtsübernahme vor. Es entsteht eine Hüftgelenkextension im Moment der Kniegelenkextension.

5.4.4 Hauptproblem Internal rotation

Ursachen für übertriebene Innenrotation am Hüftgelenk in allen Gangphasen

- Hyperaktivität oder Innenrotationskontraktur
- femorale Antetorsion
- Absichtlich, um bei vorhandener Schwäche des M. quadriceps die Kniegelenkstabilität zu verbessern.

Exkurs **i**

M. semimembranosus und M. semitendinosus verlaufen posterior und medial zum Hüftgelenk, weshalb sie zu den Innenrotatoren zählen. Hyperaktivität durch Spastik oder starke Aktivität in primitiven Bewegungsmustern verstärken ihren rotatorischen Effekt. Beide wirken als zweigelenkige Muskeln – am Kniegelenk als Flexoren und am Hüftgelenk als Extensoren. Ihre Aktivität kann daher sowohl in primitiven flexorischen als auch extensorischen Bewegungsmustern beobachtet werden.

Bei Hyperaktivität der anterioren Abduktoren bewirken der M. tensor fasciae latae und der anteriore Teil des M. glutaeus medius Innenrotation am Hüftgelenk. Aktivität dieser Muskulatur zur Flexion des Hüftgelenkes führt zu exzessiver Rotation am Gelenk.

Bei vorhandener Schwäche des M. quadriceps wird der Stoß des Initial contacts durch Innenrotation des Femurs (gehalten durch das laterale Band des Kniegelenks sowie das Iliotibialband) abgefangen. Andernfalls träte Flexion am Kniegelenk auf. Dies ist eine willkürliche Ersatzbewegung für sehr schwache oder fehlende Aktivität des M. quadriceps, falls das Kniegelenk keine Hyperextension zulässt.

Auswirkungen übertriebener Innenrotation

- Nach innen gedrehte Fußposition (Toe-in-Position) bewirkt eine funktionelle Verlängerung des Beines. Dadurch wird die Vorwärtsbewegung und möglicherweise auch die Bodenablösung des Fußes gestört.
- Belastung der lateralen Kniegelenkstrukturen (während Gewichtsübernahme und Einbeinstand).

5.4.5 Hauptproblem: External rotation

Ursachen für übertriebene Außenrotation während Gewichtsübernahme und Einbeinstand

- Kontraktur der Außenrotatoren
- eingeschränkte Mobilität in die Dorsalextension (Unterschenkelgips)

Auswirkungen übertriebener Außenrotation während Gewichtsübernahme und Einbeinstand

- Nach außen gedrehte Fußposition (Toe-out-Position) erzeugt eine vergrößerte Unterstützungsfläche und stört die Forefoot-rocker-Funktion.
- Belastung der medialen Kniegelenkstrukturen während das Körpergewicht nach vorne gebracht wird.

Ursachen für übertriebene Außenrotation während der Schwungphasen

- Absichtlich, um trotz schwacher Hüftgelenkflexoren das Schwungbein nach vorne zu bewegen.
- Absichtlich, um das Bein funktionell zu verkürzen.

Auswirkung übertriebener Außenrotation während der Schwungphasen

Dies unterstützt das Durchschwingen des Beines.

Beachte **M!**

Die normalen Rotationsbewegungen am Hüftgelenk können beim Gehen nicht beobachtet werden, da die Bewegungsbögen hierbei lediglich jeweils ca. 5° betragen. Die entstehenden anterioren/posterioren Wechsel in der Bewegungsausrichtung des Beines beim Gehen verdecken die geringe Rotation.

Andersherum bedeutet jede beobachtbare Rotation am Hüftgelenk eine übertriebene Bewegung. Für die Behandlung ist essenziell, neben dem Rotationsausmaß auch die primäre Ursache der Abweichung zu bestimmen. Exzessive Rotation des Beines kann nämlich durch die Hüftgelenke selber (primär) oder durch Rotation des Beckens und/oder des Rumpfes (sekundär) verursacht werden (Tylkowski et al. 1982)!

5.4.6 Hauptproblem Adduktion

In der Frontalebene treten Bewegungsabweichungen des Oberschenkels entweder lateral oder medial auf. Die beobachtende Ganganalyse bezeichnet diese Abweichungen lediglich als *Abduktion* bzw. *Adduktion*, da jede optisch erkennbare Abweichung schon exzessiv ist!

Ursachen für übertriebene Adduktion in allen Gangphasen

- Hyperaktivität der Adduktoren (▸ Abb. 5.35)
- Kontraktur der Adduktoren
- sekundär bei kontralateralem Pelvic drop (Schwäche der Abduktoren ipsilateral; ▸ Abb. 5.36)

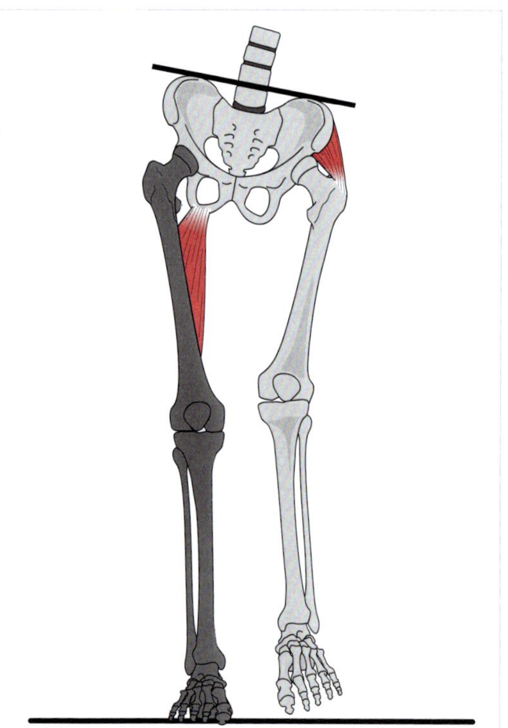

Abb. 5.35 Exzessive Adduktion am Hüftgelenk bei Kontraktur der Adduktoren verursacht kontralaterale Beckensenkung. Seltenere Ursache ist eine kontralaterale Kontraktur der Abduktoren.

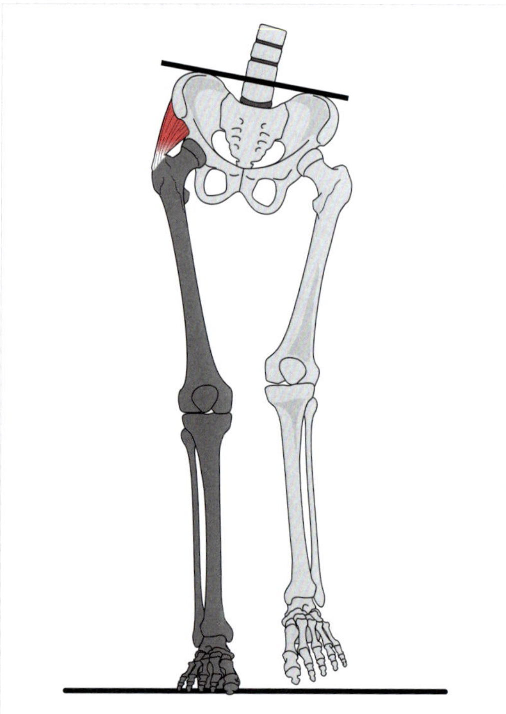

Abb. 5.36 Exzessive Adduktion am Hüftgelenk bei Schwäche der ipsilateralen Hüftgelenkabduktoren verursacht eine kontralaterale Beckensenkung.

Beachte **M!**

Übermäßige Adduktion am Hüftgelenk entsteht bei kontrakten Adduktoren am Referenzbein, oft verbunden mit Innenrotation und Hüftgelenkflexion oder auch Spastik. Diese kann eine Kontraktur in den Standphasen vortäuschen, zeigt sich jedoch bei der Untersuchung am Patienten in Rückenlage sehr abgeschwächt oder fehlend. Ipsilaterale Kontraktur der Adduktoren führt ebenso wie die seltene Abduktorenkontraktur der kontralateralen Seite zu kontralateraler Absenkung des Pelvis (Pelvic drop).

Auswirkungen übertriebener Adduktion

- reduzierte Unterstützungsfläche
- verminderte Beinstabilität

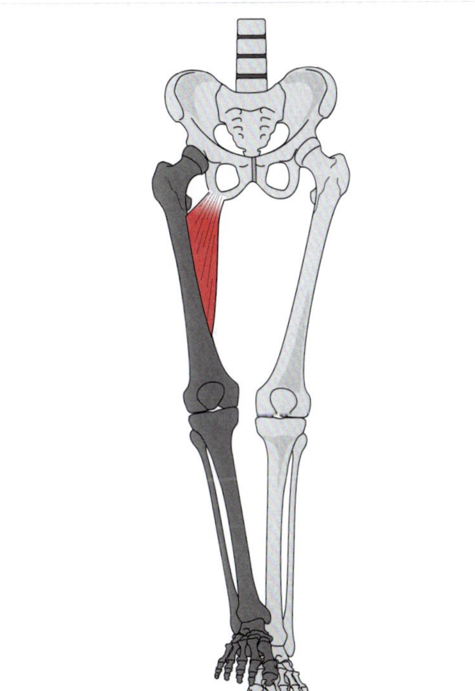

Abb. 5.37 Exzessive Adduktion am Hüftgelenk bei kompensatorisch eingesetzten Adduktoren als Flexoren des Hüftgelenks oder z. B. bei spastischer Hyperaktivität der Adduktoren.

- Die relative Beinlänge kann verlängert sein, eventuelle Störung beim Durchschwingen des Beines.

Praxistipp 

- *Suche nach der Ursache übertriebener Adduktion in den Schwungphasen:* Bei hemiplegischen Patienten empfiehlt es sich, M. adductor longus, M. adductor brevis und M. gracilis genauer zu untersuchen. Bei schwacher oder fehlender Aktivität des M. iliacus könnten diese Muskeln das Hüftgelenk beugen, was jedoch gleichzeitig zu übertriebener Adduktion des Oberschenkels führt. Außerdem kann das hängende Bein durch Dehnung in den Schwungphasen spastische Hyperaktivität der Adduktoren auslösen, was ebenfalls zu exzessiver Adduktion führt (▶ Abb. 5.37). Aus diesen Gründen muss der Therapeut genau beobachten und entscheiden, ob er mit der »geöffneten« oder der »geschlossenen« Muskelkette des Beines arbeitet.
- *Exzessive Hüftgelenkadduktion aufgrund von Schwäche der Hüftgelenkabduktoren:* Bei Schwäche des M. glutaeus medius (MMT 3 oder weniger) können Rumpf und Becken nicht mehr stabilisiert werden und es kommt zur Beckenabkippung am kontralateralen Schwungbein (Trendelenburg-Zeichen). Um auch eine latent vorhandene Schwäche der Kraftausdauer des M. glutaeus medius nachzuweisen, sollte sich der Patient unmittelbar vor dem Test adäquat belastet haben. Je nach Patient kann das bedeuten, zu Fuß zur Behandlung zu kommen (30 min Gehen) oder ein entsprechendes Training absolviert zu haben. Ein anschließender MMT-Test ergibt eine verifizierte Aussage über die Ausdauerkraft. Ist sie reduziert, fehlt es entsprechend an Stoßdämpfung. Gerade bei Patienten mit chronischen Schmerzen an der Wirbelsäule ist dies oft eine unentdeckte Ursache.

Beachte M!

Eine übertriebene Adduktion kann im Extremfall zum *Scherengang* (Scissors gait; ▶ Abb. 5.38) führen. Dabei bewegt sich das gesamte Bein (Oberschenkel und Fuß) so stark nach medial, dass die Füße aneinanderreiben.

Wenn durch kombinierte Flexion und Innenrotation des Hüftgelenks der Oberschenkel adduziert, der Fuß (Kalkaneus) aber nach lateral zeigt, handelt es sich um eine Pseudoadduktion (▶ Abb. 5.39).

Bezüglich der Therapie muss deutlich zwischen exzessiver und Pseudoadduktion unterschieden werden.

5.4.7 Hauptproblem exzessive Abduktion

Die laterale Verschiebung des Oberschenkels in den Standphasen vergrößert die Unterstützungsfläche. Damit muss jedoch mehr Energie für die Gewichtsverlagerung auf das andere Bein aufgebracht werden. In den Schwungphasen verkürzt sich die relative Beinlänge, und das Bein kann sich leichter vom Boden lösen.

Ursachen für übertriebene Abduktion in allen Gangphasen

- Kontraktur der Abduktoren
- funktionelle Verlängerung des Referenzbeins
- Kompensatorisch, um ein verlängertes Schwungbein durchschwingen lassen zu können.

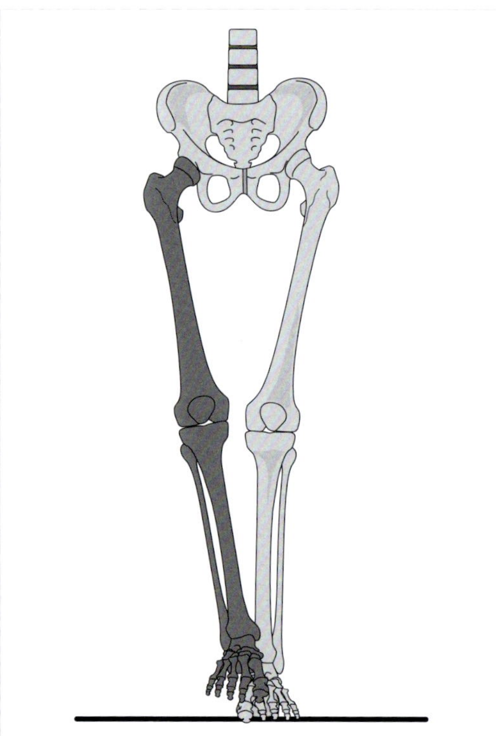

Abb. 5.38 Scissors gait (Scherengang) bei exzessiver Adduktion.

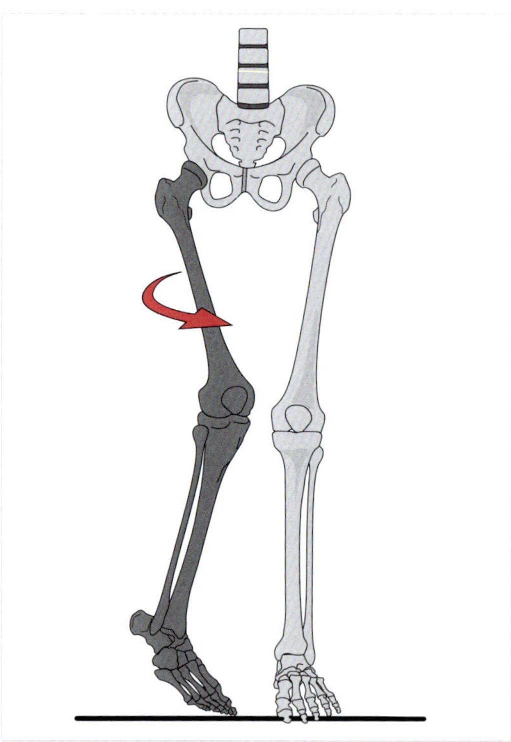

Abb. 5.39 Pseudoadduktion.

Auswirkungen übertriebener Abduktion in allen Gangphasen

- Vergrößerung der Unterstützungsfläche
- Reduktion der relativen Beinlänge
- erhöhter Energieverbrauch

Beachte **M!**

Dynamische Ursachen exzessiver Abduktion/Adduktion sind auf Muskelschwäche, Spastik und Kompensation zurückzuführen. Statische Fehlhaltungen können ebenso zu ungünstiger Positionierung der Hüftgelenke während des Gehens führen. Da ein Beckenschiefstand auf einer Seite exzessive Adduktion, auf der anderen Seite exzessive Abduktion am Hüftgelenk hervorruft, müssen zur Bestimmung der primären Ursache der Abweichung Mobilität und muskuläre Kontrolle von *beiden Seiten* beurteilt werden.

5.5 Neun Abweichungen am Becken

Am Becken können folgende Gangabweichungen beobachtet werden:

► **Hikes (Anhebung des Beckens)**
- einseitiges Anheben des Beckens über die Neutral-Null-Stellung
- Das Becken nähert sich der Schulter.

► **Posterior tilt (posteriore Beckenkippung)**
- posteriore Beckenkippung
- Die Symphyse ist aufwärts gerichtet.
- Die LWS ist abgeflacht.

► **Anterior tilt (anteriore Beckenkippung)**
- anteriore Beckenkippung
- Die Symphyse ist abwärts gerichtet.
- Die lumbale Lordose wird vergrößert.

► **Lacks forward rotation (fehlende Vorwärtsrotation).** Die Vorwärtsrotation ist geringer als für die relevante Phase normal ist.

► **Lacks backward rotation (fehlende Rückwärtsrotation).** Die Rückwärtsrotation ist geringer als für die relevante Phase normal ist.

► **Excess forward rotation (exzessive Vorwärtsrotation).** Die Vorwärtsrotation ist größer als für die relevante Phase normal ist.

► **Excess backward rotation (exzessive Rückwärtsrotation).** Die Rückwärtsrotation ist größer als für die relevante Phase normal ist.

► **Ipsilateral drop (ipsilaterale Absenkung).** Die Crista iliaca des Referenzbeins liegt tiefer als die des kontralateralen Beines.

► **Contralateral drop (kontralaterale Absenkung).** Die Crista iliaca des kontralateralen Beines liegt tiefer als die des Referenzbeins.

5.5.1 Hauptproblem Hikes

In Initial- und Mid swing ist die Beckenanhebung eine zu beobachtende Kompensationsbewegung bei unzureichender Flexion an Hüft- und/oder Kniegelenk oder bei exzessiver Plantarflexion am Sprunggelenk. In Terminal swing korrigiert sich die Beckenstellung.

Ursache für Beckenanhebung in den Schwungphasen

Absichtlich, um das Schwungbein anzuheben und durchschwingen zu lassen (► Abb. 5.40).

Auswirkung der Beckenanhebung in den Schwungphasen

Sie kann den Energieverbrauch erhöhen.

5.5.2 Hauptproblem Posterior tilt

Posteriore Beckenkippung mit angehobener Symphyse ist eher selten zu beobachten und muss von der Korrektur einer vorangegangenen exzessiven anterioren Beckenkippung differenziert werden. Die Rückkehr in die normale Stellung (ca. 10° anteriore Beckenkippung) ist kein Gangfehler.

Ursachen für posteriore Beckenkippung (alle Phasen)

- verkürzte ischiokrurale Muskulatur
- Absichtlich, um die Anforderung an die Hüftgelenkextensoren zu reduzieren (Gewichtsübernahme).

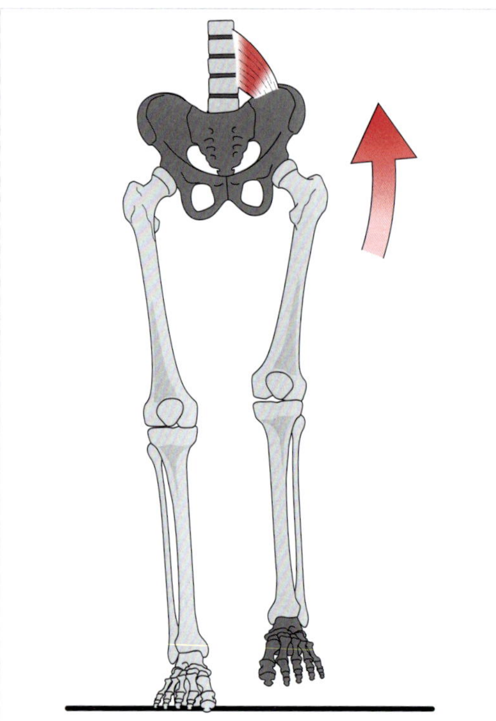

Abb. 5.40 Anhebung des Beckens (Pelvic hike).

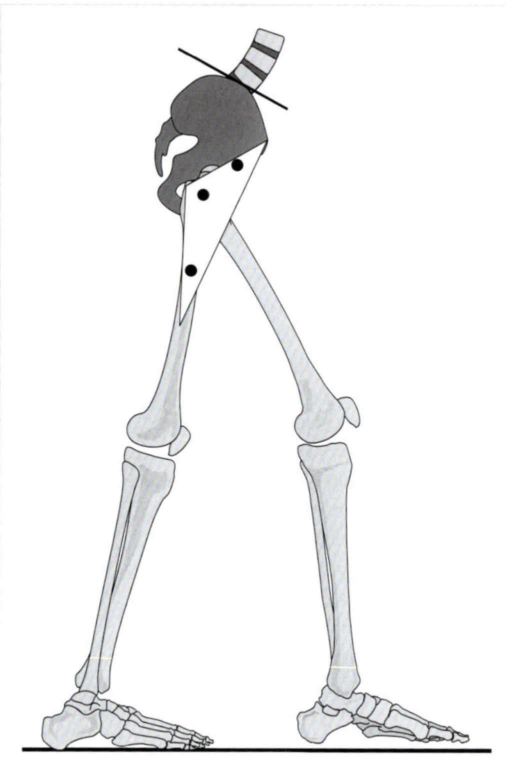

Abb. 5.41 Anteriore Beckenkippung bei Flexionskontrakturen am Hüftgelenk oder Spastik.

- Absichtlich, um das Bein nach vorne zu bringen (Schwungphasen; ▸ Abb. 5.29).
- Schmerzen der LWS
- eingeschränkte Extension der LWS

Auswirkungen der posterioren Beckenkippung

- erhöhter Energieverbrauch
- Kann zu einer exzessiven Kniegelenkflexion im Einbeinstand führen.

5.5.3 Hauptproblem Anterior tilt

Ursachen für anteriore Beckenkippung (alle Phasen)

- Schwäche der abdominalen Muskulatur
- Schwäche der Hüftgelenkextensoren
- Kontraktur oder Spastik der Hüftgelenkflexoren (▸ Abb. 5.41)
- als Begleiterscheinung eines vorwärts gebeugten Rumpfes

Praxistipp 

Bei einer Schwäche der Hüftgelenkextensoren kippt das Becken als Reaktion auf die anteriore Ausrichtung des Körperschwerpunkts in Loading response nach anterior. Diese Abweichung kann während der Standphasen beobachtet werden. In Terminal stance kehrt es in die Neutral-Null-Stellung zurück. Ursache für eine Schwäche der Hüftgelenkextensoren sind häufig chirurgische Maßnahmen zur Lösung oder Verlängerung spastischer ischiokruraler Muskulatur, um beispielsweise Patienten vom *kriechenden Gang* (Crouch gait) zu befreien. Dies gilt besonders im Zusammenhang mit Spastik der Hüftgelenkflexoren.

Unabhängig von operativen oder konservativen Maßnahmen sollte der Therapeut in jedem Fall ein intensives funktionelles Training der Hüftgelenkextensoren durchführen und an der Inhibition der Hüftgelenkflexoren arbeiten.

> **Beachte** M!
>
> Patienten mit spastisch reagierender Muskulatur zeigen bei den zumeist in Rückenlage durchgeführten Tests andere Ergebnisse als während des Gehens. Die funktionell relevanten Daten, die für die chirurgische Planung sowie zur Prognose eines Langzeitergebnisses benötigt werden, liefern die Ganganalyse durch einen geschulten Therapeuten in Kombination mit den Ergebnissen eines dynamischen EMG.

Auswirkungen anteriorer Beckenkippung

- erhöhter Energieverbrauch
- Kann die LWS-Lordose verstärken und so zu Lumbalschmerzen führen.

> **Beachte** M!
>
> **Abweichungen in der Transversalebene:** Eine Rotation des Beckens kann entweder exzessiv sein oder fehlen (Lack). Die Richtung der Abweichung ist entweder vorwärts oder rückwärts. Ist eine Rotation des Beckens zu erkennen, ist sie exzessiv. Für die instrumentierte Ganganalyse bedeutet exzessiv eine Abweichung von mehr als 5°.

5.5.4 Hauptproblem Lacks forward rotation

Patienten mit spastischer Rigidität der Wirbelsäule fehlt die Beckenrotation. In einigen Fällen können auch chirurgische Versteifungen die Ursache sein. Bei Beobachtung wirken die Patienten steif.

Ursachen fehlender Vorwärtsrotation (Gewichtsübernahme und Schwungphasen)

- retrahiertes Becken (Spastik)
- Kompensatorisch in Terminal swing, um die Anforderungen an M. quadriceps und die Hüftgelenkextensoren in Loading response zu reduzieren.
- fehlende Rückwärtsrotation des kontralateralen Beines
- Rückenschmerzen

Auswirkung fehlender Vorwärtsrotation

Es kommt zu einer verkürzten Schrittlänge.

5.5.5 Hauptproblem Lacks backward rotation

Ursachen fehlender Rückwärtsrotation (Einbeinstand und Schwungphasen)

- gestörte motorische Kontrolle der Rumpf- und Beckenmuskulatur
- Rückenschmerzen
- als Begleiterscheinung exzessiver Flexion am Hüftgelenk

Auswirkung fehlender Rückwärtsrotation

Es kommt zu einer verkürzten Schrittlänge auf der kontralateralen Seite.

5.5.6 Hauptproblem Excess forward rotation

Das Becken kann sich in einer vorwärts gerichteten fixierten Position befinden oder bewegt sich in Abhängigkeit vom Schwungbein.

Ursachen exzessiver Vorwärtsrotation (alle Phasen)

- Absichtlich, um das Bein trotz insuffizienter Hüftgelenkflexoren nach vorne zu schwingen.
- Exzessive Rückwärtsrotation des kontralateralen Beines.

Auswirkungen exzessiver Vorwärtsrotation

- Vergrößerte Schrittlänge in Terminal swing;
- Kann zu Rückenschmerzen führen.

5.5.7 Hauptproblem Excess backward rotation

Das Becken kann sich in einer rückwärts ausgerichteten fixierten Position befinden. Im Gegensatz dazu erscheint eine mögliche dynamische Rückwärtsrotation des Beckens in Terminal stance. Dabei handelt es sich um eine ziemlich abrupte Bewegung, begleitet von anhaltendem Fersenkontakt. Zu beobachten ist sie bei mittlerer Gehgeschwindigkeit.

Ursachen für exzessive Rückwärtsrotation (Einbeinstand und Schwungphasen)

- Unvermögen, die Becken- von den Beinbewegungen zu dissoziieren.
- kompensatorisch bei exzessiver Flexion des Hüftgelenkes (Einbeinstand)
- Schwäche der Wadenmuskulatur mit fehlender Fersenanhebung (No heel-off; ▶ Abb. 5.42)
- als Begleiterscheinung bei exzessiver Plantarflexion

Auswirkungen exzessiver Rückwärtsrotation

- Kann die Vorwärtsbewegung reduzieren (Gewichtsübernahme und Schwungphasen).
- Absichtlich, um die Vorwärtsbewegung zu verbessern (Einbeinstand).

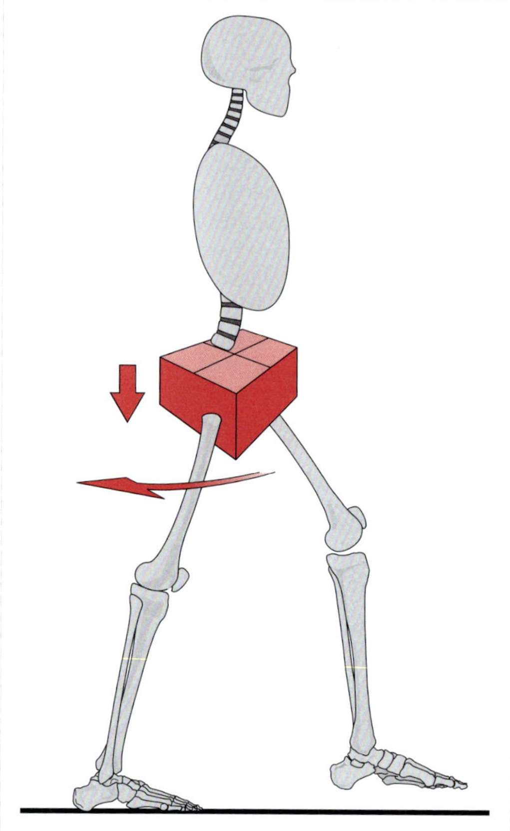

Abb. 5.42 Exzessive Rückwärtsrotation am Becken mit fehlender Fersenablösung.

5.5.8 Hauptproblem Ipsilateral drop

Ursache für ipsilaterale Pelvisabsenkung (Gewichtsübernahme und Einbeinstand)

Kompensatorisch bei verkürztem Referenzbein.

Auswirkung ipsilateraler Pelvisabsenkung

Sie kann Rückenschmerzen verursachen.

Ursachen für ipsilaterale Pelvisabsenkung (Schwungphasen)

- Schwäche der Hüftgelenkabduktoren am kontralateralen Bein (▶ Abb. 5.43)
- Absichtlich, um das Referenzbein für Initial contact näher zum Boden zu platzieren.
- Kontraktur oder Spastik der Adduktoren

Auswirkungen ipsilateraler Pelvisabsenkung (Schwungphasen)

- Kann die Standbeinstabilität des anderen Beines verringern.
- verstärkter Energieverbrauch
- Erhöht die relative Länge des Referenzbeins;.
- Kann Rückenschmerzen hervorrufen.

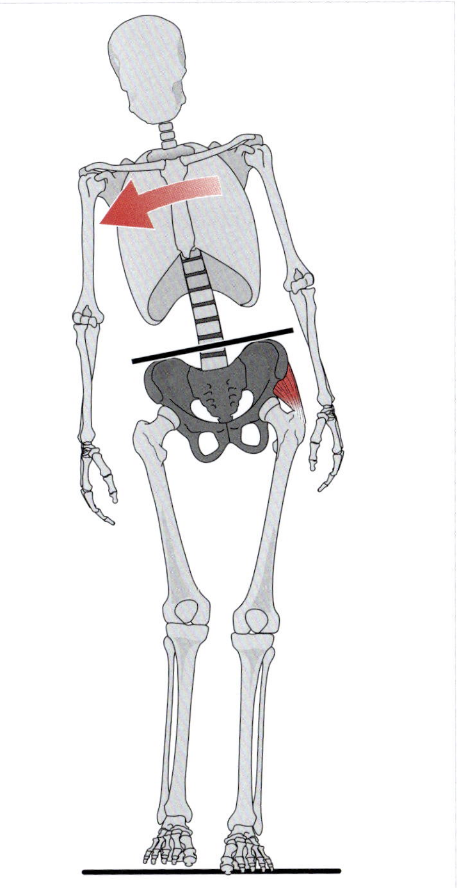

Abb. 5.43 Ipsilaterale Beckenabsenkung am Schwungbein bei Schwäche der kontralateralen Hüftgelenkabduktoren.

Beachte M!

Skoliose kann die Ursache sowohl für ipsilaterale als auch kontralaterale Beckenabsenkung sein (▶ Abb. 5.44).

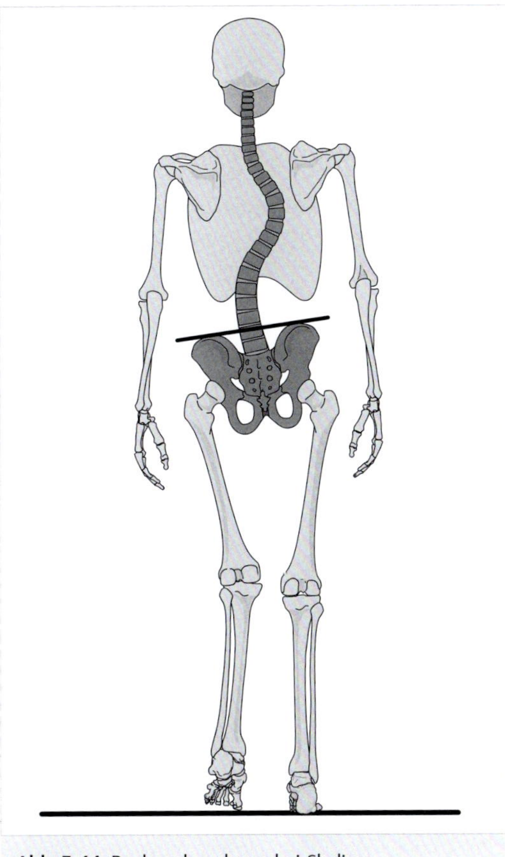

Abb. 5.44 Beckenabsenkung bei Skoliose.

5.5.9 Hauptproblem Contralateral drop

Ursachen für kontralaterale Pelvisabsenkung (Gewichtsübernahme und Einbeinstand)

- Schwäche der Hüftgelenkabduktoren am Referenzbein (▶ Abb. 5.45)
- Absichtlich, um das kontralaterale Bein für Initial contact näher am Boden zu positionieren.
- Kontraktur oder Spastik der Adduktoren (▶ Abb. 5.35)

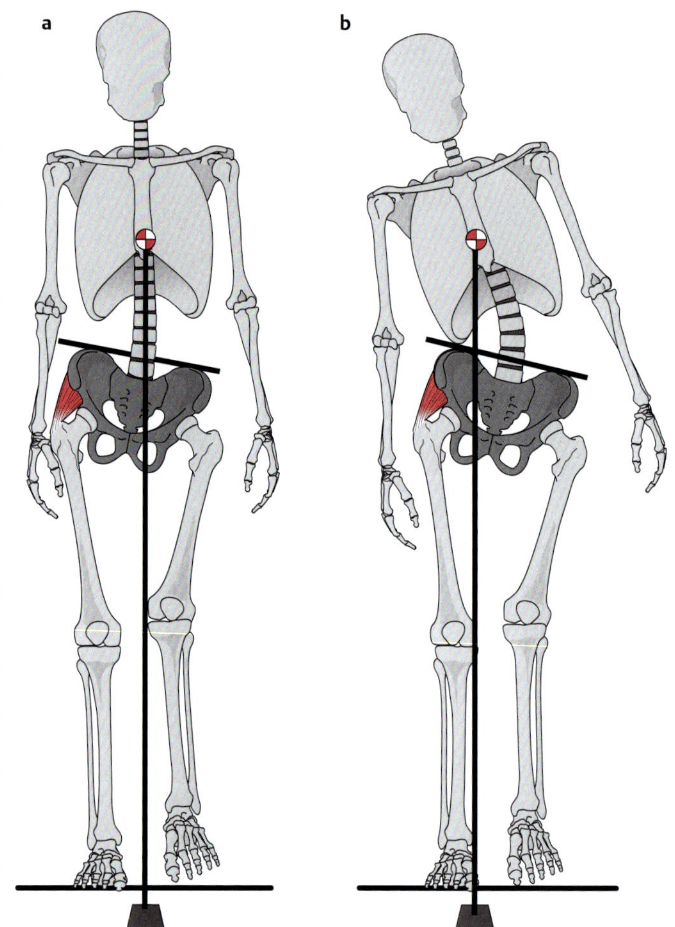

Abb. 5.45 Kontralaterale Beckenabsenkung bei Schwäche der ipsilateralen Hüftgelenkabduktoren.
a Der Körperschwerpunkt entfernt sich vom Standbein (Trendelenburg- Zeichen). **b** Kompensatorische Seitenneigung des Rumpfes über das Standbein. Der Körperschwerpunkt nähert sich dem Standbein (Duchenne-Hinken).

Beachte **M!**

Zeigt ein Test der Hüftgelenkabduktoren auf der Standbeinseite weniger als 3 + MMT, entsteht eine Instabilität am Becken. Im Moment, in dem das Körpergewicht medial zum unterstützenden Hüftgelenk liegt, kommt es zur Absenkung des Beckens (Trendelenburg-Zeichen, ▸ Abb. 5.45). Der Körperschwerpunkt wird vom Standbein zum Schwungbein hin verschoben. Dabei ist zu beachten, dass ein festes Iliotibialband eine Schwäche der Hüftgelenkabduktoren verdecken kann. Bei extremer Insuffizienz der Abduktoren kommt es zu kompensatorischer Seitenneigung des Rumpfes hin zur Standbeinseite (Duchenne-Hinken, ▸ Abb. 5.45).

Auswirkungen kontralateraler Pelvisabsenkung (Gewichtsübernahme und Einbeinstand)

- Kann Standstabilität reduzieren.
- Erhöht die relative Länge des kontralateralen Beines.
- Kann den Energieverbrauch erhöhen.

Ursache für kontralaterale Pelvisabsenkung (Schwungphasen)

Sie erfolgt kompensatorisch für das verkürzte kontralaterale Bein.

Auswirkung kontralateraler Pelvisabsenkung (Schwungphasen)

Sie kann Rückenschmerzen hervorrufen.

5.6 Fünf Abweichungen am Rumpf

Am Rumpf können folgende Gangabweichungen beobachtet werden:

▸ **Forward lean (Vorwärtsneigung).** Im Bezug zur Vertikalen Vorwärtsneigung des Rumpfes.

▸ **Backward lean (Rückwärtsneigung).** Im Bezug zur Vertikalen Rückwärtsneigung des Rumpfes.

▸ **Lateral lean (Seitneigung, rechts oder links).** Im Bezug zur Vertikalen neigt sich der Rumpf zu einer Seite hin.

▸ **Rotates forward/backward (exzessive Vorwärts-/Rückwärtsrotation).** Die Vorwärts-/Rückwärtsrotation des Rumpfes ist größer als normal (Referenzseite).

5.6.1 Hauptproblem Forward lean

Ursachen für Vorwärtsneigung (Gewichtsübernahme, Einbeinstand)

- Absichtlich, um das Kniegelenk bei zu schwachem M. quadriceps in Extension zu stabilisieren (▸ Abb. 5.46).
- Absichtlich, um mithilfe visueller Kontrolle gestörte Propriozeption zu kompensieren.
- Absichtlich, um sich trotz exzessiver Plantarflexion am Sprunggelenk vorwärts zu bewegen (▸ Abb. 5.47).

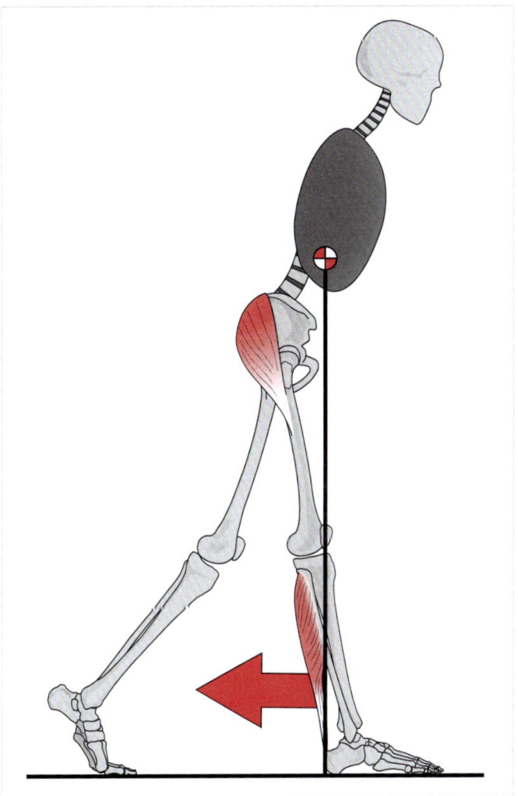

Abb. 5.46 Mid stance. Vorwärtsneigung des Rumpfes als Kompensation bei zu schwachem M. quadriceps. Der Körpervektor verläuft vor dem Kniegelenk und bewirkt Extension. Der M. soleus zieht die Tibia nach hinten.

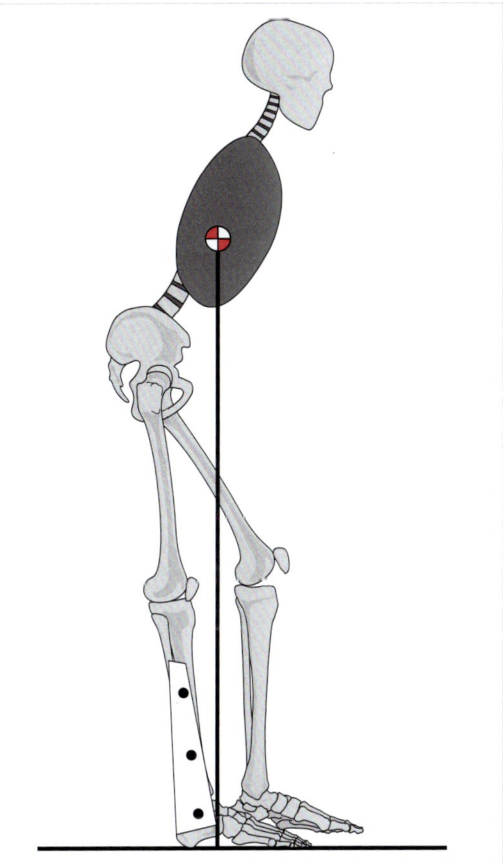

Abb. 5.47 Vorwärtsneigung des Rumpfes (Forward lean) zur Kompensation einer rigiden Plantarflexionskontraktur am Sprunggelenk. Der Körperschwerpunkt wird so über dem unterstützenden Fuß gehalten.

- limitiertes Bewegungsausmaß der Rumpfextension
- abdominale Schmerzen
- Gebrauch von Gehhilfen der oberen Extremität, um beispielsweise schwache Hüftgelenkextensoren zu kompensieren.
- Sekundär bei exzessiver Hüftgelenkflexion bei der Gewichtsübernahme und im Einbeinstand.

Auswirkungen der Vorwärtneigung des Rumpfes

- Erhöht den Energieverbrauch sowie die Anforderung an Hüftgelenk- und Rumpfextensoren.
- Kann Rückenschmerzen verursachen.
- Kann die Stabilität und/oder die Vorwärtsbewegung verbessern.

5.6.2 Hauptproblem Backward lean

Ursachen für Rückwärtsneigung (Gewichtsübernahme und Einbeinstand)

Absichtlich, um die Anforderung an schwache Hüftgelenkextensoren zu reduzieren. Dabei wird der Körperschwerpunkt hinter das Hüftgelenk verschoben, und es entsteht passive Extension am Hüftgelenk (▶ Abb. 5.48).

Als Kompensation, um einer rigiden Beugekontraktur des Hüftgelenks entgegenzuwirken. Das Becken ist dabei exzessiv nach anterior gekippt (▶ Abb. 5.49).

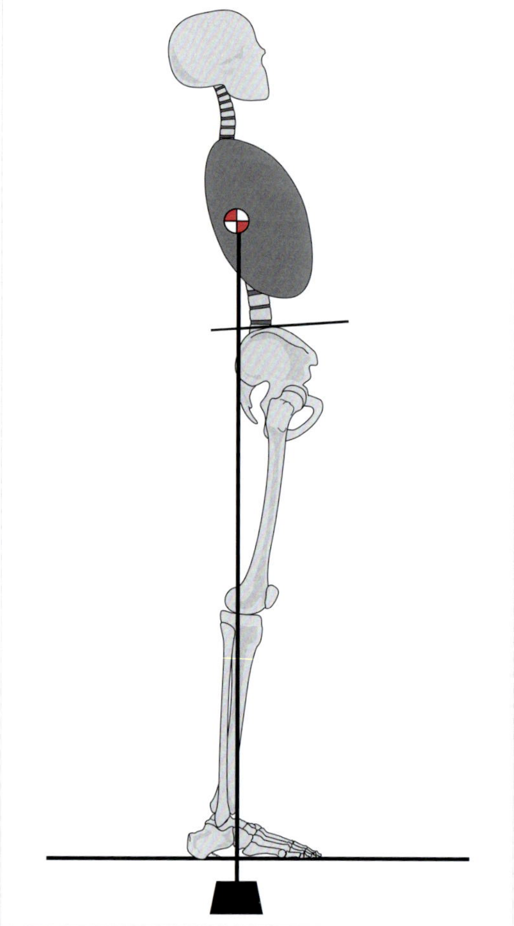

Abb. 5.48 Rückwärtsneigung des Rumpfes (Backward lean) als Kompensation bei schwachen Hüftgelenkextensoren. Hyperextension der Hüftgelenke und Dorsalextension des Sprunggelenks halten den Körperschwerpunkt über dem unterstützenden Fuß.

Auswirkungen von Rückwärtsneigung (Gewichtsübernahme und Einbeinstand)

- Kann den Energieverbrauch erhöhen.
- Reduziert den Vorwärtsschwung.
- Kann Rückenschmerzen verursachen.

Ursachen von Rückwärtsneigung (Schwungphasen)

- Absichtlich, um das Bein bei Schwäche der Hüftgelenkflexoren oder unzureichender motorischer Kontrolle nach vorne zu bewegen (▶ Abb. 5.50).
- lumbale Immobilität

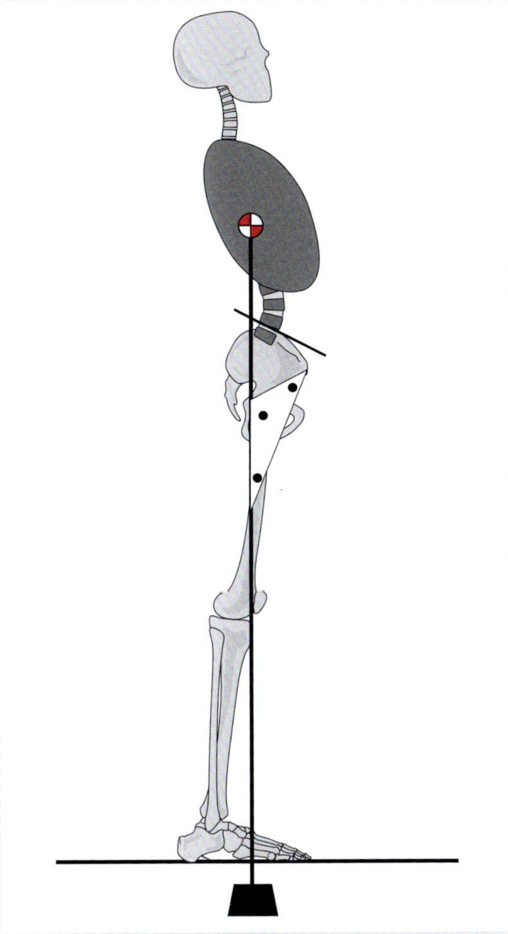

Abb. 5.49 Rückwärtsneigung des Rumpfes mit anteriorer Beckenkippung als Kompensation bei einer Flexionskontraktur am Hüftgelenk.

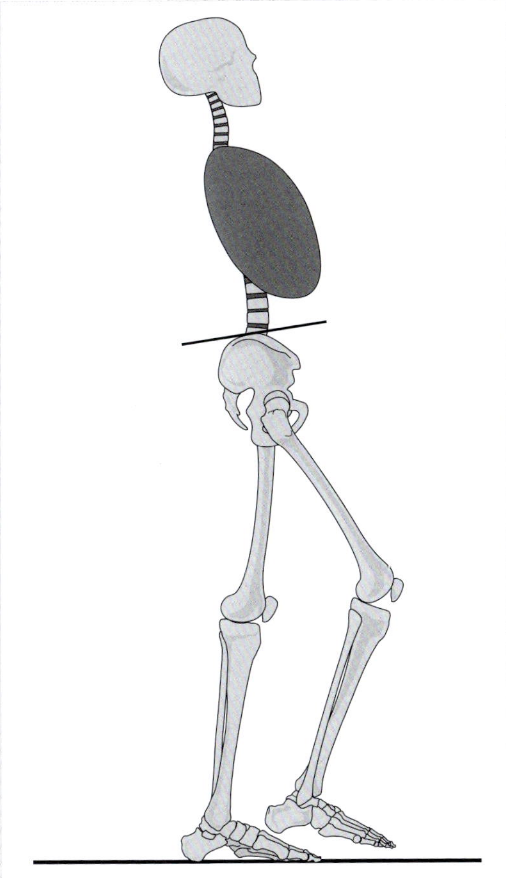

Abb. 5.50 Rückwärtsneigung des Rumpfes, um das Schwungbein nach vorne zu bringen. Dabei kippt das Becken in Richtung posterior.

Auswirkungen von Rückwärtsneigung

- erhöhter Energieverbrauch
- Kann Rückenschmerzen verursachen.

5.6.3 Hauptproblem Lateral lean

Ursachen von Seitneigung (Gewichtsübernahme und Einbeinstand)

- Absichtlich zur Vermeidung von Hüftgelenkschmerzen.
- Schwache Hüftgelenkabduktoren (▶ Abb. 5.45).
- Adduktorenkontraktur, d. h. gleicher Effekt wie bei Schwäche der Hüftgelenkabduktoren. Die Pelvis wird auf der kontralateralen Seite nach unten gezogen, und die verkürzten Hüftgelenkadduktoren verschieben den Körperschwerpunkt vom Standbein weg. Der Rumpf neigt sich zur Standbeinseite, um die entstehende Dysbalance auszugleichen (▶ Abb. 5.51).
- Kontraktur der lateralen Hüftgelenkstrukturen (festes Iliotibialband). Der Fuß wird dabei seitlich versetzt und vergrößert dadurch die Standfläche. Gleichzeitig wird der Körperschwerpunkt durch ipsilaterale Seitenneigung des Rumpfes näher an die Unterstützungsfläche gebracht (▶ Abb. 5.52).

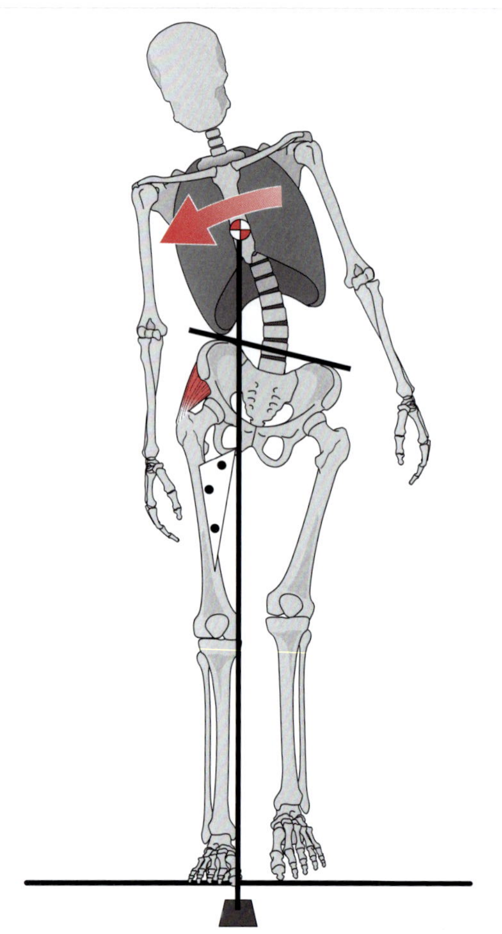

Abb. 5.51 Seitenneigung des Rumpfes (Lateral lean) zum Referenzbein bei Kontraktur der Adduktoren oder Schwäche der Abduktoren. Der Körperschwerpunkt wird so über dem Standbein gehalten.

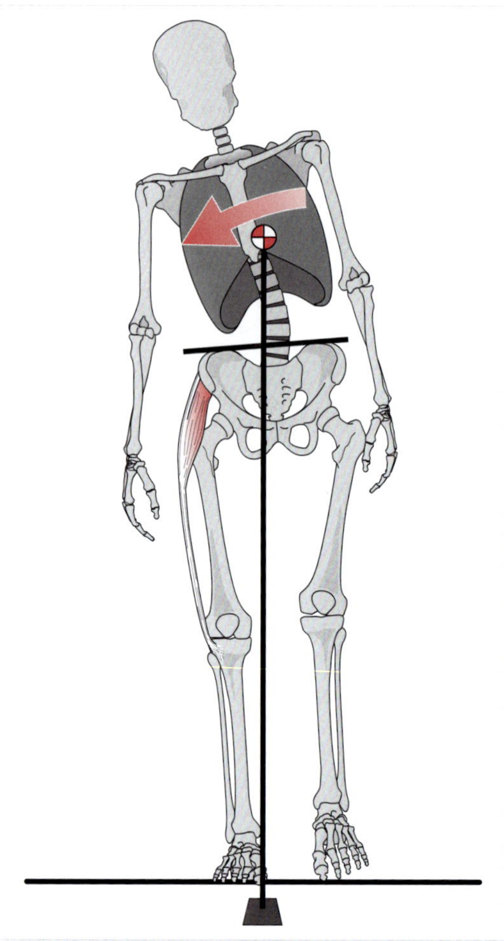

Abb. 5.52 Seitenneigung des Rumpfes zum Referenzbein bei Kontraktur der Abduktoren und/oder verkürztem Iliotibialband.

- Skoliotische Fehlstellung des oberen Rumpfes. Die Verkrümmung der Wirbelsäule verschiebt den oberen Rumpf lateral und erzeugt so eine statische Form der Rumpfseitenneigung.
- Kompensatorisch bei zu kurzem Standbein.
- Gebrauch von Gehhilfen der oberen Extremität.

Ursachen von Seitenneigung (Schwungphasen)

- Absichtlich, um trotz inadäquater Hüftgelenkflexion das Becken auf der Schwungseite anzuheben und damit das Durchschwingen des Beines zu ermöglichen (▸ Abb. 5.53).
- gestörtes Körperschema (Body image)

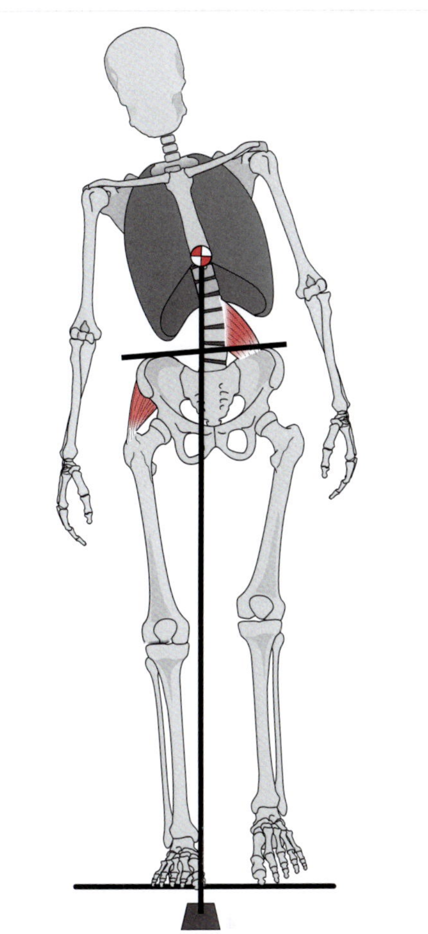

Abb. 5.53 Kontralaterale Rumpfneigung, um das Becken auf der Schwungbeinseite anzuheben.

Beachte M!

Hemiplegische Patienten mit *Pusher-Symptomatik* sind sich über die Ausrichtung ihres Körpervektors nicht bewusst (▸ Abb. 5.54). Da sie keine Instabilitätssensibilität besitzen, fehlt ihnen die Möglichkeit zu posturalen Adaptationen (Haltungsanpassung). Bei den Betroffenen kippt der Rumpf zur nicht unterstützten Seite hin ab. Das daraus resultierende Ungleichgewicht macht das Gehen nahezu unmöglich. Die Pusher-Symptomatik ist jedoch therapierbar.

Praxistipp 

Die Wahrnehmungsschulung der eigenen aufrechten Körperposition ist für Patienten mit Pusher-Symptomatik grundsätzliche Voraussetzung für das Wiedererlernen des Gehens (Karanth et al. 2000). Zunächst muss der Patient sein gestörtes Körpergefühl erkennen können. Zur Verbesserung der Wahrnehmung lässt der Therapeut Fehler des Patienten in dosierter Form zu, um mit ihm anschließend Lösungen im Sitzen, Stehen und Gehen zu erarbeiten. Durch gezielte Reizsetzung lernt der Patient durch Adaption, seine Haltung wieder selbständig zu korrigieren. Dies kann durch visuelle Entdeckung des Raumes und des Körpers im Raum unterstützt werden.

Im weiteren Verlauf lernt der Patient, seine vertikale Körperposition selbständig beizubehalten, während er gleichzeitig andere Aktivitäten durchführt (Dual task). Die individuelle Lernstruktur gibt der Therapeut vor.

Auswirkungen von Rumpfseitenneigung

- erhöhter Energieverbrauch
- verminderter Vorwärtsschwung
- Seitenneigung hin zum Schwungbein (Pusher) macht Gehen unmöglich.

5.6.4 Hauptproblem Rotates forward

Ursachen für exzessive Vorwärtsrotation (in allen Phasen)

- Absichtlich, um das Bein nach vorne zu schwingen.
- Unvermögen, Rumpf- von Beckenbewegungen zu dissoziieren (z. B. bei Hemiplegikern).
- Übertriebener Einsatz von Gehhilfen der oberen Extremität.

Auswirkungen exzessiver Vorwärtsrotation

- Kann den Energieverbrauch erhöhen.
- Kann die Stabilität reduzieren.

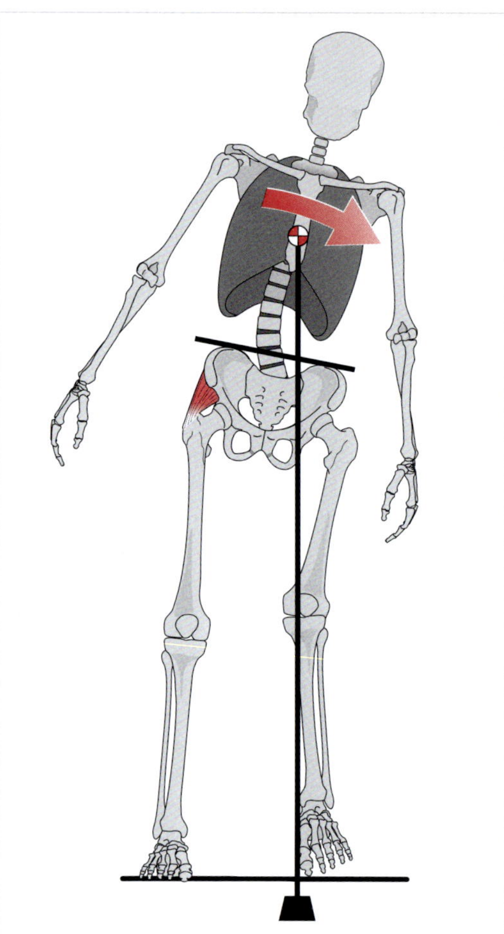

Abb. 5.54 Kontralaterale Rumpfneigung im Stand. Der Rumpf kippt zur Schwungbeinseite (Pusher-Symptomatik).

5.6.5 Hauptproblem Rotates back

Ursachen für exzessive Rückwärtsrotation (alle Phasen)

- Unvermögen, Rumpf- von Beckenbewegungen zu dissoziieren (z. B. bei Hemiplegikern).
- Übertriebener Einsatz von Gehhilfen der oberen Extremität.
- Sekundär bei exzessiver Plantarflexion des Sprunggelenks in Terminal stance.

Auswirkungen exzessiver Rückwärtsrotation

- Kann den Energieverbrauch erhöhen.
- Kann die Standstabilität reduzieren.
- Reduziert die Vorwärtsbewegung.

6 Sinn und Seele – Sozialmedizinische Gedanken bei der Behandlung

»Gesundheit ist die Fähigkeit, die menschliche Existenz mit allen Widersprüchen zu ertragen, sich mit ihnen zu konfrontieren, sie anzunehmen und trotz aller Schwierigkeiten das Leben sinnvoll zu gestalten« (frei nach Jeanne Hersch).

Ein im ersten Moment unnatürlich erscheinendes Gangbild kann das Resultat einer Mechanik sein, die die vielleicht bestmögliche oder sogar einzige Fortbewegungsmöglichkeit eines Patienten darstellt. Hier hat der Therapeut von Fall zu Fall individuell zu entscheiden, ob eine Behandlung der Abweichungen – im Sinne einer Angleichung an die Norm – dem Patienten einen lebenswerten Vorteil bringt oder nicht. Es mag zunächst paradox erscheinen, dass der Therapeut im Verlauf der Untersuchung eventuell zu dem Schluss kommen könnte, unter bestimmten Umständen individuelle Gangabweichungen oder Pathologien zuzulassen. Dies muss jedoch immer der Fall sein, wenn die üblicherweise im traditionell medizinischen Versorgungsmodell geforderte »Angleichung an das Normale« (als Synonym für Gesundheit) weder Funktionalität noch Wohlbefinden des Patienten verbessert.

So stellt es bei der täglichen Problemanalyse für den Therapeuten jedesmal eine Gratwanderung dar, neu zu entscheiden, wie viel Abweichung zugelassen werden darf, eventuell sogar *individuell funktionell sinnvoll* ist und ab wann und auf welche Weise therapeutisch interveniert werden muss, um ein *verbessertes Wohlbefinden* des Patienten zu erreichen.

Zur Gestaltung der jeweils optimalen Therapiestrategie benötigt der Therapeut als Grundlage fundiertes Wissen über die normalen Funktionen des Gehens sowie die pathologischen Gangmechanismen und ihre Auswirkungen. Darüber hinaus sind Kenntnisse darüber erforderlich, welche Abweichungen sogar positive funktionelle Auswirkungen auf das Gehen haben können und ein Konzept, das bei der Gratwanderung der Beurteilung hilft, die richtigen Entscheidungen zur Förderung des Wohlbefindens des jeweiligen Patienten zu treffen.

Wie kann ein solches Konzept aussehen und wie muss es eingesetzt werden?

6.1 Modell eines Behandlungskonzepts

Das Modell der *Salutogenese* des amerikanisch-israelischen Medizinsoziologen und Stressforschers Aaron Antonovsky (1923–1994) bietet eine Reihe tragfähiger und in der Praxis anwendbarer Gedanken und Strukturen. Das von ihm entwickelte Modell gehört zu den einflussreichsten Gesundheitskonzepten der letzten Jahre und wird als Standardwerk der Gesundheitsförderung angesehen (Antonovsky 1997).

Antonovsky (1997) beschäftigte sich beispielsweise mit folgenden Fragen:

- Warum bleiben Menschen trotz vieler gesundheitsgefährdender Einflüsse gesund?
- Wie schaffen es Menschen, sich von Krankheiten wieder zu erholen?
- Wie wird ein Mensch mehr gesund und weniger krank?

Seine Gedanken dazu und Ergebnisse aus der Stressforschung verbanden sich in der Salutogenese, die gleichzeitig eine neue Definition von Gesundheit und Krankheit liefert – zwei Zustände, die bislang als einander ausschließend verstanden wurden (Dichotomie).

Antonovsky (1997) stellte fest, dass Menschen sowohl krank als auch gesund sind. Das bedeutet, in jedem gesunden Menschen stecken kranke, in jedem kranken Menschen auch gesunde Anteile. Entsprechend sind gesunde Menschen »weniger krank« oder – je nach Befindlichkeit – »weniger gesund/mehr krank«. In den Begriffen *Gesundheit* und *Krankheit* sah er 2 entgegengesetzte Extreme eines Kontinuums, in dem die meisten Menschen irgendwo zwischen diesen beiden Polen angesiedelt sind. »Der Mensch bewegt sich zwischen den Zuständen von Gesund- und Kranksein. Absolute Gesundheit gibt es ebenso wenig wie völliges Kranksein« (Antonovsky 1997).

Im Zuge seiner Untersuchungen bemerkte er, dass gesunde Menschen (mit hohem Wohlempfinden) über eine bestimmte geistig-seelische Globalorientierung verfügen, die er als *Kohärenzgefühl* (Sense of coherence) bezeichnet. Der Begriff soll hier nicht als bloßes Gefühl interpretiert, sondern als ein Wahrnehmungs- und Beurteilungsmuster verstanden werden, das eine übergeordnete und steuernde Funktion hat. Vergleichbar mit einem kognitiven Raster, das einem erlaubt, sich und die Welt in einem bestimmten Licht zu sehen und entsprechend zu handeln.

Das Kohärenzgefühl steht im Zentrum der Salutogenese. Menschen, die in ausreichendem Maße damit ausgestattet sind, fühlen sich ihren Problemen und Herausforderungen gewachsen, finden sich in ihrer Welt zurecht und sehen in ihrer Existenz einen Sinn. Sie werden auf Anforderungen stets flexibel reagieren. Das Empfinden der eigenen Stimmigkeit in Beziehung zum Leben – oder anders gesagt, das Ausmaß des Kohärenzgefühls – markiert dabei die jeweilige Position zwischen den Polen von Gesundheit und Krankheit. Antonovsky selbst definiert Kohärenzgefühl folgendermaßen:

»[...] eine globale Orientierung, die das Ausmaß ausdrückt, in dem jemand ein durchdringendes, überdauerndes und dennoch dynamisches Gefühl des Vertrauens hat, dass erstens die Anforderungen aus der inneren oder äußeren Erfahrenswelt im Verlauf des Lebens strukturiert, vorhersagbar und erklärbar sind und dass zweitens die Ressourcen verfügbar sind, die nötig sind, um den Herausforderungen gerecht zu werden. Und drittens, dass diese Anforderungen Herausforderungen sind, die Investition und Engagement verdienen« (Antonovsky 1993).

Demnach enthält das Kohärenzgefühl 3 wesentliche Komponenten:

► **Verstehbarkeit (Sense of comprehensibility).** Damit wird die Erwartung bzw. Fähigkeit des Menschen beschrieben, Stimuli (auch unbekannte) als geordnete, konsistente, strukturierte Informationen verarbeiten zu können und nicht mit Reizen konfrontiert zu werden, die chaotisch, willkürlich, zufällig und unerklärlich sind.

► **Handhabbarkeit (Sense of manageability).** Das Ausmaß, in dem ein Mensch wahrnimmt, dass er eigene und geeignete Ressourcen und Mittel zur Verfügung hat, bestimmten Anforderungen zu begegnen. Antonovsky (1997) betont, dass es nicht nur darum geht, über eigene Ressourcen und Kompetenzen zu verfügen, sondern auch um den Glauben, dass andere Personen (z. B. der Therapeut!) oder eine höhere Macht dabei helfen, Probleme zu bewältigen.

► **Sinnhaftigkeit (Sense of meaningfulness).** Diese Komponente beschreibt das Ausmaß, in dem ein Mensch sein Leben als emotional sinnvoll empfindet. Die Probleme des Lebens sollten eher als willkommene Herausforderung betrachtet werden und weniger als eine Last, die man gerne los wäre. Antonovsky (1997) sieht diese motivationale Komponente als die bedeutendste an. Ein Mensch ohne Erleben von Sinnhaftigkeit wird das Leben in allen Bereichen nur als Last empfinden.

6.2 Unterschied (pathogenetischer und salutogenetischer Ansatz)

In einer berühmten Metapher hat Antonovsky (1997) Gesundheit und Leben mit einem Fluss verglichen. Sein Gedanke ist, dass Menschen im Fluss (des Lebens) voller Gefahren, Strudeln, Biegungen und Stromschnellen schwimmen. Zwar könnte ein Therapeut mit seiner pathogenetisch orientierten Medizin versuchen, den Ertrinkenden aus dem Strom zu ziehen, doch am Ufer wird dieser niemals Schwimmen lernen, und das Leben zieht nun an ihm vorbei. Wagt er den Sprung zurück, gerät er neuerlich in Gefahr, und die Geschichte beginnt von vorne (typisches Beispiel für Dauerpatienten!).

In der Salutogenese geht es aber um weit mehr. Es gilt, den Menschen zu einem guten Schwimmer im Fluss des Lebens zu machen. Die auftretende Frage ist also: Was hilft dem Menschen, Strudel und Stromschnellen zu meistern?

Eine salutogenetisch orientierte Therapie zielt nicht nur darauf ab, kranke Anteile (z. B. Symptome) zu minimieren, sondern zusätzlich *gesunde Anteile zu stärken und zu nutzen*. An diesem Punkt trennen sich der pathogenetisch und der salutogenetisch orientierte Behandlungsansatz.

In der pathogenetisch orientierten Therapie steht im Vordergrund, auffällige Symptome zu betrachten, nicht aber den Erkrankten in Diagnose und Therapie mit einzubeziehen. Auch die Erwartung eines Patienten bezieht sich möglicherweise hauptsächlich auf die »Behebung des Defektes«, die er selber nur passiv erlebt.

In der auf Ressourcen ausgerichteten, salutogenetisch orientierten Behandlung gilt es, neben der notwendigen Behandlung von Problemen allgemein die »gesunden Anteile« des Patienten zu wecken, d. h. die vorhandenen Ressourcen aufzufinden und mit allen zur Verfügung stehenden Mitteln zu fördern. Darüber hinaus ist die Aufgabe des Therapeuten, den Patienten dahingehend zu unterstützen, aus seiner Rolle eines »passiven Opfers« heraus eigenständig zum aktiv Handelnden zu werden und sein Leben wieder selber gestalten zu können (Stärkung des Kohärenzgefühls; physiotherapeutischer Grundgedanke – Förderung der Eigenverantwortlichkeit).

6.3 Praxis

Therapeuten erfahren nahezu täglich, dass Beseitigung bzw. Abwesenheit von Pathologie nicht automatisch die Wiederherstellung von Gesundheit und Wohlbefinden des Patienten bedeuten. Daraus entsteht leicht ein gleichermaßen ärgerliches als auch enttäuschendes Gefühl auf beiden Seiten. Der Therapeut muss sich fragen, weshalb der Patient – obwohl sich viel Mühe gegeben wurde und auch Erfolge zu verbuchen sind – dennoch unzufrieden ist, ohne im Einzelnen konkret sagen zu können, woran es genau liegt. Um diese für beide Seiten frustrierende Situation zu beenden bzw. gar nicht erst aufkommen zu lassen, sollten beispielsweise folgende 2 Punkte beachtet werden, die die Gangtherapie grundsätzlich positiv beeinflussen:

- Der Therapeut hat immer wieder – auch während der Behandlung – zu überprüfen, ob die therapeutische Intervention in Einklang sowohl mit den (machbaren) Wünschen als auch den Zielen des Patienten steht. Hier ist auf möglichst hohe Stimmigkeit des Patienten mit der Behandlung zu achten.
- Auch das Verhalten zwischen Therapeut und Patient auf der Beziehungsebene ist von großer Bedeutung. Der Therapeut trägt die Verantwortung sowohl für sein eigenes als auch das Wohlbefinden seines Patienten, was sich entsprechend in Worten und Verhalten zeigen sollte. Wohlbefinden unterstützt den Vertrauensaufbau beim Patienten und erhöht deutlich seine Bereitschaft zu lernen. Gleichzeitig fördert es sowohl Aufmerksamkeit und Einfühlungsvermögen als auch das Verständnis des Therapeuten gegenüber den individuellen Problemen und Bedürfnissen des Patienten.

Sind während Untersuchung und Behandlung Absicht und Handeln des Therapeuten auf Unterstützung und Verstärkung des Kohärenzgefühls (Stimmigkeit) des Patienten ausgerichtet, wird es gelingen, schon bei der Gratwanderung der Beurteilung die richtigen Entscheidungen zu treffen und die Probleme zu erkennen, zu lindern und/oder so weit wie möglich zu beseitigen. Und das sogar mit der Unterstützung des Patienten! Ist auf diese Weise das Wohlbefinden des Patienten verbessert, bedeutet das eine Steigerung seiner Gesundheit (auch im salutogenetischen Sinne), und auf beiden Seiten wird sich Zufriedenheit einstellen!

Praxistipp 

Die erwähnten 3 Komponenten des Kohärenzgefühls bieten in der Praxis eine gute Hilfestellung bei den Fragen, ob die therapeutische Intervention mit den Wünschen und Zielen des Patienten in Einklang steht und der Behandlungsablauf zufriedenstellend und sinnvoll verläuft.

- Überprüfung der *Sinnhaftigkeit* (Bedeutung): Wie viel Sinn macht eine Veränderung bzw. Verbesserung des Gangbildes für den Patienten? Falls dies keine besondere Bedeutung für ihn haben sollte, werden auch größere Bemühungen des Therapeuten keine wesentlichen Erfolge zeigen. Ohne die Ziele der Therapie zu verstehen und in ihnen für sich selbst Sinn zu erkennen, hat der Patient kaum Interesse, die therapeutischen Maßnahmen zu unterstützen oder sogar eigenständig motiviert zu üben/trainieren. Die Anforderungen der Therapie sind es dem Patienten dann nicht wert, seine eigenen Energien dafür einzusetzen. Der Therapeut hat hier konkret zu fragen, welche genauen Wünsche und Ziele (Hoffnungen) der Patient in Bezug auf seine Therapie hat.
- Überprüfung der *Verstehbarkeit*: Kennt der Patient das Therapieziel und versteht, warum er welchen aktiven Beitrag zu leisten hat? Ist der Patient über die ihm bevorstehende Lernerfahrung des jeweiligen Therapieabschnitts informiert und versteht den Sinn und Zweck dieser Maßnahme? Ist die Verstehbarkeit für den Patienten sichergestellt, werden die Therapiemaßnahmen für ihn keinen Blindflug bedeuten, bei dem er nicht weiß, was ihn möglicherweise erwartet. Er braucht keine Befürchtungen vor Schmerz oder Versagen zu haben, kann die Maßnahme aktiv unterstützen und wird so wichtigster Partner der Therapie. Nötig ist hier das offene und informative Gespräch mit dem Patienten, um Ängste vor den unbekannten Erfahrungen abzubauen und ihn spüren zu lassen, dass er sich vertrauensvoll auf die vor ihm liegenden neuen Erfahrungen einlassen kann. ►

Dazu gehört auch, dass die Behandlungs-/Lerneinheiten geordnet strukturierte Informationen zur Verarbeitung bieten, und die Stimuli adäquat sind.

- Überprüfung der *Handhabbarkeit*: Entsprechen die vorhandenen Fähigkeiten und Möglichkeiten des Patienten der gewählten Therapiemaßnahme bzw. -strategie? Werden seine Ressourcen weder unter- noch überschätzt und durch therapeutische Maßnahmen auch nicht unter- oder überfordert? Hier hat der Therapeut sorgfältig auf die richtige Einschätzung der Fähigkeiten seines Patienten zu achten und diesen über seine jeweiligen Möglichkeiten zu informieren. Hält sich der Patient für unfähig oder für einen »Pechvogel«, dem immer wieder Schreckliches passiert, ohne dass er etwas dagegen unternehmen kann, wird ein Therapieerfolg nur schwer oder gar nicht möglich sein. Wichtig für den Patienten sind Zuversicht und sein Glaube an die Machbarkeit, die bestehenden Probleme durch eigenes Vermögen und mit äußerer Hilfe (Therapeut, Familie, Freunde) überwinden zu können.

6.4 Fazit

Funktionalität der Bewegungsabläufe im Einklang mit dem individuellen Wohlbefinden einer Person sind das primäre Ziel, und nicht die exakt normierte Reproduktion von Gelenkwinkeln oder Ähnlichem. Unter diesen Voraussetzungen können Menschen trotz Beeinträchtigungen zu enormen positiven Gefühlen und Leistungen fähig sein und stehen im Einklang mit sich (Kohärenz). Dies zeigen beispielsweise die Teilnehmer der Paralympics oder Lance Armstrong (an Krebs erkrankter Sieger der Tour de France), aber auch Patienten aus der täglichen Praxis, die sich selbst trotz Einschränkungen, Krankheiten oder anderer körperlicher Probleme als gesund empfinden.

Alle Therapeuten sind aufgerufen, ihre Patienten dahingehend uneingeschränkt zu fördern und zu bestärken. Sie müssen Partner sein, Hilfe zur Selbsthilfe geben und die Patienten in ihren Bemühungen unterstützen, trotz Beeinträchtigung und Behinderung wieder zu eigenständigen mündigen Menschen zu werden. Therapie und Gesundheit sollten auch als ein immer neuer Versuch der Lebensmeisterung und -bejahung verstanden werden.

»Vielfach haben wir verdrängt, dass Schmerz und Leid genauso zur menschlichen Existenz gehören wie Wohlbefinden und Lebensfreude. […] Wir alle sind letztendlich hoffnungslose Fälle, aber zugleich sind wir, solange ein Lebenshauch in uns ist, auch in einem gewissen Grad gesund« (Antonovsky 1997).

7 Psychologische Einflüsse auf das Gehen

»Wem das Herz vor Freude hüpft, schleppt sich nicht dahin wie ein lahmer Ackergaul; wen Sorgen drücken, der kommt nicht wie ein Held gegangen« (Samy Molcho 1988).

Der motorische Ausdruck einer Emotion ist ein Thema, für das sich bereits eine Reihe von Forschern interessierte. Charles Darwins berühmtes Buch *The Expression of the Emotions in Man and Animals* stellt wohl die erste systematische Studie dazu dar (Darwin 1872).

Bis heute aktuell ist der Beitrag des berühmten Tänzers, Ballettchoreografen und Tanzpädagogen Rudolf von Laban (1879–1957), der ein System der Notation (Labanotion) entwickelte, mit dem er versuchte, nicht nur den zugrunde liegenden Mechanismus einer Bewegung, sondern auch die Gestaltung der Bewegung (Effort-shape) darzustellen (von Laban 1981). Er meinte damit den »Stil« bzw. die psychologische Absicht hinter der Bewegung. Von Laban definierte 8 verschiedene Grundtypen von Stilen und war somit der Erste, der Beziehungen zwischen Emotionen und Eigenschaften von Bewegungen (z.B. Geschwindigkeit, Kraft, Weg) definierte (von Laban 1981).

Seine Notation wurde sogar von Bernstein (1981) in einer Tanztherapie für geistig gestörte Menschen eingesetzt. Bei der Nachempfindung der von von Laban entwickelten Grundmuster wird man wahrscheinlich bemerken, dass jede der definierten Bewegungen eine jeweils bestimmte Emotion auslöst. Dies bildet bis heute die Grundlage für den Tanz als kommunikative Kunstform. Tatsächlich sagt der Gang (Bewegung) einer Person etwas über ihren Charakter und ihre Stimmung aus (Cutting 1978).

Somit hat Bewegung auch emotionale Komponenten. Gefühle, Absichten und Charakterzüge fließen in die Bewegungen mit ein oder lösen sie sogar aus und werden durch die Bewegung selbst gleichzeitig sichtbar. Obwohl diese emotionalen Informationen möglicherweise das Erste sind, was bei der Beobachtung einer Person beim Gehen auffällt, findet bei der Untersuchung (im Ganglabor) der psychologische Hintergrund einer Bewegung im Allgemeinen bisher kaum Beachtung (Kirtley 2001).

Anders bei dem berühmten Pantomimen und Professor für Körpersprache Samy Molcho, der die *nonverbale Kommunikation* (Körpersprache) zum Thema machte und in seinen Seminaren und Büchern für die Teilnehmer persönlich erfahrbar macht (Molcho 1988). Durch das Nachvollziehen verschiedener Bewegungen wird dem Einzelnen zunächst möglich, den Zusammenhang beispielsweise zwischen körperlichem Ausdruck und Gefühlen an sich selber wahrzunehmen und die Stärke dieser Verknüpfung zu erleben (Molcho 1988).

Beispiele **B**

- Wie reagieren bzw. verändern sich unsere Befindlichkeit und unser Empfinden, je nachdem, ob wir gemessen am gewohnten Schritt kleine oder große Schritte machen?
- Was passiert, wenn die Arme fest und unbeweglich am Körper herabhängen, anstatt sie locker mitschwingen zu lassen?
- Fühlen Sie sich zum Lachen animiert, wenn Sie Ihren Nacken steif halten?
- Lassen Sie die Bewegungen an Becken und Schultern während des Gehens stärker werden, sodass der Gang beschwingt wird. Denken Sie nun an ein Problem, das sie gerade beschäftigt. Ist das Problem immer noch ein Problem? Hat sich an der Sicht der Dinge etwas geändert?
- Beißen Sie während des Gehens die Zähne wütend aufeinander. Wie adaptiert sich der Körper an diese Spannung? Baut sich vielleicht eine Art Muskelpanzer am ganzen Körper auf, während genussvolles Lippenlecken das Becken eher lockert?

Die meisten Menschen sind wohl in der Lage, die entstehenden Veränderungen im Denken und Spüren wahrzunehmen. Im nächsten Schritt können diese Zusammenhänge zwischen Bewegung und Emotion zur Kommunikation genutzt werden – Stichwort *Körpersprache*. Sie transportiert Gefühle, innere Standpunkte und Stellungnahmen zur eigenen Person und zur Umwelt sowie Stimmungen, Charakterzüge aber auch Denkimpulse über die Bewegung nach außen.

Um aber Körperhaltung und Bewegungen einer Person deuten zu können, bedarf es großen Einfühlungsvermögens und intensiver Erfahrung. Die Grundzüge jedoch beherrscht fast jeder Mensch. So würde niemand einer Person, die mit kleinen Schritten, schleppendem Gang, hängenden Schultern und gedämpfter Stimme daherkommt, intuitiv glauben, wenn sie behauptete, es ginge ihr blendend. Nach einem klassischen viel zitierten Experiment wird der Gesamteindruck von einer Persönlichkeit zu 55 % von der Körpersprache, zu 38 % von der Stimme und nur zu 7 % vom Inhalt des Gesprochenen bestimmt (Mehrabian 1972).

Auf das Zitat von Samy Molcho (1988) zurückkommend, wird es zwar niemandem schwer fallen, zwischen einem fröhlichen und einem depressiven Gangbild zu unterscheiden. Die Frage ist nur, wie das funktioniert!

Der Ausdruck von Stimmungen und Gefühlen wird natürlich auch an biomechanischen Unterschieden der Bewegung erkennbar. So wurden in einer Studie Anfang der achtziger Jahre die Gangmuster von 15 Personen mit affektiven Störungen mit den Gangmustern einer gleich großen gesunden Kontrollgruppe verglichen (Sloman et al. 1982). Die Untersuchung beinhaltete die Bild-für-Bild-Analyse eines Films, aufgenommen von jeder Versuchsperson bei normaler Gehgeschwindigkeit. Es wurden Winkelmessungen an Hüft- und Kniegelenken in ihrer maximalen Extensionsstellung innerhalb eines Gangzyklus durchgeführt. Insgesamt unterstützen die Untersuchungsergebnisse die Hypothese, dass Patienten mit Depression gehen, indem sie eine Bewegung ausführen, die das Bein eher anhebt als es nach vorne zu bringen. Dagegen wurde festgestellt, dass sich die Probanden der gesunden Kontrollgruppe aktiv nach vorne bewegten (Sloman et al. 1982).

Eine weitere Studie hatte Messungen der Bodenreaktionskräfte an 87 normalen älteren Personen zum Gegenstand (Sloman et al. 1987). Hier wurde die Hypothese untersucht, ob eine Beziehung zwischen der Stimmung einer Person (bestimmt durch Beck Depression Inventory, BDI) und der mithilfe von Kraftplatten gemessenen Bodenreaktionskraft besteht. Die Ergebnisse zeigten, dass die nach posterior und nach unten gerichteten »Abdruckkräfte« mit dem Stimmungszustand der Personen korrelierten. Personen mit weniger guter Stimmung zeigten geringere Abdruckkräfte als die mit ausgeglichener Stimmung. Bei Personen mit schlechter Stimmung waren die Ergebnisse mit denen einer vorangegangenen Studie vergleichbar, bei der Bodenreaktionskräfte von klinisch depressiven Personen untersucht worden waren. Hieraus entstanden Überlegungen, ob Gangmessungen einen sensitiven Index zur Beurteilung von Depression bei klinischen Patienten liefern können (Sloman et al. 1987).

Obwohl es inzwischen eine ganze Reihe weiterer Studien zu diesem Thema gibt, bleibt in diesem Bereich noch viel Forschungsarbeit zu leisten. Zu diesem Zweck und zur Motivation für andere hat Ch. Kirtley (MD, PhD Bioengineering) ein Eigenexperiment durchgeführt (Kirtley et al. 1985). Mithilfe des Vicon™-Motion-Systems hat er 2 eigene Gangmuster gemessen und untersucht:

- 1. Gangmuster: Gehen unter dem Einfluss von Trauer und Depression;
- 2. Gangmuster: Gehen in fröhlicher und glücklicher seelischer Verfassung.

Schon ein flüchtiger Blick auf die Bewegungsabläufe des Knochenmodells der Animation (Polygon) lassen klar erkennen, welche Gangmuster zu welchem Gefühlszustand gehören (Kirtley et al. 1985). Die Analyse der Gangcharakteristika und der kinematischen Kurven liefert noch weitere und äußerst interessante Daten der jeweiligen Abweichungen in Bezug zu normalen Gangmustern (► Tab. 7.1).

► »Depressiver« Gang

- Werte für Kadenz (Schritte/min), Gehgeschwindigkeit (m/s) und Schrittlänge (m) sind deutlich geringer.
- Dauer der doppelt unterstützten Phasen ist deutlich verlängert.

► »Glücklicher« Gang

- Werte für Kadenz, Geschwindigkeit und Schrittlänge sind erhöht (gegenüber normal).
- Dauer der doppelt unterstützten Phasen ist reduziert.

Auch wenn die exakten Zusammenhänge zwischen Bewegung und Emotion noch nicht erforscht sind, gibt es dennoch zahlreiche Beweise für ihre Existenz im Alltag jedes Individuums. Die erwähnten Untersuchungen liefern eine Reihe wichtiger Erkenntnisse, wie z. B. den konkreten Zusammenhang zwischen Pre-swing/Sprunggelenkabdruck/Abrollkraft sowie seinen Korrelaten anteriore/posteriore Bodenreaktionskräfte und Stride length

Tab. 7.1 Vergleich depressiver und glücklicher Gang

depressiver Gang	glücklicher Gang
reduzierte Bodenreaktionskräfte	hohe Bodenreaktionskräfte
verringerte vorwärtstreibende Kraft in Terminal stance	adäquate vorwärtstreibende Kraft
reziproker Armschwung fehlt	Armschwung adäquat
Verlust der aufrechten Haltung	aufrechte Haltung
• Heel rocker und Forefoot rocker inadäquat	• Heel rocker und Forefoot rocker adäquat
• Ankle rocker exzessiv	• Ankle rocker adäquat
exzessive Kniegelenkflexion in allen Phasen	normale Kinematik der Kniegelenkbewegungen
Reziproke Gegenbewegungen an Schulter- und Beckengürtel sind reduziert oder fehlen.	adäquate Gegenbewegungen an Schulter- und Beckengürtel
Körperschwerpunkt zeigt größere laterale Auslenkungen.	adäquate Bewegungen des Körperschwerpunkts

(Länge des Gangzyklus) und der Stimmung einer Person. Diese Variablen scheinen verlässliche Indikatoren für viele Aspekte des Gehens zu sein (Kirtley 2001).

Abschließend zu diesem Thema ein kleines Quiz, bei dem den folgenden Psychogrammen die entsprechenden Abbildungen zugeordnet werden können. Die Informationen und Beschreibungen der Psychogramme stammen jeweils von Samy Molcho (1988) und Gertraud Kietz (1948). Auch wenn die Veröffentlichung von Kietz schon einige Jahrzehnte zurückliegt, enthält sie dennoch viele sehr interessante Aspekte, die laut des anerkannten Psychologen Prof. Undeutsch auch heute noch benutzt werden können. Die Zeichnungen wurden vom Düsseldorfer Künstler Martin Baltscheit angefertigt.

Hier soll es vor allem darum gehen, auch für körpersprachliche Aspekte der Ganganalyse sensibel zu machen. Es gibt deshalb keine eindeutige Zuordnung, da eine Interpretation von Person zu Person möglicherweise verschieden ausfallen kann. Da außerdem die Gefahr von Pauschalurteilen groß wäre, sollte darauf geachtet werden, dass Körpersprache und ihre Interpretation in der Praxis immer nur im Kontext der jeweiligen Situation des Individuums gesehen und gewertet werden darf:

»Ein Symbol allein, eine Geste ist mehrdeutig. Eindeutig und überzeugend dagegen ist nur die Dynamik der Bewegung« (Auguste Flach 1928).

Nun viel Spaß beim Zuordnen der Bilder!

7.1 Frau/Herr »Kleinschritt«

Im Verhältnis zum Körperbau sind die Schritte dieser Menschen eher klein. Dies mag darauf hindeuten, dass ihnen Details wichtig sind, und sie ein strukturiertes Konzept benötigen, um Schritt für Schritt die Realität zu überprüfen. Ordnung besitzt für sie einen sehr hohen Stellenwert.

Für Frau/Herrn »Kleinschritt« sind Angebote ohne Details unseriös, hypothetisch und undurchdacht. Das Verweisen auf Experten, die alle Details kennen und erklären, gibt ihr/ihm das Gefühl, angenommen und verstanden zu sein.

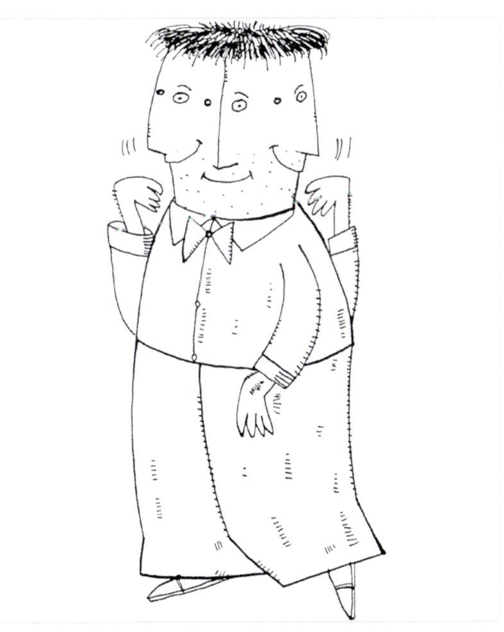

Rechnungswesen und Ausfüllen von Formularen mit kleinen Kästchen könnten ideal für sie/ihn sein.

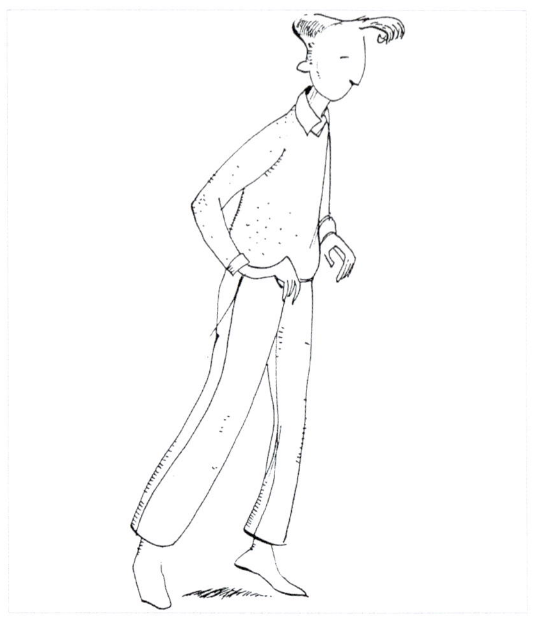

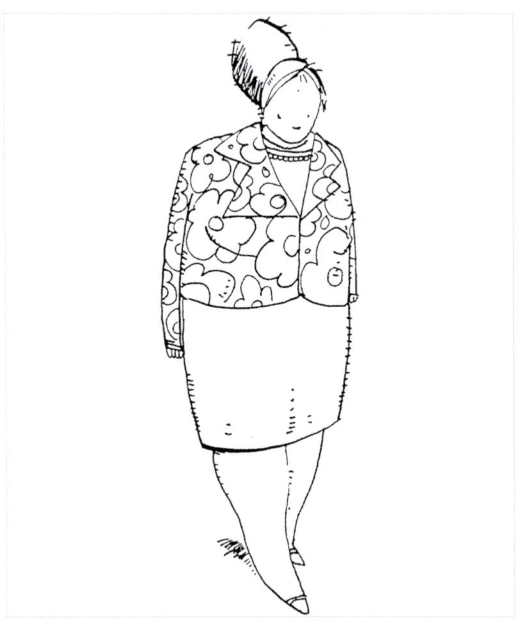

7.2 Frau/Herr »Großschritt«

Im Verhältnis zum Körperbau machen die Betroffenen eher große Schritte. Sie überspringen gerne Details und können vom Einzelnen auf das Ge-

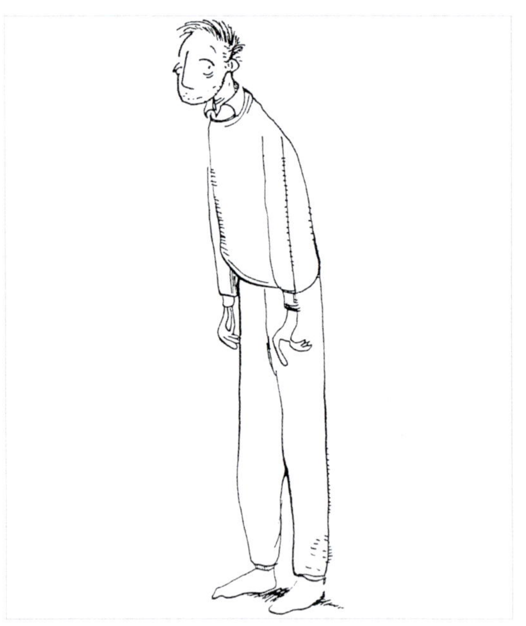

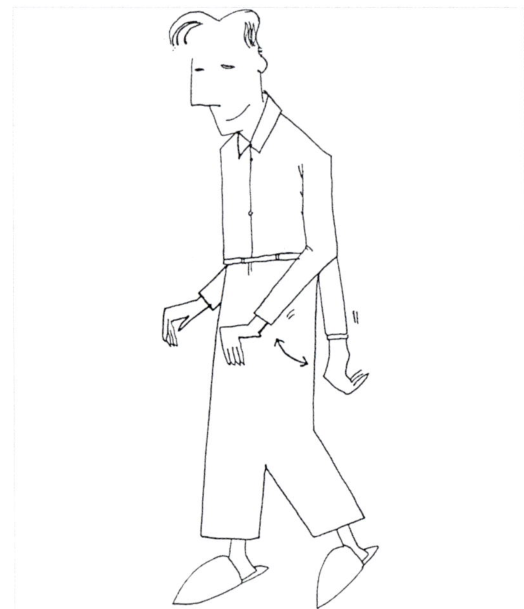

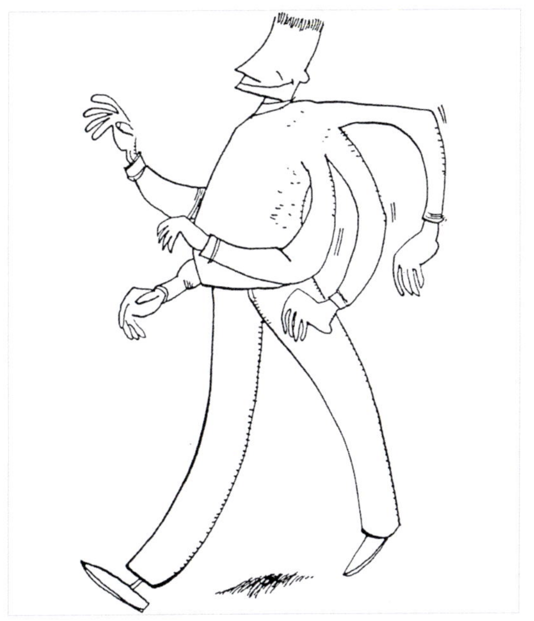

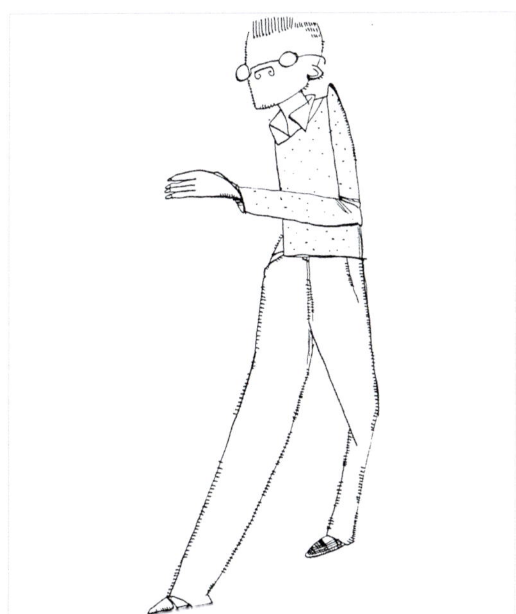

samtbild schließen. Frau/Herr »Kleinschritt« sollten sie besser nicht mit Details belästigen, sondern lieber direkt sagen, wer der Chef im Hause ist.

Planungs- und Strategiepositionen können für diese Menschen ideal sein. Das Motto von Frau/Herrn »Großschritt« lautet am ehesten: »Haltet mich nicht mit Kleinigkeiten auf, gebt mir die Gesamtübersicht.«

7.3 Frau/Herr »Beschwingt«

Am beschwingten Gang sind Menschen zu erkennen, die in der Lage sein könnten, Spannungen zu lösen. Die Geisteshaltung entspricht ihrem Gang. Bewegliche Arme zeigen zusätzlich die Freude am Handeln an.

7.4 Frau/Herr »Bewegung aus dem Unterarm«

Bei diesen Menschen sind die Bewegungen auf den Unterarm beschränkt und kommen aus dem Ellenbogen. Es kann Schutzbedürfnis mit im Spiel sein, wie z. B. bei einem Boxer, der zum Schutz den Brustkorb bedeckt.

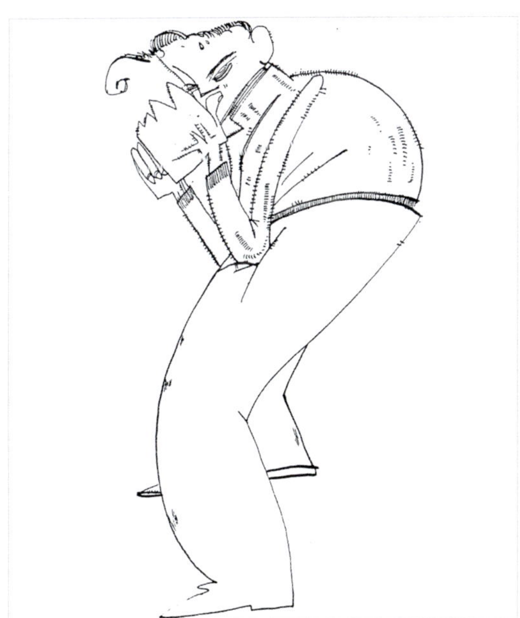

7.5 Frau/Herr »Genussgang«

Die genießerische Bewegung der Zunge setzt sich durch den ganzen Körper fort. Das Becken ist gelöst.

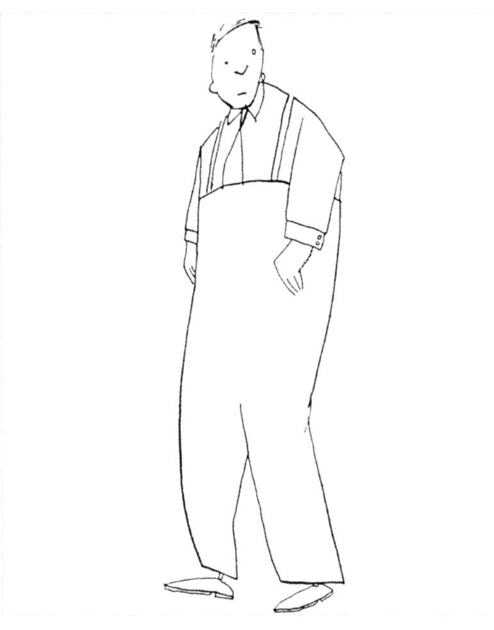

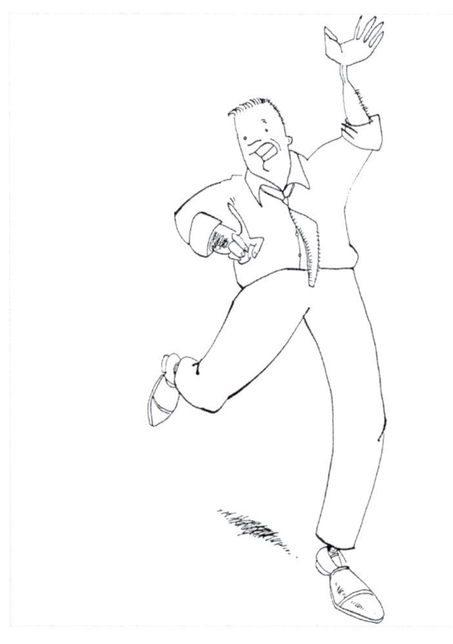

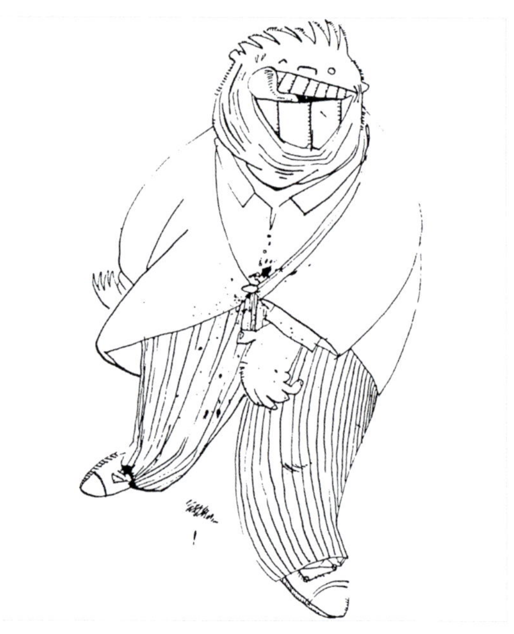

7.6 Frau/Herr »Frontalhandrücken«

Der Handrücken ist nach vorne gedreht, wodurch die empfindsame Innenseite der Hand geschützt wird. Frontal ist die Erscheinung. Die Bewegungen von Schulter und Becken sind gehemmt, ein leichter Gang ist unmöglich. Diese Personen sind vermutlich nicht redselig. Ihnen könnte Geben genauso schwer fallen wie Nehmen. Informationen sind Mangelware, Herrschaftswissen wird gespeichert. Es muss präzise gefragt werden, falls man etwas wissen möchte. Zwar werden Informationen nicht verweigert, aber ohne Fragen gibt es auch keine Antworten, die dennoch immer nur knapp ausfallen werden.

Dieses Bewegungsverhalten ist oft auf alten dokumentarischen Filmaufnahmen der sowjetischen Führungsspitze zu sehen.

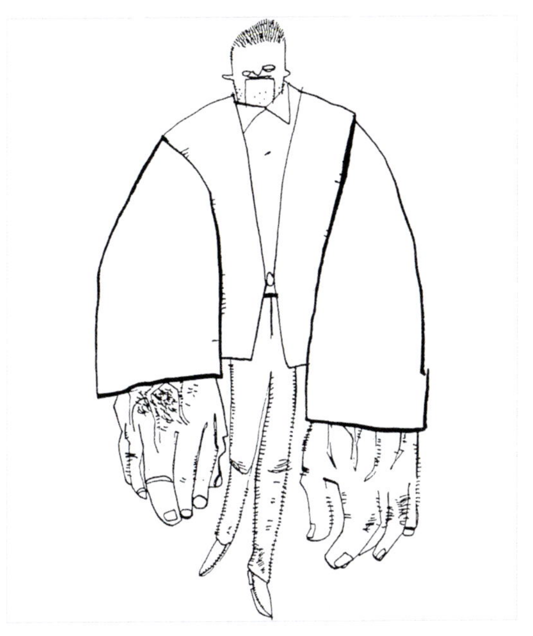

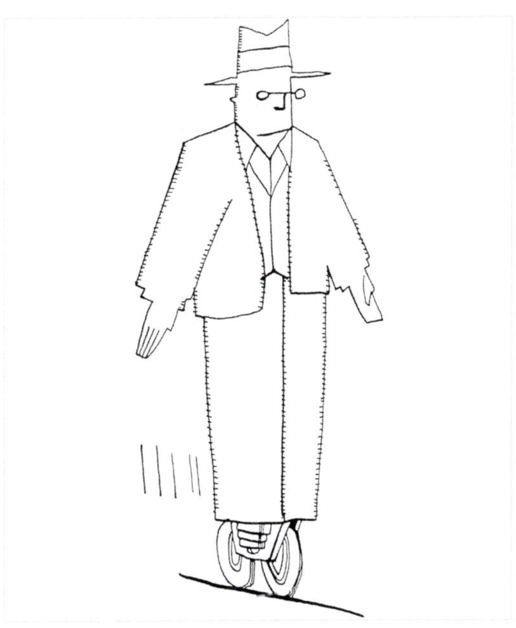

7.7 Frau/Herr »Schiene«

Der Nacken ist unbeweglich, ruckartige Kopfbewegungen unterstreichen die Haltung. Diese Menschen kennen ihre Ziele genau und jeder Seitenblick ist Zeitverschwendung. Alle Richtungen sind möglich, aber Fahrplan und Konzept sind schon vorher festgelegt. Planung ist wichtig, Improvisation wird dagegen als verwirrend empfunden.

Die Aufstellung von Tagesordnungen könnte eine besondere Fähigkeit dieses Menschentyps sein.

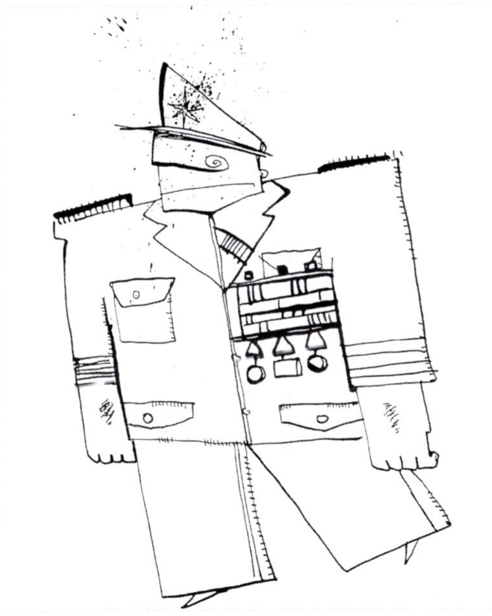

7.8 Frau/Herr »Nackenbeweglich«

Der Nacken ist sehr beweglich, sodass viele Informationen wahrgenommen werden können. Die Welt wird neugierig und aufgeschlossen betrachtet. Das kostet Zeit, und es ist kein Zufall, dass Frau/Herr »Nackenbeweglich« im Vergleich zu Menschen mit steif gehaltenem Nacken einen eher langsamen Gang haben. Es besteht ein unmittelbarer Zusammenhang zwischen Tempo und Informationsvielfalt. Schnelligkeit kostet Information.

Für diese Personen sollten Angebote eine große Vielfalt besitzen, am besten ein ganzes Informationspaket, das sorgfältig und vor allem ausführlich überprüft wird.

8 Schlussbetrachtung

»Nicht Ignoranz, sondern die Ignoranz der Ignoranz ist der Tod des Wissens«
(Alfred North Whitehead).

In den vorhergehenden Kapiteln wurde der aufrechte Gang beschrieben, angefangen von seiner archaischen Entwicklung bis hin zur heutigen physiologischen Erscheinung. Dabei wurde Wert darauf gelegt, die hohe funktionale Komplexität des physiologischen Gehens sachlich und verständlich zu vermitteln. In den einzelnen Gangphasen müssen viele Voraussetzungen erfüllt werden, um ein fließendes und harmonisches Gangbild zu ermöglichen. Die genaue Kenntnis der Funktionsweisen des physiologischen Gehens – von der Biomechanik bis hin zu psychologischen Aspekten – macht es dem Therapeuten erst möglich, pathologische Abweichungen sicher zu erkennen.

Um Erkanntes verständlich in Worte fassen zu können, wurde eine Terminologie verwendet, die internationaler Standard und zugleich anerkannte fachliche Sprache der Ganganalyseexperten vieler unterschiedlicher Professionen ist. Sie wird weltweit ebenso von Physiotherapeuten, Ärzten verschiedenster Fachrichtungen, Diplomsportlehrern, Ergotherapeuten und Orthopädiemechanikern als auch von Biomechanikern, Physikern, Mathematikern, Bioingenieuren und allen benutzt, die klinisch und/oder wissenschaftlich am Thema *Gang- und Bewegungsanalyse* arbeiten.

Mag es dem Einzelnen zunächst aufwendig erscheinen, sich mit den englischen Fachbegriffen auseinanderzusetzen, so gibt es doch sehr gute Argumente, die dafür sprechen. Die Kenntnis der standardisierten Fachbegriffe verbessert die notwendige interdisziplinäre Kommunikation bei der täglichen Arbeit zum Wohle des Patienten und ermöglicht den Zugriff auf praxisrelevante wissenschaftliche Erkenntnisse zur persönlichen Weiterbildung. Es ist eine Tatsache, dass die meisten Studien und Veröffentlichungen wissenschaftlicher Untersuchungsergebnisse in englischer Sprache verfasst sind und diese Fachterminologie nutzen.

Zum größtmöglichen Verständnis der Inhalte wurden die englischen Fachbegriffe sinngemäß in die deutsche Sprache übertragen. Dennoch wird dringend empfohlen, die standardisierten englischen Begriffe bei der täglichen Arbeit in der Praxis einzusetzen!

Auch Untersuchung und Behandlung benötigen Standards. Die (beobachtende) Ganganalyse ist ein

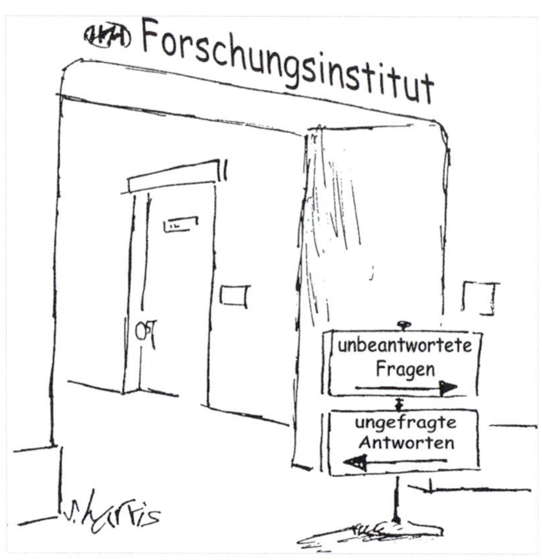

hervorragender klinischer Standard, der es erlaubt, systematisch zu untersuchen, zu dokumentieren und die Erkenntnisse in klinisch relevante Behandlungsstrategien umzusetzen. Dabei dient die Dokumentation, wie z. B. anhand des O.G.I.G.-Ganganalyseformulares, der systematischen funktionellen Untersuchung von Patienten und dem Austausch von relevanten Patientendaten zwischen – weiterbehandelnden – Kollegen, Ärzten und Kostenträgern. Vor allem aber kann eine fachgerechte Dokumentation den Leistungsnachweis über die von Physiotherapeuten geleistete Arbeit erbringen, ein wichtiges Kriterium für alle Auftraggeber und Kostenträger.

Zur Untersuchung stehen heutzutage in vielen medizinischen Bereichen technologisch hoch entwickelte Geräte zur Verfügung. Entsprechend ausgestattete Ganganalyselabors finden allmählich auch in Deutschland zunehmend klinischen Einsatz. Interdisziplinäre Teams arbeiten an der effizienten Auswertung und richtigen Interpretation der von den Untersuchungs- und Analysegeräten gelieferten riesigen Datenmengen.

Das Ziel ist, diese Daten in Informationen umzusetzen, die es ermöglichen, verlässliche Diagnosen zu erstellen und individuell effektive Behandlungsstrategien zu entwickeln. Dies kann und wird trotz aller Technik auch in Zukunft nur von Menschen geleistet werden können; Menschen, die neben den Kenntnissen in ihren Spezialgebieten zusätzlich über ein komplexes Wissen der Physiologie und Pathologie des Gehens verfügen.

Unabhängig davon, ob sie im Ganglabor, in einer Praxis oder einem Krankenhaus arbeiten, benötigen Gangtherapeuten Kenntnisse sowohl über die normalen als auch pathologischen Gangfunktionen und Bewegungsmechanismen (bei neuromuskulären Funktionsstörungen). Aus diesem Grund sind hier zusätzlich zur Physiologie des Gehens auch die häufigsten Gangabweichungen und ihre Ursachen vorgestellt. Es wurden jedoch keine spezifischen Behandlungsmethoden aufgezeigt, weil jede Behandlung auf der Besonderheit des individuellen Problems des Patienten beruhen muss. Allerdings präsentiert das Buch viele mögliche Abweichungen in der Biomechanik, der Kinetik und Kinematik (alle wissenschaftlich gesichert!) sowie eine Reihe weiterer möglicherweise beeinflussender Faktoren.

Die individuelle Behandlung und die adäquaten (physio-)therapeutischen Maßnahmen entwickelt der Therapeut entsprechend seiner Untersuchungs- und Testergebnisse. Nur diese geben genauen Aufschluss über vorliegende Störungen und Abweichungen. Um festgestellte Störungen und/oder Abweichungen auch im Kontext psychologischer und soziomedizinischer Aspekte beurteilen zu können, muss jeder Therapeut verstehen, wie und in welchem Maße diese Einflüsse eventuell Auswirkungen auf Befund, Behandlung und Ergebnis einer Behandlung haben können. Die praktische Erfahrung zeigt deutlich, dass hier oftmals der Schlüssel zu einer für Patient und Therapeut erfolgreichen Therapie liegt.

Das Anliegen der Autorin besteht darin zu zeigen, dass die Ganganalyse eine vielschichtige Methode ist, Aspekte der Pathologie und Gesundheit zu untersuchen und, falls nötig, gezielt und daher effektiv zu beeinflussen. Daher ist Ganganalyse auch nie langweilig. Sie fordert vom Therapeuten Einfühlungsvermögen, Sensitivität und Kreativität auf der bedingungslosen Grundlage objektiver medizinischer und biomechanischer Erkenntnisse. Sie ist frei von Voreingenommenheiten und Glaubenssätzen sowie einseitigen Behandlungstechniken.

Die Ganganalyse fordert vom Therapeuten ein immerwährendes Überprüfen und kritisches Hinterfragen der eingesetzten Maßnahmen, eine ständige Weiterbildung über aktuelle seriöse wissenschaftliche Erkenntnisse und – falls erforderlich – die Modifizierung der Behandlungstechniken und Strategien. Als Ergebnis leistet sie in den Händen des engagierten Therapeuten allen Patienten eine höchst effiziente und bestmögliche Hilfe.

Im Sinne der baldigen Genesung der Patienten muss das Handeln als Physiotherapeut immer wieder neu auf Aktualität und Wirksamkeit hin überprüft werden, denn dem Patienten soll schnellstmöglich *»[...] nach langer Entbehrung und Ohnmacht, [...] der Glaube an die wiederkehrende Kraft [...] von erlaubten und wieder möglichen Zielen [...] geschenkt werden«* (Nietzsche 1887. »Die fröhliche Wissenschaft« Vorrede zur 2. Ausgabe).

Funktionelles Ganganalyseformular der O.G.I.G.

Patient: ________________ Gehhilfen: ________________ Datum: ________

Diagnose: ________________________________

Hauptproblem: ________________________________

Empfehlung: ________________________________

Untersuchungsort: ________________ Therapeut: ________________

○ **Referenzbein links** **Referenzbein rechts** ○

<table>
<tr><th colspan="2">Gewichtsübernahme</th><th colspan="2">Einbeinstand</th><th colspan="4">Schwungbeinvorwärtsbewegung</th></tr>
<tr><th>IC</th><th>LR</th><th>MSt</th><th>TSt</th><th>PSw</th><th>ISw</th><th>MSw</th><th>TSw</th></tr>
<tr><td colspan="2">Fersenkontakt
○ ja
○ nein</td><td colspan="2">adäquate Dorsalextension
○ ja
○ nein</td><td></td><td colspan="3">adäquate Dorsalextension
○ ja
○ nein</td></tr>
<tr><td></td><td>adäquate Plantarflexion
○ ja
○ nein</td><td colspan="3">Timing der Fersenanhebung
vorzeitig ○ richtig ○ verspätet ○
○ ja
○ nein
Beckenstabilität
○ ja
○ nein</td><td colspan="3"></td></tr>
<tr><td colspan="2">adäquate Knieflexion
ja ○
nein ○</td><td colspan="2">adäquate Knieextension
○ ja
○ nein</td><td colspan="2">adäquate Knieflexion
○ ja
○ nein</td><td colspan="2">adäquate Knieextension
○ ja
○ nein</td></tr>
<tr><td colspan="2"></td><td colspan="2">Hüftgelenkhyperextension
○ ja
○ nein</td><td colspan="4">adäquate Hüftgelenkflexion
○ ja
○ nein</td></tr>
<tr><td colspan="2">Heel rocker
○ inadäquat
○ exzessiv
○ normal</td><td>Ankle rocker
○ inadäquat
○ exzessiv
○ normal</td><td>Forefoot rocker
○ inadäquat
○ exzessiv
○ normal</td><td colspan="4">Fußablösung
○ ja
○ nein</td></tr>
</table>

Kompensationen:

○ Hikes
○ Past retract
○ Zirkumduktion
○ Contralateral vaulting
○ Trunk lean
○ Duchenne-Hinken
○ Trendelenburg-Zeichen

Sonstiges:

____
____
____
____
____

Armpendel ________________

Kopfposition ________________

Treppensteigen:

○ aufwärts	○ abwärts
○ möglich	○ möglich
○ nicht möglich	○ nicht möglich
○ Schmerzen	○ Schmerzen

Dual task möglich ○ ja nein ○

Dual task eingeschränkt möglich ○

SPRUNGGELENK

- ○ **Low heel**, flacher Fersenkontakt *(IC)*
- ○ **Forefoot contact**, Vorfußkontakt *(IC)*
- ○ **Foot-flat contact**, Fußsohlenkontakt *(IC)*
- ○ **Foot slap**, Fußklatschen *(LR)*
- ○ **Excess plantarflexion**, übermäßige Plantarflexion *(IC, LR, MSt, TSt, ISw, MSw, TSw)*
- ○ **Excess dorsalextension**, übermäßige Dorsalextension *(IC, LR, MSt, TSt, PSw)*
- ○ **Excess supination**, übermäßige Supination (Varus) *(IC, LR, MSt, TSt, TSw)*
- ○ **Excess pronation**, übermäßige Eversion (Valgus) *(IC, LR, MSt, TSt, TSw)*
- ○ **Heel-off / Premature heel-off**, vorzeitige Fersenanhebung *(LR, MSt)*
- ○ **No heel-off**, fehlende Fersenanhebung *(TSt, PSw)*
- ○ **Toe drag**, Zehenschleifen *(ISw, MSw, TSw)*
- ○ **Contralateral vaulting (**kontralaterales Anheben) *(PSw, ISw, MSw, TSw)*

ZEHEN

- ○ **Up**, **Hyperextension** *(LR, MSt, TSt)*
- ○ **Inadequate extension** *(TSt, PSw)*
- ○ **Clawed / Hammered** (gekrallt/Hammerzehen) *(TSt, PSw)*

KNIEGELENK

- ○ **Limited flexion**, unzureichende Knieflexion *(LR, PSw, ISw)*
- ○ **Excess flexion**, übermäßige Knieflexion *(IC, LR, MSt, TSt, TSw)*
- ○ **Wobbles**, Wackeln *(LR, MSt, TSt)*
- ○ **Hyperextends**, Hyperextension *(IC, LR, MSt, TSt, PSw)*
- ○ **Extension thrust**, Extensions Stoss *(LR, MSt, TSt)*
- ○ **Valgus / Varus** *(MSt, TSt)*
- ○ **Excess contralateral flexion**, kontralaterale exzessive Flexion *(PSw, ISw, MSw, TSw)*

HÜFTGELENK

- ○ **Limited flexion**, unzureichende Hüftflexion *(IC, LR, ISw, MSw, TSw)*
- ○ **Excess flexion**, übermäßige Hüftflexion *(IC, LR, MSt, TSt)*
- ○ **Past retract**, Zurückzieh-Manöver *(TSw)*
- ○ **Internal rotation**, Innenrotation
- ○ **External rotation**, Außenrotation
- ○ **Adduction**, Adduktion
- ○ **Abduction**, Abduktion

PELVIS

- ○ **Hikes**, Anhebung des Beckens *(ISw, MSw)*
- ○ **Posterior tilt**, posteriore Kippung des Beckens
- ○ **Anterior tilt**, anteriore Kippung des Beckens
- ○ **Lacks forward rotation**, fehlende Vorwärtsrotation *(TSw)*
- ○ **Lacks backward rotation**, fehlende Rückwärtsrotation *(TSt)*
- ○ **Excess forward rotation**, exzessive Vorwärtsrotation
- ○ **Excess backward rotation**, exzessive Rückwärtsrotation
- ○ **Ipsilateral drop**, ipsilaterale Absenkung *(PSw, ISw, MSw, TSw)*
- ○ **Contralateral drop**, kontralaterale Absenkung *(LR, MSt, TSt)*

RUMPF

- ○ **Forward lean**, Vorwärtsneigung *(LR, MSt, TSt)*
- ○ **Backward lean**, Rückwärtsneigung *(LR, MSt, TSt)*
- ○ **Lateral lean**, Seitenneigung (Rechts / Links) *(LR, MSt, TSt, ISw, PSw, MSw, TSw)*
- ○ **Excess forward/backward rotation**, exzessive Vorwärts- / Rückwärtsrotation

( ) = in diesen Phasen kann die Abweichung bedeutend sein und sich störend auf die funktionelle Aufgabe auswirken

Überprüfung der Stoßdämpfungsmechanismen:

Sprunggelenk ○ adäquat ○ inadäquat, mit Auswirkung auf ______

Kniegelenk ○ adäquat ○ inadäquat, mit Auswirkung auf ______

Pelvis ○ adäquat ○ inadäquat, mit Auswirkung auf ______

Test / Untersuchungsergebnisse:

Einbeinstand ○ rechts ______

○ links ______

Muskelkraft / Muskelspannung ______

Sensibilität ______

Bewegungsausmaß / Kontrakturen ______

Visual Analogue Scale (Schmerzskala) vor der Behandlung ______

nach der Behandlung ______

Weitere Untersuchungsergebnisse ______

Mögliche Ursachen:

○ Schwäche ______

○ gestörte motorische Kontrolle ______

○ eingeschränktes Bewegungsausmaß ______

○ gestörte Sensibilität ______

○ Schmerzen ______

○ Deformität ______

○ limbisch emotionale Faktoren ______

Angemessene Behandlungsinterventionen:

______

______

______

Untersuchungsergebnisse vor der Behandlung vom: (Datum)

Länge Teststrecke ____ (m) / gemessene Zeit ____ (sek) gezählte Schritte ____

Länge Teststrecke ____ (m) / gemessene Zeit ____ (sek) x 60 = ____ (m / min) **Gehgeschwindigkeit**

Länge Teststrecke ____ (m) / gezählte Schritte ____ x 2 = ____ (Meter) **Stride length**

Gezählte Schritte ____ x 60 / gemessene Zeit ____ (sek) = ____ (Schritte / min) **Kadenz**

Untersuchungsergebnisse nach der Behandlung vom: (Datum)

Länge Teststrecke ____ (m) / gemessene Zeit ____ (sek) gezählte Schritte ____

Länge Teststrecke ____ (m) / gemessene Zeit ____ (sek) x 60 = ____ (m / min) **Gehgeschwindigkeit**

Länge Teststrecke ____ (m) / gezählte Schritte ____ x 2 = ____ (Meter) **Stride length**

Gezählte Schritte ____ x 60 / gemessene Zeit ____ (sek) = ____ (Schritte / min) **Kadenz**

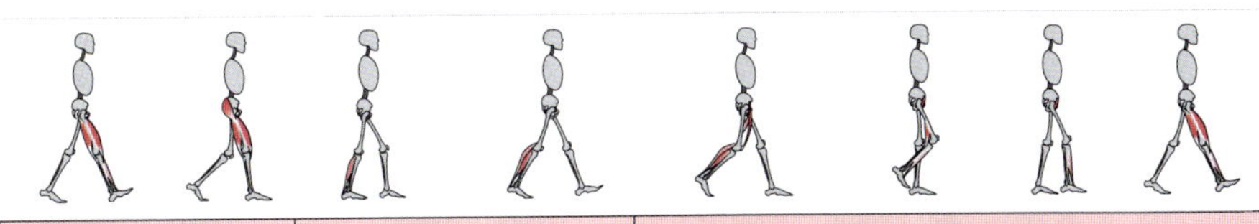

	Gewichtsübernahme		**Einbeinstand**		**Vorwärtsbewegung des Schwungbeines**			
	Initiale Beinstabilität Erhalten der Fortbewegung Stoßdämpfung		Stabilität Erhalten der Vorwärtsbewegung		Fußablösung Beinweiterführung			
Gangzyklus in %	0 %	0–12 %	12–31 %	31–50 %	50–62 %	62–75 %	75–87 %	87–100 %
Referenzbein	**IC**	**LR**	**MSt**	**TSt**	**PSw**	**ISw**	**MSw**	**TSw**
Kontralaterales Bein	PSw	PSw	ISw/MSw	TSw	IC/LR	MSt	MSt	TSt
Rumpf	aufgerichtet							
Becken	**5°** Vorwärts-rotation	**5°** Vorwärts-rotation	**0°**	**5°** Rückwärts-rotation	**5°** Rückwärts-rotation	**5°** Rückwärts-rotation	**0°**	**5°** Vorwärts-rotation
Oberschenkel versus **Vertikale** (Hüftgelenk)	**20°** Flexion	**20°** Flexion	**0°**	**20°** erscheinende Hyper-extension	**10°** erscheinende Hyper-extension	**15°** Flexion	**25°** Flexion	**20°** Flexion
Kniegelenk	**5°** Flexion	**15°** Flexion	**5°** Flexion	**5°** Flexion	**40°** Flexion	**60°** Flexion	**25°** Flexion	**5°** Flexion
Sprunggelenk	**0°**	**5°** Plantar-flexion	**5°** Dorsal-extension	**10°** Dorsal-extension	**15°** Plantar-flexion	**5°** Plantar-flexion	**0°**	**0°**
Zehengelenke (Metatarsopha-langealgelenke, MTP)	**bis 25°** MTP Extension	**0°**	**0°**	**30°** MTP Extension	**60°** MTP Extension	**0°**	**0°**	**bis 25°** MTP Extension

Gelenkstellungen beim Gehen (modifiziert nach Ganganalyse nach RLANRC)

9 Glossar

Angulation: Winkelstellung.

Ankle rocker (Sprunggelenkkipphebel): Dorsalextension am Sprunggelenk, die zur Progression des Beines beiträgt.

Ankylose: knöcherne oder kapsuläre Gelenkversteifung mit vollständigem Bewegungsverlust.

Art. tarsi transversa: Sie bildet die Chopart-Gelenklinie, ein zusammengesetztes Gelenk, bestehend aus dem Talonavikular- und dem Kalkaneokuboidgelenk (Midtarsal joint). Es erlaubt dem Vorfuß, eben auf dem Boden zu bleiben, während sowohl die von Innenrotation der Tibia begleitete Pronation am Subtalargelenk als auch die von Außenrotation der Tibia begleitete Supination am Subtalargelenk absorbiert werden können (Mann 1975).

Beck Depression Inventory (BDI): Bestandsaufnahme für Hinweise auf Depression nach Beck (1987), standardisierter Test aus 21 Fragen mit Punkteauswertung zur Bestimmung eines Stimmungsprofils bei Personen.

Bipedie/Bipedität: Zweifüßigkeit.

Bodenreaktionskraftvektor (Bodenreaktionskraftlinie) (Ground reaction force vector, Body weight vector, Körpervektor): Die Bodenreaktionskräfte werden durch einen Vektor dargestellt, der gleichzeitig alle sagittalen, frontalen und transversalen Kräfte in sich vereinigt. Dieser Vektor ist das Resultat der auf den Körper einwirkenden dreidimensionalen Kräfte beim Gehen. Die Linie zeigt Ausrichtung und Ausmaß der wirkenden Kräfte an. Verlauf und Größe des Bodenreaktionskraftvektors bestimmen Richtung und Größe der Drehmomente an den Gelenken.

Brachiatoren: Schwinghangler.

Cadence (Kadenz): Schritte pro Minute.

Calcaneograde: kalkanealer Gang, d. h. die Ferse berührt zuerst den Boden.

Center of pressure (COP): Stelle am Fuß, auf der die hauptsächliche Gewichtskraft lastet (Basis des Körpervektors).

Contralateral vaulting: Gangabweichung am Sprunggelenk, frühzeitige und übertrieben hohe Fersenanhebung des kontralateralen Standbeins, um dem sich in den Schwungphasen befindenden Referenzbein ein Vorwärtsschwingen zu ermöglichen.

Deformität (Missbildung): Angeborene und erworbene Deformitäten sind ein Hauptsymptom orthopädischer Erkrankungen. Erworbene Deformitäten sind die Folge degenerativer Veränderungen entzündlicher Prozesse, tumoröser Veränderungen und Traumen.

Deviation: Abweichung.

Dichotomie: Zweiteilung; Gliederung eines Oberbegriffs in einen darin enthaltenen Begriff und dessen Gegenteil.

Drehmoment (Torque, Moment): Rotatorische Kraft, die auf ein Gelenk wirkt. Das Drehmoment M ist das Produkt aus der Kraft F und dem Radius r (Hebelarm): $M = F \times r$. F und r stehen senkrecht zueinander. Maßeinheit ist Nm (Kap. 4, Exkurs Drehmomente (S. 131)).

Dual task: Zwei voneinander unabhängige Aufgaben werden gleichzeitig erfüllt.

Duchenne-Hinken (Entlastungshinken): Im Moment der Belastungsphase des kranken Beines verschiebt sich der Schwerpunkt des Brustkorbs zum betroffenen Bein hin. Bei Entlastung pendelt der Brustkorb wieder zurück zur Körpermitte.

Elektrogoniometer: Messgerät zur Winkelbestimmung an Gelenken mittels eines elektronisch instrumentierten Scharniergelenks, dessen verlängerte Achsen zur Messung an verschiedenen Körpersegmenten fixiert werden.

Equilibriumreaktion: Kleinste automatisch ablaufende Spannungsveränderungen der kleinen Fußmuskulatur als Folge der Gleichgewichtsreaktion.

Equinus: s. Pes equinus.

Exzentrische Muskelarbeit: Der Muskel verlängert sich aktiv unter Spannung und kontrolliert bremsend eine Gelenkbewegung (den Fall verhindernd).

FM-Signale: frequenzmodulierte Signale. Hier: Funkübertragung im UKW-Bereich.

Feedback: Stellt eine Kontrolle dar, die aus Rückmeldungen vor und nach einer Bewegung entsteht.

Freies Gehen (Free walking): Die Gehgeschwindigkeit, bei der sich eine Person am wohlsten fühlt (auf ebenem Boden und ohne etwas in den Händen zu halten). Sie repräsentiert die optimale funktionelle Balance der körperlichen Gegebenheiten einer Person.

Gehen verstehen: Lehrkonzept der beobachtenden Ganganalyse der O.G.I.G. nach Rancho Los Amigos National Rehabilitation Center, Los Angeles.

Genu recurvatum: Das Kniegelenk überstreckt sich deutlich über die Neutral-Null-Stellung hinaus.

Goniometer: Gerät zur Winkelmessung.

Hamstrings (ischiokrurale Muskulatur): M. semimembranosus, M. semitendinosus und M. biceps femoris caput longum.

HAT: Head, Arm, Trunk (Kopf, Arme, Rumpf): andere Bezeichnung für die Passagiereinheit.

Heel rocker: Fersenkipphebel.

Homoniden: Familie der Primaten, in der der heutige Mensch das einzige noch lebende Mitglied ist.

Idiomotorisches Training: Nur in der mentalen Vorstellung durchgeführte Bewegungen.

Inhibieren: hemmen.

Inklinationswinkel: Neigungswinkel.

Invers-dynamisch (inverse dynamic): Hier: Rückberechnende mathematische Methode zur Bestimmung der durch Muskelaktivität erzeugten internen Drehmomente an Gelenken als Antwort auf extern erzeugte Drehmomente, wie Schwerkraft, Bodenreaktionskräfte, Trägheit von Körpersegmenten (z. B. Ober- und Unterschenkel).

Ipsilateral: gleichseitig, auf derselben Seite.

Kadenz (Cadence): Hier: Schritte pro Minute.

Kardiovaskulär: Herz und Gefäße betreffend.

KSP: s. Körperschwerpunkt.

Kinematik: Teil der Mechanik, Bewegungslehre, der sich mit den geometrischen Bewegungsverhältnissen von Körpern in Abhängigkeit von der Zeit beschäftigt, ohne nach verursachenden Kräften zu fragen.

Kinetik: Lehre von den Bewegungen unter dem Einfluss innerer oder äußerer Kräfte.

Klonus: Reflexartige, rhythmische Zuckungen meist des Fußes und der Patella, bei Spastik auftretend.

Kohärenz: Zusammenhang. Hier: Übereinstimmung, Stimmigkeit.

Körperschwerpunkt (KSP, Massenmittelpunkt, Center of gravity [C/G], Center of mass [COM]): Der KSP wird als der Punkt definiert, in dem die Summe aller Drehmomente gleich null ist. Der Schwerpunkt eines Körpers ist eine »gedachte« Stelle. Ein fester Körper verhält sich so, als wäre seine gesamte Masse im Schwerpunkt *S* vereinigt. Modellhaft kann man sich vorstellen, dass in diesem Punkt die Gesamtgewichtskraft angreift. In Wirklichkeit greift sie zwar an jedem Körperteilchen an, was sich aber so auswirkt, als ob sie am Schwerpunkt angreift. Das mechanische Verhalten des KSP ist repräsentativ für das mechanische Verhalten des gesamten Körpers.

Körpervektor (Body weight vector): s. Bodenreaktionskraftvektor.

Kombination dynamischer Muskelarbeit: Technik aus dem PNF-Konzept, bei der mit dem Patienten konzentrische, exzentrische und statisch-dynamisch haltende Muskelaktivität in einer funktionellen Situation (z. B. Aufstehen und Hinsetzen von einem Stuhl) trainiert wird. Ziel: Verbesserung der intra- und intermuskulären Koordination, funktionelles Training.

Kontraktur: Dauerverkürzung eines Muskels, orthopädisch: *a* Fibröse Kontraktur, eine Funktions- und Bewegungseinschränkung von Gelenken, bedingt durch paraartikuläre Verkürzungen, periartikuläre Schrumpfungen der Gelenkkapsel, intraartikuläre Verwachsungen der Gelenkflächen. *b* Knöcherne Kontraktur: Ankylose. Es gibt eine Einteilung nach der Art des geschädigten Gewebes. Bei der Einteilung nach Gelenkstellungen, wie z. B. bei einer Beugekontraktur, liegt Gelenksteife in Beugestellung durch Verkürzung der an der Beugeseite gelegenen Weichteile vor, eine Streckung im Gelenk ist nicht möglich (Pschyrembel 1994).

Kontralateral: entgegengesetzt, auf der entgegengesetzten Seite.

Kontralaterales Bein: Das Bein, das sich in der korrespondierenden Phase zum Referenzbein befindet. Unter Zuhilfenahme des kontralateralen Beines kann bestimmt werden, in welcher Phase das Referenzbein ist.

KSP: Körperschwerpunkt.

Lig. collaterale fibulare: Äußeres Seitenband, dessen Hauptaufgabe die Sicherung des Standbeines bei gestrecktem Knie ist.

Midtarsalgelenk: s. Art. tarsi transversa.

Morphologie: Hier: Wissenschaft von der Gestalt und dem Bau des Menschen, der Tiere und Pflanzen.

Morphologisch: äußere Gestalt betreffend, der Form nach.

Nettodrehmoment: Ergebnis aus allen auf das einzelne Gelenk wirkenden inneren und äußeren Kräfte. Innere Kräfte werden z. B. durch Muskel, Bänder, Sehnen und Kapseln erzeugt. Zu den äußeren Kräften gehören Bodenreaktionskraft, Beschleunigung und Gravitation.

Neurophysiologische Behandlungsmethoden: z. B. Bobath-, Vojta- oder PNF-Konzept.

O.G.I.G. (Observational Gait Instructor Group): internationale Vereinigung von Gang- und Bewegungsanalyseexperten.
Okzipitale Gelenköffnung: Hinterhauptöffnung.
Oszillieren: schwingen.
Passagier/Passagiereinheit: Obere Körperhälfte zusammengesetzt aus Kopf, Armen, Nacken und Rumpf, einschließlich Becken.
Perzeption: Wahrnehmung
Pes equinus: Equinus-Position oder Spitzfuß, beschreibt die fixierte Plantarflexion im oberen Sprunggelenk mit abwärts gerichteten Zehen und dem Vorfuß tiefer als die Ferse bei unterschiedlichen Ursachen. Ätiologie: paralytisch, spastisch, posttraumatisch.
Plantigrader Gang: simultaner Bodenkontakt von Vorfuß und Ferse.
Pliozän: oberste Stufe des Tertiärs. Klima wärmer als heute.
Prätibiale Muskulatur: M. tibialis anterior, M. extensor digitorum longus, M. extensor hallucis longus.
Progressional: fortschreitend, zunehmend.
Propriozeption: Tiefensensibilität.
Quantifizierung: Gewinn von Zahlen und messbaren Größen über Erscheinungen oder Zusammenhänge anhand empirischer statistischer Daten.
Quick stretch: schnelle passive Dehnung des Muskels.
Referenzbein: Im Fokus der Beobachtung stehendes Bein. Die beobachtende Ganganalyse nach Rancho Los Amigos beurteilt immer nur ein Bein zur gleichen Zeit.
Respiratorisch: atmungsbedingt, mit der Atmung verbunden.
Retrahiert: zurückgezogen.
RLANRC: Rancho Los Amigos National Rehabilitation Center, Los Angeles (USA).
Rocker (Kipphebel): Es gibt 3 verschiedene Kipphebel (Fersen-, Sprunggelenk- und Vorfußkipphebel), die für die Progression des Beines eine wichtige Funktion ausüben.
Sakrum: Kreuzbein.
Salutogenese: Salus (lat.) Unverletztheit, Heil, Glück; Genese (griech.) Entstehung.
Schrittlänge: Länge eines Schrittes, Abstand zwischen Fersenkontakt des Referenzbeins zum Fersenkontakt des kontralateralen Beines, gemessen auf der Fortbewegungslinie.
Schwerpunkt: Der Massenmittelpunkt eines Körpers ist eine »gedachte« Stelle. Ein fester Körper verhält sich in vielen Fällen so, als wäre seine gesamte Masse im Schwerpunkt *S* vereinigt. Modellhaft kann man sich vorstellen, dass dort die Gesamtgewichtskraft angreift.
Spastik: Es gibt 2 Theorien: *a* Nach Lance (♦) ist Spastizität die plastische Reorganisation des ZNS bei einem Defizit der hemmenden Kontrolle. *b* Nach Wiesenganger (1991) ist Spastizität eine Bewegungsstörung, die sich graduell als Antwort auf einen teilweisen oder vollständigen Verlust der supraspinalen Kontrolle über das Rückenmark entwickelt. Es entstehen veränderte Aktivierungsmuster von motorischen Einheiten, die auf sensorische und zentrale Signale reagieren und zu Kokontraktionen, Massenbewegungen und abnormalen Haltungsmustern führen.
Stride length: Länge von 2 Schritten, gemessen von Fersenkontakt zu Fersenkontakt desselben Fußes.
Subtalargelenk (Talokalkanealgelenk): Zusammengesetztes Gelenk mit 3 unterschiedlich ausgerichteten Gelenkflächen zwischen dem oberhalb liegenden Talus und dem unterhalb liegenden Kalkaneus. Zusammen ermöglichen die 3 Oberflächen eine Bewegung in 3 Ebenen um eine einzige Gelenkachse. Die Funktion des gewichttragenden Subtalargelenks trägt entscheidend dazu bei, die durch das Körpergewicht erzeugten rotatorischen Kräfte aufzufangen, während der Fuß den stabilen Kontakt mit dem tragenden Untergrund beibehält.
Tiefensensibilität: Wahrnehmung der Körperposition, vermittelt durch Propriozeptoren.
Toe out angle: Winkel zwischen der Fortbewegungs- und der Mittellinie des Fußes.
Tractus iliotibialis: Kräftiger Sehnenstreifen als Zuggurtung an der Außenseite des Oberschenkels, der vom M. tensor fasciae latae gespannt wird. Er spielt bei der Schlussrotation im Kniegelenk eine Rolle.
Trailing limb: Der Körperschwerpunkt des Rumpfes befindet sich weit vor der Unterstützungsfläche des Vorfußes, das Bein wird quasi »nachgezogen«; gemeint ist die Hyperextension des Hüftgelenks in Terminal stance.
Trailing position: Der Körperschwerpunkt befindet sich weit vor der Unterstützungsfläche des Fußes.
Trendelenburg-Zeichen: Dieser Hinkmechanismus entsteht durch die Insuffizienz der Abduktoren im Hüftgelenk. Beim Stand auf dem schwachen Bein und Anheben des in Hüfte und Knie gebeugten kontralateralen Beines sinkt die kontralaterale Beckenseite ab.

Vektor: Physikalische Größe, die durch Angriffspunkt, Richtung und Größe der wirkenden Kraft festgelegt ist (wird mit einem Pfeil dargestellt); s. a. Bodenreaktionskraftvektor.

Visual Analogue Scale: Schmerzskala von 0–10, bei der der Patient sein subjektives Schmerzempfinden angibt (0 = keine Schmerzen, 10 = maximale Schmerzen).

Vulkantuff: Bodenschicht, die aus verfestigter Vulkanasche besteht. Es wird angenommen, dass die Asche etwas feucht war und erst später durch die Sonne eine zementähnliche Härte erhielt. Anschließend wurden die Fußspuren von Lava bedeckt und nach vielen Hunderttausenden Jahren durch Erosion wieder freigelegt, sodass sie bis heute erhalten sind.

Wobbles: Wackeln; Gangabweichung mit schnell wechselnder Flexion und Extension im Kniegelenk innerhalb einer Phase.

Literatur

Adams J, Baker LL, Perry J, et al. Quantitative assessment of static and dynamic postural stability in normal adults. Master's Paper. New York: USC, Department of Physical Therapy; 1987.

Adler S, Beckers D, Buck M. PNF in Practice – An Illustrated Guide. 2nd ed. Berlin: Springer; 1993.

Antonovsky A. Complexity, Conflict, Chaos, Coherence, Coercion and Civility. Social Science & Medicine. 1993;37:969–974.

Antonovsky A. Salutogenese – Zur Entmystifizierung der Gesundheit. Tübingen: Deutsche Gesellschaft für Verhaltenstherapie; 1997.

Arend S, Higgins JR. A strategy for the classification, subjective analysis, and observation of human movement. Journal of Human Movement Studies. 1976;2:36–52.

Atwood HL, MacKay WA. Neurophysiologie. Stuttgart: Schattauer; 1994.

Basmajian JV, De Luca CJ. Muscles alive: their functions revealed by electromyography. 5th ed. Baltimore: Williams & Wilkins; 1985.

Beasley WC. Quantitative muscle testing: Principles and applications to research and clinical services. Arch Phys Med Rehabil. 1961;6:398–425.

Beck AT, Steer RA. Beck Depression Inventory (BDI). San Antonio: Psychological Corporation; 1987.

Beck AT, Steer RA, Garbin, MG. Psychometric Properties of the Beck Depression Inventory: Twentyfive years of evaluation. Clinical Psychology Review. 1988;8:77–100.

Bengel J, Strittmatter R. Aaron Antonovskys Modell der Salutogenese. Forschung und Praxis der Gesundheitsförderung. 2001;6.

Benninghoff A. Anatomie. Bd. 1. 14. Aufl. München: Urban & Fischer; 1985.

van den Berg F. Angewandte Physiologie. Teil 1. Stuttgart: Thieme; 1999.

Bernstein P, Cafarelli E. An Electromyographical Validation of the Effort System of Notation. American Dance Therapy Assn. 1972;2:78–92.

Bernstein P. Theory and Methods in Dance-Movement Therapy. Dubugue: Kendall/Hunt; 1981.

Bernstein PL. Theoretical Approaches in Dance-Movement Therapy. Iowa: Kendall/Hunt; 1984.

Biden E, Olshen R, Simon S, Sutherland D, Gage J, Kadaba M. Comparison of gait data from multiple labs. Transactions of the Orthopedic Society. 1987;12:504.

Bizzini M. Sensomotorische Rehabilitation nach Beinverletzungen – Mit Fallbeispielen in allen Heilungsstadien. Stuttgart: Thieme; 2000.

Boccardi S, Pedotti A, Rodano R, Santambrogio GC. Evaluation of muscular moments at the lower limb joints by an on-line processing of kinematic data and ground reaction. J Biomech. 1981;14: 35–45.

Bojsen-Moller F, Lamoreux L. Significance of free dorsiflexion of toes in walking. Acta Orthop Scand. 1979;50:471–479.

Bronner O. Der lumbale Schmerz. München: Pflaum; 1986.

Bronner O. Die untere Extremität und ihre funktionelle Behandlung nach Verletzungen und bei anderen Störungen. Heidelberg: Springer; 1992.

Bruckner J. The Gait Workbook. New York: Slack; 1998.

Brüggemann GP, Arampatzis A, Potthast W. Dynamic variables and running injuries. Proceedings of the IV. World Congress of Biomechanics. Clagary; 2002.

Burnfield JM, Josephon KR, Powers CM, Rubenstein LZ. The influence of lower extremity joint torque on gait characteristics in elderly individuals. Archives of Physical Medicine and Rehabilitation. 2000;9:1153–1157.

Cavanagh PR, Michiyoshi AC. A technique for the display of pressure distributions beneath the foot. J Biomech. 1980;13:69–75.

Cerny K. A Clinical Method of Quantitative Gait Analysis: Suggestions from the Field. Gait Basic Research, Vol. 1. Alexandria: APTA; 1993.

Collis WJ, Jayson MI. Measurement of pedal pressures. Ann Rheum Dis. 1972;31:215–217.

Cotta H, Heipertz W, Hüter-Becker A, Rompe G. Krankengymnastik. Bd. 1: Grundlagen, Techniken. Thieme: Stuttgart; 1990.

Cutting JE. Generation of synthetic male and female walkers through manipulation of a biomechanical variant. Perception. 1978;7:393–405.

Damasio A. Ich fühle, also bin ich. Die Entschlüsselung des Bewusstseins. München: List; 2000.

Daniels L, Worthingham C. Muskelfunktionsprüfung – manuelle Untersuchungstechniken. Stuttgart: G. Fischer; 1985.

Darwin Ch. The expression of the emotions in man and animals. London: Murray; 1872.

Day MH, Wickens EH. Laetoli Pliocene hominid footprints and bipedalism. Nature. 1989;286:385–387.

de Andrade MS, Grant C, Dixon A. Joint distension and reflex muscle inhibition in the knee. J Bone Joint Surg. 1965;47A:313–323.

De Luca CJ, Bonato Perry, Roy S. EMG-Based Approach to Identifying Functional Motor Activities. Chattanooga GCMA Congress; 2002.

Dvorak J, Dvorak V. Manuelle Medizin – Diagnostik. Stuttgart: Thieme; 1991.

Ehara Y, Yamamoto S. Introduction of Body-Dynamics – Analysis of Standing-up Movement. Tokyo: Ishiyaku Publishers; 2001.

Elftman H. The function of the arms in walking. Human Biology. 1939;11:529–536.

Elftman H. The functional structure of the lower limb. In: Kolpsteg PE, Wilson PD, eds. Human limbs and their substitutes. New York: McGraw Hill; 1954.

Elftman H. Biomechanics of muscle. Journal of Bone and Joint Surgery. 1966;48a:363–373.

Engelhardt M, Reuter I, Freiwald J. Alterations of the neuromuscular system after knee injury. European Journal of Sports Traumatology and Related Research. 2001;2:75–81.

Eyring EJ, Murray WR. The effect of joint position on the pressure of intra-articular effusion. J Bone Joint Surg. 1964;6:1235–1241.

Facchini F. Der Mensch – Ursprung und Entwicklung. Augsburg: Weltbild Verlag; 1991.

Fernadez-Ballesteros ML, Buchtal F, Rosenfalck P. The pattern of muscular activity during the arm swing of natural walking. Acta Physiol Scand. 1965; 63:296–310.

Freiwald J. Beeinflussung der Sportfähigkeit durch neuromuskuläre Veränderung nach Trauma und OP am Kniegelenk. Berlin: Springer 2000.

Freiwald J. Rückenschmerzen – Editorial. Die Säule. 2000;3:5.

Gage J. Gait Analysis in Cerebral Palsy. Clin Dev Med. 1991;121:132–172.

Gellert W. Natur. Kleine Enzyklopädie. Leipzig; 1973.

Grieve DW, Rashid T. Pressure under normal feet in standing and walking as measured by foil pedobarography. Ann Rheum Dis. 1984;43: 816–818.

Grundy M, Tosh PA, McLeish RD, Smidt L. An investigation of the centers of pressure under the foot while walking. J Bone Joint Surg. 1975;1: 98–103.

Haines RP. Effect of bed rest and exercise on body balance. J Appl Physiol. 1974;36:323.

Hedin-Anden S. PNF – Grundverfahren und funktionelles Training. Stuttgart: Gustav Fischer; 1994.

Higgins S, Higgins JR. The Acquisition of Locomotor Skill. St. Louis: Mosby; 1995a.

Higgins S, Higgins JR. The Emergence of Gait. St. Louis: Mosby; 1995b.

Hoff Al, Geelen BA, van den Berg J. Calf muscle movement, work and efficiency in level walking; role of series elasticity. J Biomech. 1983;7:523–537.

Hoffmann F, Canavan AGM, Netz J, Hömberg V. Gangmuster – Unterschiede zwischen schnellem und langsamem Gehen bei Gesunden und Hemiplegikern. Düsseldorf: unveröffentl. Handout; 1993.

Hogue R. Upper extremity muscular aktivity at different cadences and inclines during normal gait. APTA Antology Gait Basic Research; 1969.

Hüter-Becker A, Hrsg. Physiotherapie mit allen Sinnen. Stuttgart: Thieme; 1999.

Inman VT, Ralston HJ, Todd F. Human Walking. Baltimore: Williams & Wilkins; 1981.

Jablonski NG, Chaplin G. Origin of habitual terrestrial bipedism in the ancestor of the Hominidae. Journal of the Hominidae. Human Evolution. J. hum. Evol. 1993;24:259–280.

Janke O, Netz J, Hömberg V. Denken und Gehen. Berlin: Springer; 2001.

Kadaba MP, Ramakrishnan HK, Wootten ME. Measurement of lower extremity kinematics during level walking. J Orthop Res. 1990;8:383–392.

Karanth HO, Ferber S, Dichgans J. The origin of contraversive pushing: Evidence for a second graviceptive system in humans. Neurology. 2000; 55:1298–1304.

Kauffmann TL, Nasher LM, Allison LK. Balance is a Critical Parameter in Orthopaedic Rehabilitation. Orthopaedic Physical Therapy Clinics in North America. 1997;6:43–78.

Keki V. Der menschliche Gang als Signal – Einsatz eines künstlichen neuronalen Netzwerks in der Bewegungsanalyse [Diplomarbeit]. Wien: Universität Wien; 1999.

Kendall-Peterson FP, Kendall-McCreary ME, Geise-Provance P. Muskeln: Funktionen und Tests. 4., überarb. Aufl. München: Urban & Fischer; 2001.

Kietz G. Der Ausdrucksgehalt des menschlichen Ganges. Leipzig: Barth; 1948.

Kinney CL, Jaweed MM, Herbison GJ, Ditunno JFF. Overwork effect on partially denervated rat soleus muscle. Arch Phys Med Rehabil. 1986;67: 286–289.

Kirtley Ch, Whittle MW, Jefferson RJ. Influence of Walking Speed on Gait Parameters. Journal of Biomedical Engineering. 1985;4:282–228.

Kirtley Ch. The Importance of Ankle Push-off in Healthy and Pathological Gait. The British Journal of Podiatry. 2001;8:259–268.

Klein-Vogelbach S. Funktionelle Bewegungslehre. 4. Aufl. Berlin: Springer; 1990.

Klein-Vogelbach S. Gangschulung zur Funktionellen Bewegungslehre. Berlin: Springer; 1995.

Krebs DE, Wong D, Jevsevar D, Riley PO, Hodge WA. Trunk Kinematics during Locomotor Activities. APTA Gait Basic Research. 1993.

von Laban R. Der moderne Ausdruckstanz in der Erziehung. Eine Einführung in die kreative tänzerische Bewegung als Mittel zur Entfaltung der Persönlichkeit. Unter Mitarbeit von Lisa Ullmann. Wilhelmshaven: Heinrichshofen; 1981. (Original: von Laban R. Modern Educational Dance. London: MacDonald & Evans; 1948).

LeVeau BF. Williams and Lissner Biomechanics of Human Motion. 2nd ed. Philadelphia: Saunders; 1977.

Lunsford BR, Perry J. The Standing Heel-Rise Test for Ankle Plantar Flexion: Criterion for Normal. Physical Therapy. 1995;8:694–698.

Lyons K, Perry J, Gronley JK, Barnes L, Antonelli D. Timing and relative intensity of hip extensors and abductor muscle action during level and stair ambulation. Phys Ther. 1983;63:1597–1605.

Malouin F. Gait Analysis. St. Louis: Mosby; 1995

Mann RA. Biomechanics of the foot. In: American Academy Orthopadics Surgeons, eds. Atlas of Orthotics: Biomechanical Principles and Application. 1975.

Marees H, Mester J. Sportphysiologie 1. Frankfurt: Sauerländer; 1991.

Masuhr KF. Neurologie. Thieme: Stuttgart; 1989.

Mehrabian A. Nonverbal Communication. Chicago: Aldine-Atherton; 1972.

Molcho S. Körpersprache als Dialog. München: Mosaik; 1988.

Mulder T. Current topics in motor control: Implications for rehabilitation. In: Greenwood R, Barnes MP, McMillam TM, Ward CD, eds. Neurological Rehabilitation. Edinburgh: Churchill Livingstone; 1993.

Mulder T. Born to adapt. Experimental and clinical studies on motor control, motor disorders, and recovery. Bad Nauheim: Handout; 2000.

Mulder T. De geboren aanpasser. Over beweging, bewustzijn en gedrag. Amsterdam, Antwerpen: Contact 2001.

Murray MP, Drought AB, Kory RC. Walking pattern of normal men. J Bone Surg. 1964;46A:335–360.

Murray MP, Seiteg AA, Sepil SB. Normal postural stability and steadiness: quantitative assessment. J Bone Joint Surg. 1975;4:510–516.

Murray MP, et al. Pattern of sagital rotation of the upper limbs in walking. APTA Publications Anthology. Gait Research. 1993; 1.

Neptune RR, Kautz SA, Zajac FE. The Functional Role of the Ankle Plantar Flexors during Normal Walking. Sacramento/USA: 6th Annual Meeting of the Gait & Clinical Movement Analysis Society. 2001.

Nietzsche F. Die Fröhliche Wissenschaft. Stuttgart: Kröner; 1986.

Nigg BM, Fischer V, Ronsky JL. Gait characteristics as a function of age and gender. Gait and Posture. 1994;2.

Norkin CC, Levangie PK. Joint Structure and Function: A Comprehensive Analysis. 2nd. ed. Philadelphia: F.A. Davis; 1992.

Oehl M. Beobachtungskriterien des normalen Gangs aus Sicht der FBL. Krankengymnastik. 1991;10.

Paeth-Rohlfs B. Erfahrungen mit dem Bobath-Konzept. Stuttgart: Thieme; 1999.

Patla AE. A Framework for Understanding Mobility Problems in the Elderly. St Louis: Mosby Yearbook; 1995.

Peiper A. Die Eigenart der kindlichen Hirntätigkeit. Leipzig: Barth; 1949.

Perry J, Mulroy SJ, Renwick S. The Relationship between Lower Extremity Strength and Stride Characteristics in Patients with Post-polio Syndrome. Arch Phys Med Rehabil. 1990;71.

Perry J. Gait Analysis. New York: Slack; 1992.

Perry J, Clark D. Biomechanical abnormalities of post-polio patients and the implications for orthotic management. Neurorehabilitation. 1997; 8:119–138.

Poeck K. Neurologie. Berlin: Springer; 1994.

Powers CM, Boyd LA, Fontaine C, Perry J. The influence of lower extremity muscle force on gait characteristics in individuals with below-knee amputations secondary to vascular disease. Physical Therapy. 1996;4:36 977.

Powers CM, Perry J, Hsu H, Hislop HJ. Are patellofemoral pain and quadriceps strength associated with locomotor function? Physical Therapy. 1997a;77:1063–1074.

Powers CM, et al. The effects of patellar taping on stride characteristics and joint motion in subjects with patellofemoral pain. JOSPT. 1997b; 26: 286–291.

Powers CM. Rehabilitation of patellofemoral joint disorders: A critical review. J Orthop Sport Phys Ther. 1998;28:345–354.

Powers CM, Shellock FG. Kinematic MRI of the Joints. Boca Raton: CRC Press; 2001.

Prodromos C, Andriacchi T, Galante J. A relationship between gait and clinical changes following high tibial osteotomy. J Bone Joint Surge. 1985;67A: 1188–1193.

Ralston HJ. Effect of immobilization of various body segments on energy cost of human locomotion. Ergonomics. 1965;53.

Rauber A, Kopsch F. Anatomie des Menschen – Lehrbuch und Atlas. Stuttgart: Thieme; 1987.

Richarts CL, Malouin F, Dumas F, Tardif D. Gait Velocity as an Outcome Measure of Locomotor Recovery after Stroke. St. Louis: Mosby Year Book; 1995.

Rohen J. Funktionelle Anatomie des Menschen. Thieme: Stuttgart; 2000.

Rose J, Gamble JG. Human Walking. 2nd ed. Baltimore: Williams & Wilkins; 1994.

Saunders CM, Inman VT, Eberhart HD. The major determinants in normal and pathological gait. J. Bone Joint Surg. 1953;35A:543–588.

Schewe H. Die Bewegung des Menschen. Stuttgart: Thieme; 1988.

Silbernagel S, Klinke R. Lehrbuch der Physiologie. Stuttgart: Thieme; 1996.

Skinner HB, Antonelli D, Perry J, Lester DK. Functional demands on the stance limb in walking. Orthopedics. 1985;3:355–361.

Sloman L, Berridge M, Homatidis S, Hunter D, Duck T. Gait patterns of depressed patients and normal subjects. Am J Psychiatry. 1982;139:9 497.

Sloman L, Pierrynowski M, Berridge M, Tulping S, Flowers J. Mood, depressive illness, and gait patterns. Can J Psychiatry. 1987;3:190–193.

Smidt GL. Hip Motion and Related Factors in Walking. APTA Gait Basic Research; 1993.

Soames RW. Foot pressure patterns during gait. J Biomed Eng. 1985;2:120–126.

Speers RA, Kuo A.D, Horak FB. Contribution of altered sensation and feedback responses to changes in coordination of postural control due to aging. J Gait and Posture. 2002;1.

Stephan KM, Hömberg V. Gangparameter bei hemiparetischen Patienten. Bern: Huber; 1991.

Stone LR. Neuro-Orthopaedic Complications Following Traumatic Brain Injury. Physical Medicine and Rehabilitation: State of the Art Reviews. 1993;3.

Sutherland DH, Cooper L, Daniel D. The role of the ankle plantar flexors in normal walking. J Bone Joint Surg. 1980;62A:354–363.

Sutherland DH. The Development of Mature Walking – Clinics in Developmental Medicine. Vol. 104/105. Philadelphia: Lippincott; 1988.

Taub E, Bauder H, Miltner WHR. Behandlung motorischer Störungen nach Schlaganfall. Göttingen: Hogrefe; 2001.

The Pathokinesiology Service and The Physical Therapy Department. Observational Gait Analysis Handbook. Rancho Los Amigos Research and Education Institute; Los Angeles: 2001.

Thorstensson A, Nilsson J, Carlson H, Zomlefer MR. Trunk movements in human locomotion. Acta Physiol Scand. 1984;121:9–22.

Tittel K. Beschreibende und funktionelle Anatomie des Menschen. Jena: G. Fischer; 1994.

Tylkowski CM, Simon SR, Mansour JM. Internal Rotation Gait in Spastic Cerebral Palsy. In: Nelson JP, ed. The Hip. St. Louis: Mosby; 1982.

Umphred DA. Neurologische Rehabilitation. Berlin: Springer; 2000.

Vaas R. Evolution – Walkie-talkie und Gelächter. Bild der Wissenschaft. 2000;4:105–106.

Völcker D. Physik, Mentor-Lernhilfen Band 60. München: Mentor; 1992.

Walters RL, Morris JM: Electrical activity of muscles of the trunk during walking. J. Anat. 1972; 2: 191–199.

Waters RL, Morris J, Perry J. Translational motion of head and trunk during normal walking. J. Biomechanics. 1973;6:167–172.

Waters R, et al. Energetics: Application to the study and management of locomotor disabilities. Orthopedic Clinic North America. 1978;9:351–377.

Waters RL, Lunsford BR. Energy cost of paraplegic locomotion. J. Bone Joint and Surg. 1985;67: 1245–1250.

Waters RL, Perry J, Contay P, et al. Energy cost of walking with arthritis of the hip and knee. Clin Ortho. 1987;214:278–284.

Waters RL, Mulroy SJ. The energy expenditure of normal and pathologic gait. Gait and Posture. 1999;9:207–231.

Whittle MW. Gait Analysis – an introduction. 3 rd ed. Oxford: Butterworth/Heinemann; 2001.

Winstein CJ. Balance retraining: does it transfer? In: Duncan P, editor. Balance. American Physical Therapy Association; 1989.

Winter DA. Biomechanics and Motor Control of Human Movement. 2nd ed. New York: Wiley; 1990.

Wright DL, Kemp TL. The Dual-Task Methodology and Assessing the Attentional Demands of Ambulation with Walking Devices. Phys Ther. 1992; 4:306–315.

Sachverzeichnis

R

S

T

U

V

W

Z